Springer

Berlin
Heidelberg
New York
Barcelona
Budapest
Hong Kong
London
Mailand
Paris
Santa Clara
Singapur
Tokio

M. H. Seegenschmiedt

Nebenwirkungen in der Onkologie

Internationale Systematik und Dokumentation

Unter Mitarbeit von

Wulf Haase, Karlsruhe   Rolf-Peter Müller, Köln
Klaus Schnabel, Homburg/Saar   Rolf Sauer, Erlangen
Marie-Luise Sautter-Bihl, Karlsruhe

und mit einem Geleitwort von

Michael Bamberg, Tübingen   Rolf-Peter Müller, Köln
Paul Hermanek, Erlangen   Klaus Höffken, Jena
Theo Junginger, Mainz

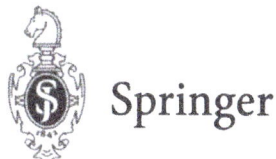 Springer

PD Dr. med. M. H. Seegenschmiedt
Leitender Arzt der Klinik für Radioonkologie,
Strahlentherapie und Nuklearmedizin
Alfried Krupp von Bohlen und Halbach Krankenhaus
Alfried-Krupp-Straße 21
45117 Essen-Rüttenscheid
und
Klinik für Strahlentherapie
Universität Erlangen-Nürnberg
Universitätsstraße 27
91054 Erlangen

ISBN 978-3-642-48979-2

Die Deutsche Bibliothek - CIP Einheitsaufnahme
Seegenschmiedt, Michael H.: Nebenwirkungen in der Onkologie : internationale
Systemaik und Dokumentation / M. Heinrich Seegenschmiedt. - Berlin ; Heidelberg ;
New York ; Barcelona ; Budapest ; Hongkong ; London ; Mailand ; Paris ; Santa Clara ;
Singapur ; Tokio : Springer, 1998
    ISBN 978-3-642-48979-2   ISBN 978-3-642-71959-2 (eBook)
    DOI 10.1007/978-3-642-71959-2

Umschlaggestaltung:Design & Production, Heidelberg
Satz: Verlagsservice Teichmann, Mauer
SPIN 10518550   21/3135 - 5 4 3 2 1 0

Die Wirksamkeiten, auf die wir achten müssen,
wenn wir wahrhaft gefördert sein wollen, sind:
Vorbereitende, Begleitende, Mitwirkende,
Nachhelfende, Fördernde,
Verstärkende, Hindernde, Nachwirkende.

J.W. Goethe
aus „Maximen und Reflexionen"

Geleitwort

Die Dokumentation von Nebenwirkungen in der Onkologie ist auf den ersten Blick betrachtet kein attraktives Thema, und es erscheint zunächst fragwürdig, ob dem vorliegenden Werk Erfolg beschieden werden kann. Für den Onkologen sind Nebenwirkungen ja leider unerwünschte *negative Begleiterscheinungen einer Therapie*, die auf andere Ziele, nämlich Tumorkontrolle, Langzeitüberleben und Verbesserung der Lebensqualität ausgerichtet ist. Nebenwirkungen sind zwar teilweise gut im vorhinein abschätzbar, doch manchmal treten sie plötzlich und unerwartet auf, so daß sie die Fortsetzung der onkologischen Therapie behindern oder unmöglich machen. Spätestens in dieser Situation wird klar, daß Tumorkontrolle und Nebenwirkungen eng miteinander verflochten sind. Bei fehlenden Nebenwirkungen kann eine Tumortherapie u.U. ineffektiv gewesen sein und bei Auftreten zu starker Nebenwirkungen kann sie vielleicht nicht mehr aussichtsreich fortgesetzt werden.

Schon in den Anfängen der Radiotherapie wurden akute kutane Nebenwirkungen in Form der „Hauterythemdosis" in den klinischen Entscheidungsprozeß und als Gradmesser für das erreichte Maß der Therapie herangezogen. Chronische Folgen in Form von „radiogenen Nekrosen und Ulzera" oder als Sekundärmalignome wurden früh richtig erkannt und werden heutzutage immer bereits bei der Therapieplanung ins Kalkül des Therapeuten miteinbezogen. Einer der Erfolge der modernen Radiotherapie liegt gerade darin, daß durch Einführung moderner Bestrahlungstechniken (z.B. 3D-Planung, Individualabsorber etc.) die Nebenwirkungen am Normalgewebe stark verringert und zugleich am Tumorgewebe die Dosis und die Effektivität der Therapie gesteigert werden können.

Ähnliches gilt für die Entwicklung der Chemotherapie. Schon früh wurden die Grenzen der antiproliferativen Therapie durch bekannte organspezifische Toxizitäten aufgezeigt. Durch eine Verteilung der Nebenwirkungsspektren einzelner Zytostatika auf verschiedene Organsysteme bei der Polychemotherapie und durch Einführung spezieller Supportiva (Antibiotika, Antiemetika, Wachstumsfaktoren etc.) oder durch neue Applikationsarten ist es inzwischen gelungen, die gut bekannten Nebenwirkungen besser in den Griff zu bekommen, dadurch Dosissteigerung zu ermöglichen und bessere Resultate in der Tumortherapie zu erzielen. Waren sie ursprünglich noch von geringerer Bedeutung, so treten chronische Langzeitfolgen der Chemotherapie inzwischen ebenfalls zunehmend ins Blickfeld medizinischer Onkologen. Früh wurde die Kardiotoxizität von Anthrazyklinen in Abhängigkeit von einer kumulativen Dosis erkannt, und andere klinische Beispiele wären zu nennen. Vorbildhaft zu werten ist sicher auch das Bemühen von zahlreichen pädiatrisch-onkologischen Studiengruppen, neben der Verbesserung des Tumoransprechens auch und gerade die Reduktion von Langzeitfolgen in den Mittelpunkt von klinischen Studien zu stellen.

Schon seit Mitte der 70er Jahre haben sich einzelne Fachdisziplinen um eine bessere systematische Erfassung von Nebenwirkungen in der Onkologie bemüht. Initial gingen diese Anstrengungen von der World Health Organization (WHO) aus. Die WHO-Klassifikation ist inzwischen weltweit verbreitet und gilt heute noch als *klassisches Meßinstrument* für die Dokumenation von Nebenwirkungen nach Applikation einer Chemotherapie. Gleichzeitig entwickelte die Radiation Therapy Oncology Group (RTOG) in Zusammenarbeit mit der European Organization for Research and Treatment of Cancer (EORTC) 2 Klassifikationen zur systematischen Erfassung von akuten und chronischen Nebenwirkungen nach Radiotherapie. Auch diese Klassifikationen sind inzwischen weit verbreitet und hinreichend validiert. Zunehmend kompliziert wird die Dokumentation und exakte Zuordnung von Nebenwirkungen bei der immer häufigeren Anwendung von kombinierten Therapiekonzepten, z.B. bei (neo)adjuvanter Radiochemotherapie mit oder ohne anschließende chirurgische Revision.

In den 80er Jahren entwickelten sich viele Modifikationen und Subklassifikationen in einzelnen multizentrisch arbeitenden klinischen Forschergruppen, so daß neue Anstrengungen unternommen wurden, einheitliche Klassifikationen und genaue Regeln für deren Gebrauch in der Onkologie zu schaffen. So kamen 1988 die „Common Toxicity Criteria" (CTC) als Konsensus zur Dokumentation von akuten Nebenwirkungen im National Cancer Institute (NCI) zustande. Zuletzt waren auch die Bemühungen von EORTC und RTOG erfolgreich, eine einheitliche Klassifikation von chronischen Nebenwirkungen (Langzeitfolgen oder -erkrankungen) zu entwickeln, den LENT-SOMA Score, der von allen onkologischen Disziplinen (Radiotherapie, Chemotherapie und Chirurgie) angewendet werden kann.

So stehen wir in der Onkologie an einer neuen Schwelle klinisch orientierter Forschung, nämlich der Möglichkeit, das jeweils typische Nebenwirkungsprofil einer speziellen Therapie systematisch und prospektiv zu erfassen. Dies eröffnet die Möglichkeit, in longitudinal angelegten Studien, dosislimitierende Organe und klinische Randbedingungen genauer zu erforschen, Therapieprotokolle langfristig miteinander zu vergleichen und Nutzen-Risiko-Analysen präziser durchzuführen. Dabei kann die Darstellung von Nebenwirkungsprofilen beispielsweise nicht nur nach kategorialen Gesichtspunkten, sondern auch nach „Actuarial Risk" oder als „Therapeutic Ratio" gegenüber Tumorkontrolle und Überleben erfolgen. Die ganzheitliche Betrachtungsweise des Krebspatienten und damit die Korrektur der sektoralen Betrachtungsweise der Tumorerkrankung ist verbunden mit Anstrengungen, „den Nutzen von Maßnahmen zu messen". Die Bemessungsgrundlagen könnten in utilitaristischer Denkweise ökonomische Faktoren sein, gesellschafts- und gesundheitspolitisch die Frage nach der geeigneten Allokation von Resourcen und individualspezifisch die Frage nach dem Gewinn an Lebensjahren in angemessener Lebensqualität.

Um diese für den einzelnen Patienten so wichtige Frage nach dem persönlichen Nutzen beantworten zu können, bedarf es einer eindeutigen Bemessung und Bewertung von Nebenwirkungen von onkologischen Therapiemaßnahmen, an die sich nach allgemeiner Übereinkunft alle halten. Weitere Voraussetzungen sind u.a. die Einheitlichkeit für alle Therapiemodalitäten, Reliabilität, Validität und Praktikabilität, klare Unterteilungen und Möglichkeiten zur prospektiven Verlaufsbeobachtung ebenso wie die internationale Anwendbarkeit. Die in diesem Buch vorgestellten Klassifikationen erfüllen im wesentlichen diese Voraussetzungen: Die WHO-, RTOG / EORTC- und CTC-Kriterien werden bereits seit einigen Jahren systematisch eingesetzt. Der LENT-SOMA Score wird im Laufe der Jahre sicher noch einige präzisierende Elemente hinzubekommen. Im vorliegenden Buch werden dazu erläuternde Fußnoten von Fachleuten beigesteuert.

Die hier vorliegende *2sprachige Anlage* ist insofern attraktiv, als sie eine internationale Kompatibilität des jeweils verwendeten Scores ermöglicht. So ist hier nicht nur das Prinzip der Interdisziplinarität, sondern auch das Prinzip der Internationalität in vorzüglicher Weise erfüllt.

Sorgfältige Dokumentation von Nebenwirkungen der onkologischen Therapie ist eine unerläßliche Voraussetzung des modernen Qualitätsmanagements in der Onkologie. Das vorliegende Buch schließt zweifellos eine wichtige Lücke in der Reihe und Zahl notwendiger Werkzeuge zur Sicherung der Prozeß- und Ergebnisqualität in der Versorgung von Krebskranken. Es fügt sich nahtlos in das Schwerpunktprogramm „Qualitätssicherung in der Onkologie" der Deutschen Krebsgesellschaft ein und in damit verbundene Bemühungen der Arbeitsgemeinschaft Deutscher Tumorzentren (ADT) um eine Verbesserung und Standardisierung der Tumordokumentation. Daher wünschen wir diesem Werk eine weite Verbreitung im deutschsprachigen Raum. Es sollte im Interesse unserer Patienten von allen onkologisch Tätigen regelmäßig in Praxis, Klinik und Forschung genutzt werden. Jeder an dieser Thematik verantwortlich Beteiligte wird es bei seiner täglichen Arbeit als wertvoll und immer unverzichtbarer ansehen.

Prof. Dr. M. Bamberg, Tübingen
(für die Deutsche Gesellschaft für Radioonkologie)

Prof. Dr. R.-P. Müller, Köln
(für die Arbeitsgemeinschaft Radiologische Onkologie)

Prof. Dr. K. Höffken, Jena
(für die Arbeitsgemeinschaft Internistische Onkologie)

Prof. Dr. Th. Junginger, Mainz
(für die Chirurgische Arbeitsgemeinschaft Onkologie)

Prof. Dr.Dr.h.c. P. Hermanek, Erlangen
(für die Deutsche Krebsgesellschaft,
Kommission „Qualitätssicherung in der Onkologie")

Vorwort

Die wachsende Bedeutung von multizentrischen Therapiestudien in der Onkologie, und die dabei häufig geübte Praxis, verschiedene Therapiekonzepte miteinander zu vergleichen, verlangen in wachsendem Maße eine national und international einheitliche und verbindliche Dokumentation von Therapieergebnissen. Dies gilt nicht nur für das Tumoransprechen, sondern auch für die durch die onkologische Therapie induzierten Nebenwirkungen und Folgezustände.

Aufgrund der verschiedenen Therapieansätze gibt es traditionsgemäß deutliche Unterschiede zwischen den verschiedenen Nebenwirkungen und Folgezuständen der einzelnen onkologischen Therapiemodalitäten: so werden perioperative *Nebenwirkungen bei chirurgischen Eingriffen* in der Regel als „Komplikationen" bezeichnet. Solche Komplikationen können in langfristige postoperative Folgezustände oder -störungen übergehen und bedürfen der gezielten Rehabilitation. Über den Umfang und die Art von rehabilitativen Maßnahmen in der Onkologie gibt es recht zuverlässige quantitative und qualitative Aussagen, kaum jedoch über deren kausalen Zusammenhang mit der vorangegangen Therapie. Ein systematischer Katalog von typischen Komplikationen in der onkologischen Chirurgie steht bislang nicht zur Verfügung - zumindest nicht geordnet nach Art und Schweregrad der Komplikationen.

Anders verhält sich das beim Einsatz der Strahlentherapie und der Verabreichung von Zytostatika: während sich das Handeln des medizinischen Onkologen bei Verabreichung der Chemotherapie bislang fast ausschließlich am Auftreten von *akuten und reversiblen Nebenwirkungen* orientierte, muß der Radioonkologe bei der Radiotherapie neben akuten und reversiblen Nebenwirkungen auch das Auftreten von *chronischen und/oder irreversiblen* Organveränderungen bei seiner Therapieentscheidung mitberücksichtigen. Die Nebenwirkungen sind dabei oft nicht nur klinisch oder pathophysiologisch, sondern auch pathohistologisch faßbar.

Es verwundert also nicht, daß für Chemo- und Radiotherapie bislang unterschiedliche Einteilungen für Therapiefolgen existieren, die nicht kongruent zueinander sind. International haben sich multizentrische Studiengruppen und fachbezogene Organisationen damit beschäftigt, konkrete Vorschläge zur Klassifikation und Dokumentation von Nebenwirkungen und Folgezuständen in der Onkologie zu erarbeiten. Bei zunehmend multimodalem Einsatz von Therapieverfahren in der Onkologie müssen z.Z. immer noch verschiedene Klassifikationen herangezogen werden. Ein allgemeingültiger „Konsensus" existiert nicht. Im vorliegenden Buch werden daher - ohne Anspruch auf Vollständigkeit - die aus Sicht des klinisch tätigen Onkologen wichtigsten Klassifikationssysteme 2sprachig (englisch und deutsch) vorgestellt. Damit soll auch eine Qualitätssicherung im Sinne einer nationalen und internationalen Vereinheitlichung von Methoden zur Erfassung und Dokumentation von Nebenwirkungen in der Onkologie erreicht werden.

Die Erfassung akuter und chronischer Nebenwirkungen und Folgestörungen in der Onkologie ist nicht nur per se notwendig und wichtig, sondern auch die entscheidende Voraussetzung zur genauen Beurteilung der Qualität verschiedener, miteinander konkurrierender onkologischer Therapieverfahren (Chemotherapie, Radiotherapie, kombinierte Radio-Chemo-Therapie). Zum Vergleich müssen möglichst *alle* Nebenwirkungen, die *während und nach* einer onkologischen Therapie auftreten, exakt, einheitlich und prospektiv dokumentiert und ausgewertet werden können.

In den letzten Jahren sind zwar erhebliche Fortschritte in den Methoden klinisch onkologischer Forschung durch Vereinheitlichung der Einteilung von Tumorerkrankungen (*WHO - International Classification of Diseases for Oncology ICD-O, 2nd edn., 1990*), der pathohistologischen Beurteilungskriterien (*WHO - International Histological Classification of Malignant Tumours, 2nd edn. , 1988 ff*) und der Klassifikation und Stadieneinteilung von Tumoren (*TNM Classification of Malignant Tumours, 4th edn. 1987 / 5th edn. 1997*) gewonnen worden. Auch die „Therapieleitlinien" bzw. die Vorgaben der Europäischen Kommission und des amerikanischen National Cancer Institute haben dazu beigetragen („Good Clinical Practice", *Commission for the European Communities, 1990;* „Investigator's Handbook. A manual for participants in clinical trials of investigational agents. Cancer therapy evaluation program", *National Cancer Institute, 1993*). Dennoch ist die klinische Arbeit in der Onkologie gegenwärtig vom Ideal umfassender prospektiver Datenerfassung und dem kontinuierlichen multizentrischen Vergleich von Therapieergebnissen noch weit entfernt.

Ziel dieses „flexiblen Taschenbuches" mit seinen tabellarischen Übersichten ist es daher, für den praktisch und wissenschaftlich orientierten klinischen Onkologen ein leicht zu handhabendes, national und international orientiertes Tabellenwerk zur systematischen Erfassung von Nebenwirkungen anzubieten. Es soll ihm ermöglichen, den so wichtigen Endpunkt „Toxizität" der onkologischen Therapie in der Routine präziser, leichter und schneller zu erfassen und exakt zu dokumentieren - im Einzelfall der Patientenversorgung ebenso gut wie innerhalb von wissenschaftlichen multizentrischen Studien. Die 2sprachige Darstellung der Klassifikationssysteme ist v.a. für den wissenschaftlich tätigen Onkologen gedacht, der die internationale Literatur interpretieren muß oder auch selbst einmal wissenschaftlich berichten soll oder ein international kompatibles Studienprotokoll zu entwerfen hat. Für die klinische Arbeit werden am Schluß des Buches einige Vorschläge zu praktischen Formen der Dokumentation unterbreitet.

Essen / Erlangen, im Juni 1997

Inhalts-
verzeichnis

11 Anhang Formulare ... Tabellen

10 ADT-Richtlinien

9 LENT-SOMA Score Criteria

8 RTOG- und RTOG/EORTC Toxicity Criteria

7 CTC Common Toxicity Criteria

6 WHO-Toxicity Criteria

5 Unerwunschte Ereignisse

4 Kausalzusammenhang von Nebenwirkungen

3 EORTC QLQ-C30 Lebensqualität

2 WHO-, AJCC- und ECOG-Performance + Karnofsky-Index

1 Einleitung

Mitarbeiter-
verzeichnis

Dr. Wulf Haase
Leitender Arzt der Abteilung Strahlentherapie / Radioonkologie
St.Vincentius-Krankenhäuser, Südenstraße 32
76137 Karlsruhe

Prof. Dr. Rolf-Peter Müller
Direktor der Klinik und Poliklinik für Strahlentherapie
Universität zu Köln
Joseph-Stelzmann-Straße 9
50924 Köln

Prof. Dr. Klaus Schnabel
Direktor der Abteilung Strahlentherapie
Radiologische Universitätsklinik Homburg
66421 Homburg / Saar

Prof. Dr. Rolf Sauer
Direktor der Klinik und Poliklinik für Strahlentherapie
Universität Erlangen-Nürnberg
Universitätsstraße 27
91054 Erlangen

Priv.-Doz. Dr. Marie-Luise Sautter-Biehl
Direktorin der Strahlenklinik
Städtisches Klinikum
Moltkestraße 14
76133 Karlsruhe

Autoren des Gleitworts

Prof. Dr. med. Michael Bamberg
Direktor der Abteilung Strahlentherapie / Radioonkologie
Radiologische Universitätsklinik
Hoppe-Seyler-Straße 3
72076 Tübingen

Prof. Dr. med. Dr. h.c. Paul Hermanek
Vorsitzender der Kommission Qualitätssicherung
in der Onkologie der Deutschen Krebsgesellschaft e.V.
Chirurgische Klinik mit Poliklinik der Universität
Erlangen-Nürnberg
Krankenhausstraße 12
91054 Erlangen

Prof. Dr. med. Kurt Höffken
Vorsitzender der Arbeitsgemeinschaft Internistische Onkologie (AIO)
der Deutschen Krebsgesellschaft
Direktor der Klinik für Innere Medizin II
Klinikum der Friedrich-Schiller Universität Jena
Erlanger Allee 101
07740 Jena

Prof. Dr. med. Theo Junginger
Vorsitzender der Chirurgischen Arbeitsgemeinschaft Onkologie (CAO)
der Deutschen Krebsgesellschaft
Direktor der Klinik und Poliklinik für Allgemein- und Abdominal-
chirurgie
der Johannes Guttenberg-Universität Mainz
Langenbeckstraße 1
55131 Mainz

Prof. Dr. med. Rolf-Peter Müller
Vorsitzender der Arbeitsgemeinschaft
Radioonkologie (ARO) der Deutschen Krebsgesellschaf
Direktor der Klinik und Poliklinik für Strahlentherapie
Universität zu Köln
Joseph-Stelzmann-Straße 9
50924 Köln

Abkürzungs-verzeichnis

ADT	Arbeitsgemeinschaft Deutscher Tumorzentren
AIO	Arbeitsgemeinschaft Internistische Onkologie
AJCC	American Joint Committee of Cancer
ALT	Alaninaminotransferase (=GPT)
ARO	Arbeitsgemeinschaft Radioonkologie
AST	Aspartataminotransferase (=GOT)
AUO	Arbeitsgemeinschaft Urologische Onkologie
BfArM	Bundesamt für Arzneimittel
BGA	Bundesgesundheitsamt
CALGB	Cancer Leukemia Group B
CT	Computertomographie
CTC	Common Toxicity Criteria
DHSG	Deutsche Hodgkin Lymphom Studiengruppe
ECOG	Eastern Cooperative Oncology Group
EORTC	European Organization for Research and Treatment of Cancer
GCP	Good Clinical Practice
GHQ	General Health Questionnaire
GLQI	Gastrointestinaler Lebensqualitätsindex
ICD-O	International Classification of Diseases for Oncology
LENT-SOMA:	
LENT	= Late Effects of Normal Tissues (=Späteffekte an Normalgeweben)
SOMA	= Subjective, Objective, Management and Analytic Categories (= subjective, objective, therapiebedingte und analytische Kriterien zur Beschreibung der eingetretenen NW)
LQ	Lebensqualität
MHIQ	McMaster Health Index Questionaire
NCCTG	North Central Cancer Treatment Group
NCI	National Cancer Institute
NHP	Nottingham Health Profile
PEI	Paul-Ehrlich-Institute
POG	Pediatric Oncology Group
QOL	Quality of Life
RTOG	Radiation Therapy Oncology Group
SIP	Sickness Impact Profile
SWOG	Southwest Oncology Group
UAW	Unerwünschte Arzneimittelwirkung(en)
UE	Unerwünschte(s) Ereignis(se)
WHO	World Health Organization

1 Einleitung

Therapiefolgen äußern sich als pathophysiologische und / oder somatische Abweichungen von der normalen oder möglicherweise durch andere Umstände bereits gestörten Ausgangslage eines Organ(system)s in einem Individuum. In der Onkologie sind sie meistens das Resultat einer spezifischen onkologischen Therapie, z.B. einer (verstümmelnden) Operation oder einer verabreichten Dosis einer Chemo- oder Radiotherapie. Bestimmte krankhafte Zustände können aber auch durch den Tumor selbst, durch andere begleitende Erkrankungen oder auch durch andere Therapieformen ausgelöst werden, ohne daß ein kausaler Zusammenhang mit der onkologischen Therapie gegeben ist. Bei Therapiefolgen nach chirurgischen Eingriffen spricht man bevorzugt von „Komplikationen". Sie können intra- und / oder postoperativ auftreten. Onkologisch-chirurgische Eingriffe mit ihren typischen Komplikationen sind bislang nur begrifflich katalogisiert, aber noch nicht systematisch prospektiv ausgewertet worden. Daher beschränkt sich die Darstellung von Nebenwirkungen in der Onkologie in diesem Buch im wesentlichen auf solche Therapiefolgen, die nach Applikation einer Chemotherapie und /oder Radiotherapie auftreten.

Allgemeine Gesichtspunkte

Die spezifischen Ausprägungen von Nebenwirkungen sind von zahlreichen Faktoren abhängig, von

* *biologischen Faktoren* (z.B. Einzel- und Gesamtdosis, Fraktionierung, Reparaturkinetik bei der Radiotherapie),
* *physiologischen Faktoren* (z.B. alle Faktoren der Pharmakokinetik bei der Chemotherapie),
* *physikalischen Faktoren* (z.B. Strahlenart, Energie, Dosisleistung und Applikationsform bei der Radiotherapie),
* *komplex miteinander kombinierten therapiebedingten Faktoren* (z.B. Interaktion von Radio- und Chemotherapie, Radiotherapie und Hyperthermie etc.) und
* *individuellen Faktoren* (z.B. Alter, allgemeiner körperlicher Leistungs- und Ernährungszustand, Vorliegen von Begleiterkrankungen etc.).

Andere onkologische und / oder supportive Therapiemaßnahmen können die organspezifischen Ausprägungen von Nebenwirkungen bzw. Folgezuständen ebenfalls unterschiedlich beeinflussen, z.B. durch den Einsatz von chemo- oder radioprotektiven Substanzen oder durch den prospektiven Einsatz von Wachstumsfaktoren. Außerdem ist bei der Anwendung von verschiedenen kombinierten Therapieverfahren (z.B. der Radio-/Chemotherapie, der Radiotherapie/Hyperthermie etc.) zu berücksichtigen, daß dabei nicht nur mit einer Addition, sondern möglicherweise auch mit einer Potenzierung von Nebenwirkungen und Folgezuständen zu rechnen ist (*Dische et al.* 1989a, b; *Pedersen* 1994)

Praktische Gesichtspunkte

Therapiebedingte Nebenwirkungen und Folgezustände werden nur dann vollständig und richtig erkannt und lassen sich entsprechend gut unterscheiden, wenn alle relevanten organspezifischen Parameter *prospektiv*, d.h. vor dem Beginn der Behandlung, dokumentiert werden. Dazu dienen neben der sorgfältigen Anamnese und einer sub-

1 Einleitung

2 WHO-, AJCC- und ECOG-Performance + Karnofsky-Index

3 EORTC QLQ-C30 Lebensqualität

4 Kausalzusammenhang von Nebenwirkungen

5 Unerwünschte Ereignisse

6 WHO-Toxicity Criteria

7 CTC Common Toxicity Criteria

8 RTOG- und RTOG/EORTC Toxicity Criteria

9 LENT-SOMA Score Criteria

10 ADT-Richtlinien

11 Anhang Formulare ... Tabellen

tilen körperlichen Untersuchung auch die regelmäßige Durchführung von Laborkontrollen (Blutbild, Blutgerinnungsparameter, Elektrolyte, Nieren- und Leberwerte etc.) und von bildgebenden Verfahren (konventionelles Röntgen, Sonographie, Computertomographie, Kernspintomographie unda.). Die entsprechenden Untersuchungen werden prätherapeutisch vorgenommen und dann im Verlauf und nach der Therapie kontrolliert und mit den Ausgangsbefunden verglichen. So kann z.B. eine notwendige Anpassung der onkologischen Therapie (Therapieverzögerung oder Dosisreduktion) rechtzeitig vorgenommen und bei eingetretenen Nebenwirkungen deren Behandlung rasch und umfassend durchgeführt werden. Auch im Anschluß an die Therapie müssen daher regelmäßige Kontrollen erfolgen und mit der Ausgangslage vor Beginn der Therapie verglichen werden, um auch Spätfolgen rechtzeitig zu erkennen und zu behandeln (z.B. hormonelle Störungen).

Gegenwärtig lassen sich damit folgende Ansprüche an eine standardisierte Definition und systematische Dokumentation von Nebenwirkungen in der Onkologie zusammenfassen:

- Eine geeignete Klassifikation sollte immer internationalen Ansprüchen genügen, z.B. hinsichtlich sprachlicher Eindeutigkeit sowie multikultureller Einsetzbarkeit.
- Da die Toxizität neben dem Tumoransprechen, der Tumorkontrolle und dem Überleben der wichtigste Endpunkt und Erfolgsparameter im Studiendesign multizentrischer Therapiestudien ist, sollte eine prospektive Dokumentation von Nebenwirkungen vorausgesetzt werden.
- Eine geeignete Klassifikation sollte alle organspezifischen Kriterien für die verschiedenen Organ(system)e und klar unterscheidbare Schweregrade definieren.
- Therapiespezifische Einflüsse auf die Entwicklung von Akut- und Späteffekten sollten berücksichtigt und von anderen Einflüssen unterschieden werden können.
- Ausreichende biometrische Eigenschaften (Reliabilität, Validität, Sensitivität) müssen gegeben und alle Informationen reproduzierbar sein.

Alle bislang gebräuchlichen und in diesem Buch vorgestellten Systeme der Beurteilung von Nebenwirkungen und Folgezuständen in der Onkologie (WHO, CTC, LENT-SOMA Score) verwenden eine organspezifische Einstufung in verschiedene Grade. Dabei werden oft mehrere Einzelaspekte für jedes Organ(system) berücksichtigt. Die folgende Tabelle faßt die allgemeinen Prinzipien zur Einteilung von Nebenwirkungen in der Onkologie zusammen. Die bereits erläuterten Gesichtspunkte sind dabei noch durch die beiden Kriterien „Therapiebedürftigkeit der Nebenwirkungen" und „Intensität der Therapiemaßnahmen" ergänzt (**Tabelle 1**). Daneben spielt auch die zeitliche Dauer und der klinische Verlauf der Nebenwirkungen bei der genauen Einstufung eine wichtige Rolle. So werden kurzfristige und reversible Nebenwirkungen meistens niedriger eingestuft als therapierefraktäre und permanente Nebenwirkungen. Auch die medikamentös korrigierbaren Nebenwirkungen sind als weniger gravierend einzustufen als solche, die einen chirurgischen Eingriff erforderlich machen.

Somit ergibt sich die folgende sehr sinnvolle Abstufung in den meisten der in diesem Buch aufgeführten Systeme zur Klassifikation von Nebenwirkungen in der Onkologie:

- **Geringe/leichte Nebenwirkungen (Grad 1):**
  sie klingen spontan und ohne spezielle therapeutische Gegenmaßnahmen ab; die geplante onkologische Therapie kann ohne Unterbrechung fortgesetzt werden.

- **Mäßige/deutliche Nebenwirkungen (Grad 2):**
  sie lassen sich ambulant und mit einfachen Medikamenten behandeln (z.B. peripher wirksame Analgetika, Steroide, orale Antibiotika etc.) und verursachen keine wesentliche Verzögerung, Dosismodifikation (< 10%) oder Unterbrechung der geplanten onkologischen Therapie.

- **Starke/ausgeprägte Nebenwirkungen (Grad 3):**
  sie erfordern häufig die rasche Hospitalisierung zur Einleitung von intensiveren medikamentösen und supportiven Maßnahmen (z.B. zentral wirksame Analgetika, intravenöse Gabe von Antibiotika, Anlage einer PEG etc.) und erzwingen meistens noch eine Unterbrechung bzw. eine wesentliche Verzögerung und / oder Dosismodifikation (> 10%) der geplanten onkologischen Therapie.

- **Lebensbedrohliche Nebenwirkungen (Grad 4):**
  sie verlangen die sofortige notfallmäßige Hospitalisierung, erfordern umgehende intensivmedizinische Maßnahmen oder chirurgische Interventionen und erzwingen den sofortigen Therapieabbruch, da sie sonst innerhalb von kurzer Zeit zum Tode des Patienten führen können.

- Daneben müssen noch fehlende Nebenwirkungen (*Grad 0*) und *Nebenwirkungen, die zum Tode führen (Grad 5)*, unterschieden werden.

Im onkologischen Alltag sollten der zeitliche Verlauf und die Intensität von *ausgeprägten* und *lebensbedrohlichen Nebenwirkungen* (Grad 3 - 4) besonders sorgfältig charakterisiert werden. Sie verlangen in jedem einzelnen Fall eine wesentlich intensivere und engmaschigere Überwachung als geringe und mäßige Nebenwirkungen (Grad 1 - 2) (*Seegenschmiedt und Sauer 1993*).

Zeitliche Einteilung von Nebenwirkungen

Prinzipiell müssen *akute* und *chronische Nebenwirkungen* voneinander unterschieden werden. Als akute Nebenwirkungen und Therapiefolgen sind dabei kurzfristige Auswirkungen der onkologischen Therapie zu verstehen, die innerhalb von 90 Tagen nach Beendigung der onkologischen Therapie auftreten können (Perez und Brady 1993a). Langfristige Auswirkungen ab dem 91. Tag nach Beendigung der Therapie werden dagegen als *chronische Nebenwirkungen und Therapiefolgen* bezeichnet (Perez und Brady 1993b). Letztere können sich entweder aus akuten Nebenwirkungen selbst entwickeln oder erst später unabhängig von diesen auftreten. Häufig verlaufen akute

1 Einleitung

2 WHO-, AJCC- und ECOG-Performance + Karnofsky-Index

3 EORTC QLQ-C30 Lebensqualität

4 Kausalzusammenhang von Nebenwirkungen

5 Unerwünschte Ereignisse

6 WHO-Toxicity Criteria

7 CTC Common Toxicity Criteria

8 RTOG- und RTOG/EORTC Toxicity Criteria

9 LENT-SOMA Score Criteria

10 ADT-Richtlinien

11 Anhang Formulare... Tabellen

4

und chronische Nebenwirkungen aber dissoziiert zueinander, d.h. das Ausmaß der akuten Nebenwirkungen läßt in der Regel keinerlei Rückschlüsse auf die Häufigkeit, die Dauer und den spezifischen Ausprägungsgrad von chronischen Nebenwirkungen zund Die akuten und chronischen Nebenwirkungen einer onkologischen Therapie müssen daher meistens nach unterschiedlichen Systemen klassifiziert und dokumentiert werden. Während für die Radiotherapie hier bereits ein gewachsener klinischer und organisatorischer Erfahrungsschatz bei der Beurteilung von akuten und chronischen Nebenwirkungen besteht (*Pedersen et al. 1994; Perez und Brady 1993a, b*), fehlt für die Beurteilung von langfristigen Nebenwirkungen der Chemotherapie, z.B. der Kardiotoxizität bei Verabreichung von Anthrazyklinen, eine dafür geeignete Systematik

Akute Nebenwirkungen

In der Vergangenheit bestanden für die Einteilung von akuten Nebenwirkungen verschiedene Klassifikationssysteme nebeneinander. Während die Systematik der World Health Organization (WHO) fast ausschließlich auf *chemotherapiebedingte* akute Nebenwirkungen zugeschnitten ist (*WHO 1979; Miller et al. 1981*), berücksichtigen die Kriterien der Radiation Therapy Oncology Group (RTOG) und der European Organization for Research and Treatment of Cancer (EORTC) in besonderem Maße auch akute *strahlentherapiebedingte* Nebenwirkungen (*Hermann et al. 1987; Seegenschmiedt und Sauer 1993; Perez und Brady 1993a*). Diese beiden Einteilungen überlappen sich zwar überwiegend, doch werden auch einige Kriterien recht unterschiedlich eingestuft oder kommen jeweils nur in einer der beiden Systematiken vor. Insgesamt berücksichtigt die WHO-Systematik nicht die in der Radioonkologie für viele Organ-(system)e recht wichtige Unterscheidung zwischen *akuten und chronischen Nebenwirkungen* (z.B. bei Haut und Schleimhäuten).

Aufgrund von verschiedenen Defiziten hat das National Cancer Institute (NCI) 1988 eine überarbeitete und erweiterte Systematik der WHO-Kriterien zur Klassifizierung von akuten Nebenwirkungen vorgeschlagen, die sogenannten „Common Toxicity Criteria" (CTC) (*NCI, 1988, 1993*). Diese Systematik zielt wie die WHO-Systematik hauptsächlich auf die Dokumentation von akuten Nebenwirkungen nach Chemotherapie ab und läßt immer noch einige organspezifische Komponenten der RTOG-Systematik unberücksichtigt. Die ursprüngliche CTC-Klassifikation wurde inzwischen im deutschen Sprachraum von der Arbeitsgemeinschaft Urologische Onkologie (*AUO 1993*) und der Phase-I/II-Studiengruppe der Arbeitsgemeinschaft für Internistische Onkologie (AIO) in der Deutschen Krebsgesellschaft sorgfältig überarbeitet (*Berdel et al. 1994*). Sie wird in dieser Form inzwischen von der Deutschen Krebsgesellschaft zur Dokumentation von Nebenwirkungen in allen kontrollierten multizentrischen klinischen Studien in der Onkologie empfohlen. Die CTC-Systematik erfaßt insgesamt 12 Hauptkriterien mit jeweils verschiedenen organspezifischen Einzelkriterien.

Durch Erweiterung der modifizierten CTC-Kriterien um spezifisch radiotherapeutische Nebenwirkungen wurde die Systematik inzwischen sowohl von der Arbeitsgemeinschaft Radiologische Onkologie (ARO) in der Deutschen Krebsgesellschaft und von der Arbeitsgemeinschaft Deutscher Tumorzentren (ADT) (*Hermanek 1996, persönliche Mitteilung)* für die *Dokumentation von akuten Nebenwirkungen* in der Strahlentherapie (*Seegenschmiedt et al., 1996*) empfohlen. Sie eignet sich damit auch für die Dokumentation bei Anwendung der kombinierten Radio-Chemo-Therapie und ist dadurch prinzipiell kompatibel mit den Angaben bei alleiniger Chemotherapie oder Radiotherapie

Chronische Strahlenspätfolgen

Die Dokumentation von chronischen Nebenwirkungen und Folgezuständen hat besonders in der pädiatrischen Onkologie große Bedeutung in der klinischen Forschung erlangt. Neben dem Auftreten von Sekundärneoplasien, die in Spezialregistern dokumentiert werden, werden inzwischen auch einzelne Organstörungen nach Radiotherapie und/oder Chemotherapie beschrieben und prospektiv untersucht (z.B. Gehirn - intellektuelle Entwicklungsstörungen, Knochen – einzelne Wachstumsstörungen, Herz – Koronarsklerose). Der zugrundeliegende kausale Zusammenhang zwischen der verabreichten Therapieform und der organspezifischen Auswirkungen ist derzeit Gegenstand intensiver Grundlagenforschung und klinischer Forschung. Inzwischen haben mehr pädiatrisch-onkologische Therapiestudien den Endpunkt „Therapiefolgen" als Hauptkriterium ihres Studiendesigns im Visier als den Endpunkt „Tumorremission". Für andere onkologische Fachdisziplinen ist dies noch nicht der Fall.

Interessanterweise wird eine Differenzierung von akuten und chronischen Therapieeffekten bislang nur bei Anwendung der Radiotherapie vorgenommen. Für chemotherapeutische Studien waren zwar bisher auch Fragen zur Mutagenität, Kanzerogenität oder zu kumulativen Dosiseffekten an bestimmten Organen von Bedeutung (z.B. Kardiotoxizität von Anthrazyklinen), doch hat dies bis heute nicht zu einer systematischen Erfassung chronischer Nebenwirkungen geführt. Die Radioonkologie kann dagegen auf eine langjährige Erfahrung im Umgang mit chronischen Strahlenfolgen zurückblicken. Zur Klassifikation wurde schon seit Anfang der 80er Jahre die Einteilung der RTOG / EORTC verwendet (*Perez und Brady 1993b*).

Wegen deutlicher Unzulänglichkeiten dieser RTOG / EORTC-Klassifikation wurde jüngst eine stark erweiterte Systematik zur Erfassung von Späteffekten am Normalgewebe (*LENT = Late Effects of Normal Tissues*) von der EORTC und der RTOG erarbeitet. Sie verwendet zur Einteilung wie die anderen Klassifikationen 4 abgestufte Schweregrade und differenziert dazu jeweils 4 verschiedene Kategorien [die SOMA-Kriterien: S = subjektive (patientenbezogene) Kriterien; O = objektive (untersucherbezogene) Kriterien; M = Maßnahmen zur Therapie der Nebenwirkungen; A = Analyse- bzw. Diagnoseverfahren zur Validierung der Nebenwirkungen (*Pavy et al. 1995; Rubin et al. 1995*)]. Die Klassifikation berücksichtigt prinzipiell alle durch onkologische Therapiemaßnahmen ausgelösten Spätfolgen, also auch solche, die von chirurgischen, chemotherapeutischen oder kombinierten Therapiekonzepten induziert werden können.

Sicher erscheint das LENT-SOMA Klassifikations- und Dokumentationssystem noch relativ aufwendig, und es bestehen Unschärfen, die erläuternd oder begrifflich verbessert werden können. Die Kritik an einzelnen Details dieser Systematik sind jedoch gegenüber der großen Chance einer einheitlichen interdisziplinären Verständigung

---

5

| 1 Einleitung | 2 WHO-, AJCC- und ECOG-Performance + Karnofsky-Index | 3 EORTC QLQ-C30 Lebensqualität | 4 Kausalzusammenhang von Nebenwirkungen | 5 Unerwünschte Ereignisse | 6 WHO-Toxicity Criteria | 7 CTC Common Toxicity Criteria | 8 RTOG- und RTOG/EORTC Toxicity Criteria | 9 LENT-SOMA Score Criteria | 9 LENT-SOMA Score Criteria | 11 Anhang Formulare … Tabellen |

1 Einleitung

2 WHO-, AJCC- und ECOG-Performance + Karnofsky-Index

3 EORTC QLQ-C30 Lebensqualität

4 Kausalzusammenhang von Nebenwirkungen

5 Unerwünschte Ereignisse

6 WHO-Toxicity Criteria

7 CTC Common Toxicity Criteria

8 RTOG- und RTOG/EORTC Toxicity Criteria

9 LENT-SOMA Score Criteria

10 ADT-Richtlinien

11 Anhang Formulare ... Tabellen

über Spätfolgen nach onkologischer Therapie zu vernachlässigen, zumal hier bereits ein internationaler Konsens erarbeitet wurde. Es wird deshalb empfohlen, auch in Deutschland dieses Klassifikationssystem für die Erfassung von Spätfolgen anzuwenden. Die vorliegende 2sprachige Version der LENT-SOMA-Klassifikation mit englischem Orginaltext und deutscher Übersetzung soll dazu eine wesentliche Hilfestellung im onkologischen Alltag geben.

Art und Durchführung der Dokumentation

Zur praktischen Durchführung der Erfassung von Nebenwirkungen in den onkologischen Praxen und den wissenschaftlich orientierten Kliniken, z.B. im Rahmen von multizentrischen Studien, sollte ein *standardisierter Dokumentationsbogen* verwendet werden, der die einzelnen Hauptkriterien, evtl. auch die Subkriterien, der jeweils zugrundegelegten Klassifikation auflistet. Die Wahl des Klassifikationssystems ist dabei von entscheidender Bedeutung. **Tabelle 2** faßt die Empfehlungen zum Dokumentationsformat für Nebenwirkungen in der Onkologie unter den verschiedenen zeitlichen und therapieabhängigen Vorgaben zusammen.

Verschiedene mögliche Beispiele von routinemäßig zu verwendenden Dokumentationsbögen sind im Anhang dieses Buches z.B. für die WHO-Systematik, die erweiterte CTC- und den LENT-SOMA Score vorgelegt. Durch das einfache Ankreuzen eines "ja/nein"-Feldes bzw. durch die Zahlenangabe von "1" - "4" für den jeweiligen Schweregrad lassen sich die einzelnen Nebenwirkungen und Folgezustände für jeden Zeitpunkt einzeln dokumentieren. In entsprechenden Freifeldern können neben den Hauptkriterien auch spezifische Unterkriterien erfaßt werden. Die führenden Symptome und die notwendigen Therapiemaßnahmen können im Einzelfall auch zusätzlich als "Bemerkungen" notiert werden.

Bei der Dokumentation von Nebenwirkungen in der Onkologie sollte man sich immer am objektivierbaren *Zustand des Patienten* zum aktuellen Zeitpunkt der durchgeführten Untersuchung orientieren, nicht jedoch am zurückliegenden klinischen Verlauf oder an einem durchschnittlichen Schweregrad innerhalb eines bestimmten Beobachtungsintervalls. Stehen bei der Beurteilung einer bestimmten Organtoxizität nach der CTC-Klassifikation (12 Hauptkriterien) mehrere Teilaspekte (Einzelkriterien) zur Verfügung, so ist der jeweils *ausgeprägteste (schwerste) Teilaspekt* für die Beurteilung des Schweregrades innerhalb des Hauptkriteriums ausschlaggebend. Alle Angaben zu den einzelnen Nebenwirkungen sind durch die Angabe des Datums und durch die Unterschrift des Untersuchers zu bestätigen.

Spezielle Probleme bei der Dokumentation

In der klinischen Praxis können bei der Bewertung von akuten oder chronischen Nebenwirkungen und Folgezuständen eine Reihe von Schwierigkeiten auftreten:

- manche meßbaren Auswirkungen oder mittels Bildgebung bzw. durch Funktionsuntersuchung nachweisbaren Effekte können klinisch stumm bleiben (z.B. Pneumonitis);
- einige typische Symptome können nur semi-quantitativ oder phänomenologisch unterteilt werden (z.B. Mundtrockenheit) und müssen durch subjektiv gefärbte Begriffe (meist attributive oder adjektivische Ergänzungen) charakterisiert werden; dies bedingt oft eine gewisse Unschärfe der Gradeinteilung;

- für manche Organ(systeme)e sind nur *akute Nebenwirkungen* relevant oder es können nur *chronische Therapiefolgen* erfaßt werden (z.B. bei radiogen bedingten Gelenk- und Knochenveränderungen);
- bei manchen Organ(system)en können sich die akuten und chronischen Strahleneffekte überlappen oder miteinander vermischen (z.B. bei Folgestörungen der Speicheldrüse, in der Pharynx- und Larynxregion); dies trifft besonders dann zu, wenn pathophysiologische und funktionelle Gesichtspunkte in die Beurteilung einfließen;
- nur bei detaillierter Definition von Kategorien und Graden ist eine uniforme und vergleichbare Dokumentation möglich; diese Reproduzierbarkeit muß in Zukunft durch schärfere Definitionen und zusätzliche erläuternde Bemerkungen (Fußnoten) verbessert werden.

Um Fehlinterpretationen zu vermeiden, ist es ansonsten wichtig, auch alle therapie-, krankheits- und tumorbedingten Effekte im klinischen Verlauf sehr genau zu beobachten und wenn möglich voneinander abzugrenzen. Die Frage des kausalen Zusammenhangs zwischen einem klinisch beobachteten Effekt und der jeweiligen durchgeführten onkologischen Therapie kann dabei ebenfalls nach WHO-Kriterien klassifiziert werden, ist aber nicht immer hinreichend geklärt. Im Zweifelsfall sollten spezielle Meldebögen zur Erfassung von unerwünschten Ereignissen bzw. Arzneimittelwirkungen nach Chemotherapie und / oder Radiotherapie (UAW = Unerwünschte Arzneimittelwirkung; UE = Unerwünschtes Ereignis) dokumentiert werden. Entsprechende Vorlagen zur Dokumentation sind in diesem Buch enthalten.

Literatur

AUO (1993) Praktische Informationen zur Studienplanung und Durchführung (AUO-Richtlinien). Der Urologe (Suppl. 1): 1 - 36

Berdel WE, Becher R, Edler L et al. (1994) für die Phase I/II-Studiengruppe der AIO. Standardarbeitsanweisungen (Standard Operating Procedures, SOP) der Phase I/II-Studiengruppe der Arbeitsgemeinschaft für Internistische Onkologie (AIO) in der Deutschen Krebsgesellschaft. Onkologie 17: 311 - 338

Commission for the European Communities (1990) Note for guidance - Good clinical practice for trials on medical products in the European Community. Aktenzeichen III / 3976 / 88 vom 11.7.1990

Dische S, Warburton MF, Jones D, Lartigau E (1989a) The recording of morbidity related to radiotherapy. Radiother Oncol 16: 103 - 108

Dische S, Vaeth JM, Meyer JL (1989b) Conference summary. Radiation tolerance of normal tissues. Front Radiat Ther Oncol 23: 419 - 427

Herrmann T, Knorr A, Dörner K (1987) Die RTOG / EORTC Kassifizierungskriterien für frühe und späte Strahlenreaktionen. Radiobiol Radiother 28: 519 - 528

Miller AB, Hoogstraten B, Staquet M, Winkler A (1981) Reporting results of cancer treatment. Cancer 47: 207 - 214

1 Einleitung 7

2 WHO-, AJCC- und ECOG-Performance + Karnofsky-Index
3 EORTC QLQ-C30 Lebensqualität
4 Kausalzusammenhang von Nebenwirkungen
5 Unerwünschte Ereignisse
6 WHO-Toxicity Criteria
7 CTC Common Toxicity Criteria
8 RTOG- und RTOG/EORTC Toxicity Criteria
9 LENT-SOMA Score Criteria
10 ADT-Richtlinien
11 Anhang Formulare ... Tabellen

National Cancer Institute (NCI) (1988) Common Toxicity Criteria, Division of Cancer Treatment, National Cancer Institute, Bethesda MD

National Cancer Institute (NCI) (1993) Investigator's Handbook. A manual for participants in clinical trials of investigational agents. Cancer therapy evaluation program, Division of cancer treatment, National Cancer Institute, Bethesda MD

Parliament MB, Danjoux CE, Clayton T (1985) Is cancer treatment toxicity accurately reported? Int J Radiat Oncol Biol Phys 11: 603 - 608

Pavy J, Denekamp, Letschert J et al. (1995) Late effects toxicity scoring: SOMA scale. Int J Radiat Oncol Biol Phys 31: 1043 - 1047

Pedersen D, Bentzen SM, Overgaard J (1994) Early and late radiotherapeutic morbidity in 442 consecutive patients with locally advanced carcinoma of the uterine cervix. Int J Radiat Oncol Biol Phys 29: 41 - 52

Perez CA, Brady LW (1993a) Acute Radiation Morbidity Scoring Criteria (RTOG). In: Perez CA, Brady LW (eds) Principles and practice of radiation oncology, 2nd edn. Lippincott, Philadelphia, pp 51 - 53

Perez CA, Brady LW (1993b) Late Radiation Morbidity Scoring Criteria (RTOG / EORTC). In: Perez CA, Brady LW (eds) Principles and practice of radiation oncology, 2nd edn. Lippincott, Philadelphia, pp 53 - 55

Rubin P, Constine L, Fajardo L, Phillips TL, Wasserman TH (1995) Overview: late effects of normal tissues (LENT) scoring system. Int J Radiat Oncol Biol Phys 31: 1041 - 1042

Seegenschmiedt MH, Sauer R (1993) Systematik der akuten und chronischen Strahlenfolgen. Strahlenther Onkol 169: 83 - 95

Seegenschmiedt MH, Haase W, Schnabel K, Müller RP (1996) Leitlinien zur Dokumentation von Nebenwirkungen in der Radioonkologie. Strahlenther Onkol 172 : Anhang, S 9 - 12

World Health Organization (1979) WHO Handbook for reporting results of cancer treatment. World Health Organization Offset Publication No. 48, Geneva

2 WHO-, AJCC- und ECOG-Performance + Karnofsky-Index

3 EORTC QLQ-C30 Lebensqualität

4 Kausalzusammenhang von Nebenwirkungen

5 Unerwünschte Ereignisse

6 WHO-Toxicity Criteria

7 CTC Common Toxicity Criteria

8 RTOG- und RTOG/EORTC Toxicity Criteria

9 LENT·SOMA Score Criteria

10 ADT-Richtlinien

11 Anhang Formulare ... Tabellen

Tabelle 1.1 Allgemeine Grundlagen zur Einteilung von Nebenwirkungen in der Onkologie
(Modifizierte tabellarische Zusammenstellung nach Seegenschmiedt und Sauer 1993)

Schweregrad	Grad 0: „keine"	Grad 1: „gering"/„leicht"	Grad 2: „mäßig"/„deutlich"	Grad 3: „stark"/„ausgeprägt"	Grad 4: „lebensbedrohlich"	Grad 5:[a] „letal"
evtl. Code	„0"	„1"	„2"	„3"	„4"	„5"
Spezifisches Organsystem z.B. Herz	Grad 0 keine organspezifischen Nebenwirkungen	Grad 1 organspezifische Nebenwirkungen	Grad 2 organspezifische Nebenwirkungen	Grad 3 organspezifische Nebenwirkungen	Grad 4 organspezifische Nebenwirkungen	Grad 5 (Tod) durch organspezifische Nebenwirkungen
Klinische Zeichen und Symptome	Keine Symptome	Geringe Symptomatik ($\pm$10%)	Mäßige Symptomatik ($\pm$25%)	Ausgeprägte Symptomatik ($\pm$50%)	Lebensbedrohliche Symptomatik ($\pm$75%)	Todesfolge bei Organversagen
Laborparameter und Funktionsdiagnostik	Normbereich (N)	Geringe Abweichung, nicht korrekturbedürftig	Mäßige Abweichung, gut korrigierbar	Starke Abweichung, schwer korrigierbar	Lebensbedrohliche Abweichung, nicht korrigierbar	Todesfolge bei Stoffwechselstörung oder Organversagen
Relative Abweichung (N = Normalwert)	$N \le 1,25$	$1,26 - 2,5\ N$	$2,6 - 5,0\ N$	$5,1 - 10,0\ N$	$\ge 10\ N$	---
Spezifische Therapie der Nebenwirkung	Keine Therapie	Keine Therapie erforderlich:	Nichtinvasive oder medikamentöse Maßnahmen	Massive invasive oder medikamentöse Maßnahmen	Chirurgische Intervention erforderlich	Todesfolge trotz massiver Therapie
Ergebnis nach spezifischer Therapie	---	Spontane Rückbildung der Nebenwirkungen	Nebenwirkungen gut beherrschbar	Nebenwirkungen schwer beherrschbar	Nebenwirkungen evtl. nicht mehr beherrschbar	---
Konsequenz für die onkologische Therapie	Keine Konsequenz	Therapie nicht beeinträchtigt	Leichte Verzögerung, Unterbrechung bzw. Dosismodifikation ($\le$10%)	Ausgeprägte Verzögerung, Unterbrechung bzw. Dosismodifikation (>10%)	Sofortiger Therapieabbruch	---

a. Therapiebezogene Todesfälle sollten immer auch ausführlich im Freitext dokumentiert werden und bei der Beurteilung von Therapieresultaten berichtet werden.

NB: alle fehlenden Angaben werden mit der Ziffer „9" verschlüsselt

2 WHO-, AJCC- und ECOG-Performance + Karnofsky-Index

3 EORTC QLQ-C30 Lebensqualität

4 Kausalzusammenhang von Nebenwirkungen

5 Unerwünschte Ereignisse

6 WHO-Toxicity Criteria

7 CTC Common Toxicity Criteria

8 RTOG- und RTOG/EORTC Toxicity Criteria

9 LENT-SOMA Score Criteria

10 ADT-Richtlinien

11 Anhang Formulare ... Tabellen

1 Einleitung

2 WHO-, AJCC- und ECOG-Performance + Karnofsky-Index

3 EORTC QLQ-C30 Lebensqualität

4 Kausalzusammenhang von Nebenwirkungen

5 Unerwünschte Ereignisse

6 WHO-Toxicity Criteria

7 CTC Common Toxicity Criteria

8 RTOG- und RTOG/EORTC Toxicity Criteria

9 LENT-SOMA Score Criteria

10 ADT-Richtlinien

11 Anhang Formulare ... Tabellen

10

Tabelle 1.2 Empfehlungen zum Dokumentationsformat von Nebenwirkungen in der Onkologie

	Akute Nebenwirkungen (bis zum 30. Tag nach Therapieabschluß)	Subakute Nebenwirkungen (31.-90. Tag nach Therapieabschluß)	Chronische Folgezustände (ab dem 91. Tag nach Therapieabschluß)
Historisch allgemeine Dokumentationsform	WHO	WHO	---
Chirurgische Therapieformen	ADT (I)	ADT (II)	ADT (II) (LENT-SOMA)
Chemotherapie	(WHO) CTC orginal oder CTC modifiziert	(WHO) CTC orginal oder CTC modifiziert	(---) (LENT-SOMA)
Radiotherapie	RTOG oder CTC modifiziert	RTOG oder CTC modifiziert	RTOG / EORTC oder LENT-SOMA
Kombinierte Radio-Chemotherapie	(RTOG + WHO / CTC orginal) CTC modifiziert	(RTOG + WHO / CTC orginal) CTC modifiziert	RTOG / EORTC oder LENT-SOMA
Spezielle klinische Phase-1-III-Studien	CTC modifiziert und spezielle Dokumentation, z.B. ANE-Syndrom, Nausea, Emesis, Schmerz etc.	CTC modifiziert und spezielle Dokumentation, z.B. ANE-Syndrom, Nausea, Emesis, Schmerz etc.	LENT-SOMA

2 WHO-, AJCC- und ECOG-Performance Status Scale und Karnofsky-Index zur Quantifizierung des Allgemeinzustandes

Kommentar

Der Allgemeinzustand eines Patienten hat in der Onkologie eine große Bedeutung zur Beurteilung der Prognose der Erkrankung, für die onkologische Therapieplanung und für die Verlaufsbeurteilung einer Therapie. Die Änderung des Allgemeinzustandes kann nicht nur das Ansprechen der Therapie (insbesondere bei palliativen Therapiekonzepten) sondern auch die Auswirkung möglicher Nebenwirkungen und Folgezuständen auf das Gesamtbefinden widerspiegeln (*Kaasa et al. 1988*).

Mit Hilfe verschiedener Skalen und Indices hat man in der Vergangenheit versucht, den Allgemeinzustand eines Patienten genauer einzuordnen (*Karnofsky et al. 1948; Karnofsky und Burchenal 1949; Miller et al. 1981; WHO 1979; Zubrod et al. 1960*). Die gebräuchlichsten Schemata in der Onkologie sind der Karnofsky-Index (*Karnofsky et al. 1948, 1949*) und die Performance Status Scales des American Joint Committee of Cancer (AJCC; war nur bis 1988 gültig), der Eastern Cooperative Oncology Group (ECOG; *Miller et al. 1981*) und der World Health Organization (*WHO 1979*), die in diesem Zusammenhang tabellarisch dargestellt sind. Sie weisen z.T. kleinere Unterschiede in ihrer jeweiligen Zuordnung zum klassischen Karnofsky-Index auf, die beim Vergleich oder bei der "Übersetzung" von klinischen Daten in das jeweilige Bewertungsschema beachtet werden müssen.

Bedingt durch spezielle Vorgaben des National Cancer Institute (NCI) für die klinische Krebsforschung sind seit Anfang der 90er Jahre die allgemeinen Meßsysteme, die eine onkologische Therapie begleiten sollen, wesentlich komplizierter geworden und beziehen heutzutage den recht vielschichtigen Komplex der "Lebensqualität" in die Dokumentation und Evaluation von onkologischen Therapien mit ein (*Aaronson und Beckmann 1987; Aaronson et al. 1993*). Auf diese umfangreichen Schemata und Meßinstrumente mit speziellen Modulen für die einzelnen Tumorerkrankungen wird im Rahmen dieses Buches jedoch bewußt verzichtet, zumal es trotz mancher Empfehlungen zur Messung der Lebensqualität noch keinen "Goldstandard" gibt.

Literatur

Aaronson NK, Beckmann J (eds) (1987) *The quality of life of cancer patients*. EORTC Monograph Series, Raven, New York

Aaronson NK, Ahmedzai S, Bergman B et al. (1993) for the European Organization for Research and Treatment of Cancer Study Group on Quality of Life: The European Organization for Research and Treatment of Cancer QLQ - C30: A quality-of-life instrument for use in international clinical trials in oncology. J Natl Cancer Inst 85: 365 - 375

Beahrs OH, Myers MH (1983) American Joint Committee on Cancer. Manual for staging of cancer, 2nd edn ff., Lippincott, Philadelphia, p 8

Kaasa S, Mastekaasa A, Thorud E (1988) Toxicity, physical function and everyday activity reported by patients with inoperable non-small cell lung cancer in a randomized trial (chemotherapy vs. radiotherapy) Acta Oncol 27: 343 - 349

Karnofsky DA, Adelmann WH, Craver FL et al. (1948) The use of nitrogen mustard in the palliative treatment of carcinoma. Cancer 1: 634 - 656

Karnofsky DA, Burchenal JH (1949) The clinical evaluation of chemotherapeutical agents in cancer. In: McCleod CM (ed) *Evaluation of chemotherapeutic agents.* Columbia University Press, New York, pp 191 - 205

Miller AB, Hoogstraten B, Staquet M, Winkler A (1981) Reporting results of cancer treatment. Cancer 47: 207 - 214

World Health Organization (1979) WHO Handbook for reporting results of cancer treatment.

World Health Organization Offset Publication No. 48, Geneva

Zubrod CG, Schneidermann M, Frei E et al. (1960) Appraisal of methods for the study of chemotherapy of cancer in man: Comparative therapeutic trial of nitrogen mustard and triethylene thiophosphoramide. J Chronic Dis 11: 7 - 33

Grade	Performance Status (englischer Orginaltext WHO[a])	Allgemeinzustand (deutsche Übersetzung[b])
0	Able to carry out all normal activity without restriction	Voll arbeitsfähig und keine Einschränkung normaler Aktivitäten
1	Restricted in physically strenuous activity but ambulatory and able to carry out light work	Eingeschränkte Fähigkeit zu dauernder körperliche Arbeit, jedoch ambulant und in der Lage, leichte Arbeiten auszuführen
2	Ambulatory and capable of all self-care but unable to carry out any work; up and about more than 50% of waking hours	Ambulant und fähig, für alle persönlichen Dinge zu sorgen, aber nicht in der Lage zu arbeiten; mehr als 50% des Tages auf den Beinen
3	Capable of only limited self-care; confined to bed or chair more than 50% of waking hours	Nur zu begrenzter Selbstversorgung in der Lage; mehr als 50% der Tageszeit sitzend oder bettlägerig
4	Completely disabled; cannot carry out any self-care; totally confined to bed or chair	Völlig kraftlos; unfähig, für sich selbst zu sorgen; dauernd sitzend oder bett-lägerig

1 Einleitung

2 WHO-, AJCC- und ECOG-Performance + Karnofsky-Index

3 EORTC QLQ-C30 Lebensqualität

4 Kausalzusammenhang von Nebenwirkungen

5 Unerwünschte Ereignisse

6 WHO-Toxicity Criteria

7 CTC Common Toxicity Criteria

8 RTOG- und RTOG/EORTC Toxicity Criteria

9 LENT-SOMA Score Criteria

10 ADT-Richtlinien

11 Anhang Formulare … Tabellen

14

Tabelle 2.2 World Health Organization (WHO)-Performance Status Scale/Karnofsky-Index zur Quantifizierung des Allgemeinzustandes

WHO Scale	Beschreibung	Karnofsky-Index	Beschreibung
0	Voll arbeitsfähig und keine Einschränkung normaler Aktivitäten	100%	Normale Aktivität, keine Beschwerden, keine manifesten Krankheitszeichen
		90%	Normale Leistungsfähigkeit, minimale Symptome oder Zeichen der Krankheit
1	Eingeschränkte Fähigkeit zu dauernder körperlicher Arbeit, jedoch ambulant und in der Lage, leichte Arbeiten auszuführen	80%	Normale Aktivität nur mit Anstrengung, geringe Krankheitszeichen oder Symptome
		70%	Unfähig zu normaler Aktivität oder Arbeit, versorgt sich selbständig
2	Ambulant und fähig, für alle persönlichen Dinge zu sorgen, aber nicht in der Lage zu arbeiten; mehr als 50% des Tages auf den Beinen	60%	Gelegentlich Unterstützung notwendig, aber noch weitgehende Selbstversorgung möglich
		50%	Ständige Unterstützung und Pflege nötig, häufig ärztliche Hilfe erforderlich
3	Nur zu begrenzter Selbstversorgung in der Lage; > 50% der Tageszeit sitzend oder bettlägerig	40%	Überwiegend bettlägerig, besondere Pflege und Hilfe erforderlich
		30%	Dauernd bettlägerig und stark behindert, geschulte Pflege erforderlich (Krankenhausaufnahme ist indiziert)
4	Völlig kraftlos; unfähig, für sich selbst zu sorgen; dauernd sitzend oder bettlägerig	20%	Schwerkranker Status, Krankenhausaufnahme ist notwendig, aktive unterstützende Therapie notwendig
		10%	Moribund

Tabelle 2.3 Eastern Cooperative Oncology Group (ECOG)-Performance Status Scale

(nach Zubrod et al. 1960) im Vergleich mit dem Karnofsky- Index zur Quantifizierung des Allgemeinzustandes

WHO Scale	Beschreibung	Karnofsky-Index	Beschreibung
0	Voll arbeitsfähig und keine Ein-schränkung normaler Aktiv-itäten	100%	Normale Aktivität, keine Beschwerden, keine manifesten Krankheitszeichen
		90%	Normale Leistungsfähigkeit, minimale Symptome oder Zeichen der Krankheit
1	Eingeschränkte Fähigkeit zu dauernder körperliche Arbeit, je-doch ambulant und in der Lage, leichte Arbeiten auszuführen	80%	Normale Aktivität nur mit Anstrengung, geringe Krankheitszeichen oder Symptome
		70%	Unfähig zu normaler Aktivität oder Arbeit, versorgt sich selbständig
2	Ambulant und fähig, für alle per-sönlichen Dinge zu sorgen, aber nicht in der Lage zu arbeiten; mehr als 50% des Tages auf den Beinen	60%	Gelegentlich Unterstützung notwendig, aber noch weitgehende Selbstversorgung möglich
		50%	Ständige Unterstützung und Pflege nötig, häufig ärztliche Hilfe erforder-lich
3	Nur zu begrenzter Selbstversor-gung in der Lage; > 50% der Tageszeit sitzend oder bettlägerig	40%	Überwiegend bettlägerig, besondere Pflege und Hilfe erforderlich
		30%	Dauernd bettlägerig und stark behindert, geschulte Pflege erforderlich (Krankenhausaufnahme ist indiziert)
4	Völlig kraftlos; unfähig, für sich selbst zu sorgen; dauernd sitzend oder bettlägerig	20%	Schwerkranker Status, Krankenhausaufnahme ist notwendig, aktive un-terstützende Therapie notwendig
		10%	Moribund

1 Einleitung | 2 WHO-, AJCC- und ECOG-Performance + Karnofsky-Index | 3 EORTC QLQ-C30 Lebensqualität | 4 Kausalzusam-menhang von Nebenwirkungen | 5 Unerwünschte Ereignisse | 6 WHO-Toxicity Criteria | 7 CTC Common Toxicity Criteria | 8 RTOG- und RTOG/EORTC Toxicity Criteria | 9 LENT-SOMA Score Criteria | 10 ADT-Richtlinien | 11 Anhang Formulare … Tabellen

15

Tabelle 2.4 American Joint Committee of Cancer (AJCC)-Performance Status Scale

(nach Beahrs und Myers 1983) im Vergleich mit dem Karnofsky-Index zur Quantifizierung des Allgemeinzustandes

AJCC Scale	Beschreibung	Karnofsky-Index	Beschreibung
H 0	Normale körperliche Aktivität	100%	Normale Aktivität, keine Beschwerden, keine manifesten Krankheitszeichen
		90%	Normale Leistungsfähigkeit, minimale Symptome oder Zeichen der Krankheit
H 1	Ambulant mit Beschwerden; kann sich selbst versorgen	80%	Normale Aktivität nur mit Anstrengung, geringe Krankheitszeichen oder Symptome
		70%	Unfähig zu normaler Aktivität oder Arbeit, versorgt sich selbständig
H 2	Nicht bettlägerig in mehr als der Hälfte der Zeit; bisweilen fremder Hilfe bedürftig	60%	Gelegentlich Unterstützung notwendig, aber noch weitgehende Selbstversorgung möglich
		50%	Ständige Unterstützung und Pflege nötig, häufige ärztliche Hilfe erforderlich
H 3	Zur Hälfte der Zeit oder mehr bettlägerig; pflegebedürftig	40%	Überwiegend bettlägerig, besondere Pflege und Hilfe erforderlich
		30%	Dauernd bettlägerig und stark behindert, geschulte Pflege erforderlich (Krankenhausaufnahme ist indiziert)
H 4	Bettlägerig; stationäre Behandlung nötig	20%	Schwerkranker Status, Krankenhausaufnahme ist notwendig, aktive unterstützende Therapie notwendig
		10%	Moribund

1 Einleitung

2 WHO-, AJCC- und ECOG-Performance + Karnofsky-Index

3 EORTC QLQ-C30 Lebensqualität

4 Kausalzusammenhang von Nebenwirkungen

5 Unerwünschte Ereignisse

6 WHO-Toxicity Criteria

7 CTC Common Toxicity Criteria

8 RTOG- und RTOG/EORTC Toxicity Criteria

9 LENT-SOMA Score Criteria

10 ADT-Richtlinien

11 Anhang Formulare ... Tabellen

16

Tabelle 2.5 Tabellarische Übersicht über verschiedene Performance Status Scales

Karnofsky-Index	WHO-Skala	ECOG-Skala	AJCC-Skala
100%: Normale Aktivität, keine Beschwerden, keine manifesten Krankheitszeichen	WHO 0 : Voll arbeitsfähig und keine Einschränkung normaler Aktivitäten	ECOG 0 : Völlige Leistungsfähigkeit, keine Symptome	H 0 : Normale körperliche Aktivität
90%: Normale Leistungsfähigkeit, minimale Symptome oder Zeichen der Krankheit	WHO 1 : Eingeschränkte Fähigkeit zu dauernder körperlicher Arbeit, jedoch ambulant und in der Lage, leichte Arbeiten auszuführen	ECOG 1 : Ambulanter Patient mit Symptomen, fähig zu leichter Arbeit	H 1 : Ambulant mit Beschwerden; kann sich selbst versorgen
80%: Normale Aktivität nur mit Anstrengung, geringe Krankheitszeichen oder Symptome			
70%: Unfähig zu normaler Aktivität oder Arbeit, versorgt sich selbständig	WHO 2 : Ambulant und fähig, für alle persönlichen Dinge zu sorgen, aber nicht in der Lage zu arbeiten; > 50% des Tages auf den Beinen	ECOG 2 : Patient mit Symptomen, tagsüber weniger als 50% im Bett, versorgt sich selbst	H 2 : Nicht bettlägerig in mehr als der Hälfte der Zeit; bisweilen fremder Hilfe bedürftig
60%: Gelegentlich Unterstützung nötwendig, aber noch weitgehende Selbstversorgung möglich			
50%: Ständige Unterstützung und Pflege nötig, häufig ärztliche Hilfe erforderlich	WHO 3 : Nur zu begrenzter Selbstversorgung in der Lage; > 50% der Tageszeit sitzend oder bettlägerig	ECOG 3 : Patient mit Symptomen, tagsüber mehr als 50% im Bett, bedarf teilweise fremder Hilfe	H 3 : Zur Hälfte der Zeit oder mehr bettlägerig; pflegebedürftig
40%: Überwiegend bettlägerig, besondere Pflege und Hilfe erforderlich			
30%: Dauernd bettlägerig und stark behindert, geschulte Pflege erforderlich (Krankenhausaufnahme ist indiziert)	WHO 4 : Völlig kraftlos; unfähig, für sich selbst zu sorgen; dauernd sitzend oder bettlägerig	ECOG 4 : Völlig bettlägerig und auf fremde Hilfe angewiesen	H 4 : Bettlägerig; stationäre Behandlung nötig
20%: Schwerkranker Status, Krankenhausaufnahme ist notwendig, aktive unterstützende Therapie notwendig			
10%: Moribund			

1
Einleitung

2 WHO-, AJCC- und ECOG-Performance + Karnofsky-Index

3 EORTC QLQ-C30 Lebensqualität

4 Kausalzusammenhang von Nebenwirkungen

5 Unerwünschte Ereignisse

6 WHO-Toxicity Criteria

7 CTC Common Toxicity Criteria

8 RTOG- und RTOG/EORTC Toxicity Criteria

9 LENT-SOMA Score Criteria

10 ADT-Richtlinien

11 Anhang Formulare ... Tabellen

17

1 Einleitung

2 WHO-, AJCC- und ECOG-Performance + Karnofsky-Index

3 EORTC QLQ-C30 Lebensqualität

4 Kausalzusammenhang von Nebenwirkungen

5 Unerwünschte Ereignisse

6 WHO-Toxicity Criteria

7 CTC Common Toxicity Criteria

8 RTOG- und RTOG/EORTC Toxicity Criteria

9 LENT-SOMA Score Criteria

10 ADT-Richtlinien

11 Anhang Formulare ... Tabellen

3 Dokumentation der Lebensqualität nach EORTC QLQ-C30 und Spitzer-Index

Kommentar

Seit einigen Jahren werden in klinisch-onkologisch ausgerichteten Studien neben den harten Parametern „Tumorkontrolle" und „Überleben" vermehrt auch weichere Parameter wie die „Allgemeinbefindlichkeit" oder die „Lebensqualität (LQ)" (englisch: Quality of Life = QOL) berücksichtigt (*Aaronson et al. 1993; Delbrück 1990; Dürig und Laffer, 1989; Ganz 1994; Heidemann 1991; Osoba 1991; Schwarz 1991; Schwarz et al. 1995; Siegrist et al. 1995; Spilker 1990; Winer 1994; Wood-Dauphinee und Troidl 1991*). Es erfolgt dabei vor, während und nach der onkologischen Therapie eine Bewertung, die es ermöglicht, unterschiedliche bzw. konkurrierende Therapieverfahren miteinander zu vergleichen. Das wesentliche Moment der LQ-Messung als Therapiekontrolle ist eine ausreichende Sensitivität für Änderungen im Verlauf einer Tumorerkrankung. Dazu wird dem Patienten der gleiche Fragebogen mehrmals vorgelegt. Alle therapiebedingten Nebenwirkungen können die Lebensqualität eines Tumorpatienten nachhaltig beeinflussen. Insofern ist die Wechselwirkung zwischen den beiden Kontrollparametern sehr genau zu beachten und möglichst in einen Zusammenhang zu stellen.

Die Diskussion über die exakte Definition und Konzeption, das Meßinstrumentarium und die genaue Dokumentationsform der Lebensqualität ist komplex und noch nicht endgültig abgeschlossen. Das liegt daran, daß Lebensqualität keine direkt beobachtbare und meßbare Größe, sondern eine Zusammenstellung von bestimmten Kenngrößen ist, aus denen auf eine komplexe Gesamtbefindlichkeit des Patienten zurückgeschlossen werden soll. Es gibt derzeit noch keine auf (inter)nationaler Basis breit abgesicherte Dokumentation der Lebensqualität in der Onkologie. Für die Messung der Lebensqualität im allgemeinen gibt es Fragebögen, die vom Arzt und solche, die vom Patienten auszufüllen sind. Das Angebot an „Self-Report-Fragebögen", die vom Patienten auszufüllen sind, ist vielfältig. Dazu zählen: GHQ (General Health Questionnaire), SIP (Sickness Impact Profile), NHP (Nottingham Health Profile) und MHIQ (McMaster Health Index Questionnaire). Als arztbezogener Fragebogen ist in diesem Zusammenhang der Spitzer-Index als Beispiel anzuführen (*Spitzer et al. 1981*). Die Fragebögen sind jedoch nicht spezifisch auf Krebspatienten ausgerichtet (*Muthny 1994*).

Auf europäischer Ebene wurde 1993 erstmals ein Fragebogen zur Evaluierung der Lebensqualität in der Onkologie vorgestellt, der von der European Organization for Research and Treatment of Cancer (EORTC) entwickelt worden ist (*Aaronson et al. 1993*). Dieser Fragebogen gestattet es, verschiedene Aspekte der Lebensqualität bei Tumorpatienten systematisch zu erfassen. Er erfüllt sämtliche nach heutigem Standard übliche Anforderungen an ein LQ-Meßsystem und kann multikulturell eingesetzt werden, da er bereits validiert in verschiedenen Sprachen existiert.

Instrumente zur allgemeinen Erfassung der Lebensqualität bei Tumorpatienten haben den Nachteil, daß spezielle Probleme in Abhängigkeit von der Tumorlokalisation nicht oder nur recht unzureichend berücksichtigt sind. Daher sind für jede Tumorentität noch weitere, ergänzende Module zu entwickeln, die auch die organspezifischen

Aspekte der Lebensqualität erfassen. Einige Beispiele für solche organspezifischen Module liegen hier bereits von der EORTC und anderen wissenschaftlich-onkologischen Arbeitsgruppen vor, so z.B. für Brustkrebs (*Levine et al. 1988;*), Hals-Nasen-Ohren-Tumoren (*Bjordal et al. 1997*), gastrointestinale Tumoren (*Eypasch et al. 1993; Koller et al. 1994; Rohde et al. 1984*), Prostatakarzinome (*Silva et al. 1993; AUO 1993*) und Hodentumoren (*AUO 1993*).

In diesem Buch, das schwerpunktmäßig auf die Dokumentation von Nebenwirkungen ausgerichtet ist, werden nur 2 „klassische" Fragebögen zur Lebensqualität bei Tumorpatienten exemplarisch wiedergegeben: die deutsche Übersetzung des arztbezogenen Spitzer-Index mit insgesamt nur 5 Fragekomplexen (*Spitzer et al. 1981*) und die deutsche Übersetzung des patientenbezogenen EORTC-Bogens (*Aaronson et al. 1993*) mit insgesamt 30 Fragekomplexen (als Muster) nach *Dudeck et al. (1994)*. Der EORTC-Bogen gilt dabei als ein sog. „copyrighted instrument", das nur nach ausdrücklicher Genehmigung durch die EORTC verwendet werden darf.

Literatur

Aaronson NK, Ahmedzai S, Bergman B et al. (1993) The European Organization for Research and Treatment of Cancer QLQ - C30: A quality-of-life instrument for use in international clinical trials in oncology. J Natl Cancer Inst 85: 365 - 375

AUO (1993) Praktische Informationen zur Studienplanung und -durchführung 1993. Urologe A 32 (Suppl 1): S1 - S36

Bjordal K, Ahlner-Elmqvist M, Tolleson E, Jensen BA, Razavi D, Maher EJ, Kaasa S (in press) Development of a European Organization for Research and Treatment of Cancer (EORTC) questionnaire module to be used in quality of life assessments in head and neck cancer patients. Acta Oncol

Delbrück H (Hrsg) (1990) Lebensqualität in der Tumornachsorge. Zuckschwerdt, München Bern Wien San Francisco

Dudeck J, Wagner G, Grundmann E, Hermanek P(1994) Basisdokumentation für Tumorkranke, 4. Auflage, Springer, Berlin Heidelberg New York Tokyo

Dürig M, Laffer O (Hrsg) (1989) Tumorchirurgie und Lebensqualität. Karger, Basel München

Eypasch E, Wood-Dauphinee S, Williams JI, Ure B, Neugebauer E, Troidl H (1993) Der gastrointestinale Lebensqualitätsindex (GLQI). Ein klinimetrischer Index zur Befindlichkeitsmessung in der gastroenterologischen Chirurgie. Chirurgie 64: 264 - 274

Ganz PA (1994) Quality of life and the patient with cancer. Individual and policy implications. Cancer 74: 1445 - 1452

Heidemann E, Kaesberger J, Herschbach P, Sellschopp A (1991) Graduated WHO analogue and satisfaction scales for the assessment of quality of life in cancer patients. Onkologie 14: 419 - 426

Koller M, Kussmann J, Lorenz W, Rothmund M (1994) Die Messung von Lebensqualität in der chirurgischen Tumornachsorge: Methoden, Probleme und Einsatzmöglichkeiten. Chirurg 65: 333 - 339

1 Einleitung

2 WHO-, AJCC- und ECOG-Performance + Karnofsky-Index

3 EORTC QLQ-C30 Lebensqualität

4 Kausalzusammenhang von Nebenwirkungen

5 Unerwünschte Ereignisse

6 WHO-Toxicity Criteria

7 CTC Common Toxicity Criteria

8 RTOG- und RTOG/EORTC Toxicity Criteria

9 LENT-SOMA Score Criteria

10 ADT-Richtlinien

11 Anhang Formulare ... Tabellen

Levine MN, Guyatt GH, Gent M et al. (1988) Quality of life in stage II breast cancer: an instrument for clinical trials. J Clin Oncol 6: 1798 - 1810

Muthny FA (1994) Zur Messung der Lebensqualität in der Onkologie. Onkologie: 547 - 556

Osoba O (ed) (1991) Effect of cancer on quality of life. CRC, Boca Raton Boston Ann Arbor London

Rohde H, Rau E, Gebbensleben B (1984) Ergebnisse der Bestimmung des Lebensqualitätsindex nach Spitzer in der multizentrischen Magenkarzinom-TNM-Studie. In: Rohde H, Troidl H (Hrsg) Das Magenkarzinom. Thieme, Stuttgart New York, pp 74 - 79

Schwarz R (1991) Erfassung von Lebensqualität in der Onkologie. Dt Ärztebl 88C: 180 - 182

Schwarz R, Flechtner H, Küchler T, Bernhard J, Hürny C (1991) Konsensus-Konferenz: Erfassung von Lebensqualität in der Onkologie - Konzepte, Methodik und Anwendung. Dtsch Gesell Chir Mitt 20: 20 - 22

Schwarz R, Bernhard J, Flechtner H, Hürny Ch, Küchler Th (1995) Leitlinien für eine inhaltlich adäquate und methodengerechte Erfassung von Lebensqualität in der Onkologie. Forum DKG 10: 68 - 72

Siegrist J, Broer M, Junge A (1995) PLC. Profil der Lebensqualität bei Chronischkranken. Hogrefe, Göttingen

Silva FC da, Reis E, Costa T, Denis L and the Members of Quality of Life Committee of the EORTC Genitourinary Group (1993) Quality of life in patients with prostatic cancer. Cancer 71: 1138 - 1142

Spilker B (ed) (1990) Quality of life assessment in clinical trials. Raven, New York

Spitzer WO, Dobson AJ, Hall J (1981) Measuring the quality of life of cancer patients. A concise QL-Index for use by physicians. J Chron Dis 34: 585 - 597

Winer EP (1994) Quality-of-life research in patients with breast cancer. Cancer 74: 410 - 415

Wood-Dauphinee S, Troidl H (1991) Endpoints for clinical studies: Conventional and innovative variables. In: Troidl H, Spitzer WO, McPeek B, Mulder DS, McKneally MF, Wechsler AS, Balch CM (eds) Principles and practice of research. Springer, Berlin Heidelberg New York Tokyo, pp 151 - 168

1 Einleitung

2 WHO-, AJCC- und ECOG-Performance + Karnofsky-Index

3 EORTC QLQ-C30 Lebensqualität

4 Kausalzusammenhang von Nebenwirkungen

5 Unerwünschte Ereignisse

6 WHO-Toxicity Criteria

7 CTC Common Toxicity Criteria

8 RTOG- und RTOG/EORTC Toxicity Criteria

9 LENT-SOMA Score Criteria

10 ADT-Richtlinien

11 Anhang Formulare ... Tabellen

Tabelle 3.1 Dokumentation des Spitzer-Index zur Erfassung der Lebensqualität *(vom behandelnden Arzt auszufüllen)*

Deutsche Übersetzung des Fragebogens nach Spitzer (1981) - Muster -

Während der letzten Woche hat der Patient/die Patientin   (jeweils nur ein Feld pro Kategorie)

I. Berufliche Aktivität

- ganztags oder überwiegend in seinem Beruf / Haushalt oder anderen freiwilligen Aktivitäten (ob berentet oder nicht) gearbeitet ☐
- in seinem Beruf / Haushalt / freiwilligen Aktivitäten gearbeitet, jedoch war **größere Hilfe** nötig oder Arbeitszeit mußte **gekürzt** werden ☐
- **nicht** arbeiten oder seinen Haushalt führen können ☐

II. Alltagsleben

- sich selbst waschen, anziehen, mit Nahrung versorgen, den eigenen Wagen fahren oder öffentliche Verkehrsmittel benutzen können ☐
- **mit spezieller Hilfe** (andere Personen / spezielle Ausrüstungen seine täglichen Aktivitäten bewerkstelligen können ☐
- sich **nicht selbst** versorgen oder leichte Aufgaben übernehmen oder seine Wohnung verlassen können ☐

III. Gesundheit

- gesagt, er fühle sich "sehr gut" und zwar überwiegend oder es erschien so ☐
- **keine Energie** gehabt und sich überwiegend "nicht sehr gut" gefühlt und zwar häufiger als nur gelegentlich ☐
- sich **sehr krank gefühlt**: er erschien schwach und hinfällig und war überwiegend oder war bewußtseinsgetrübt ☐

IV. Umweltbeziehungen

- gut zu anderen Kontakt aufgenommen und zumindest mit einem Familienmitglied und / oder Freund regelmäßigen Kontakt aufrecht erhalten ☐
- **eingeschränkten Kontakt** zur Familie und / oder Freunden gehabt oder der Kontakt war durch seinen Zustand nur **beschränkt** möglich ☐
- **selten** oder nur, wenn es absolut notwendig war, Kontakt zur Familie und / oder Freunden gehabt oder ist bewußtlos gewesen ☐

V. Gesundheit

- in ruhiger und positiver Gemütsverfassung gelebt und er akzeptierte und beherrschte seine persönlichen Umstände ☐
- sich **manchmal betrübt gezeigt**, weil er seine persönlichen Umstände nicht akzeptierte oder er hatte Perioden von Angst und Depression ☐
- sich **erheblich verwirrt** oder sehr angstvoll, depressiv gezeigt oder ist bewußtlos gewesen ☐

1 Einleitung | 2 WHO-, AJCC- und ECOG-Performance + Karnofsky-Index | 3 EORTC QLQ-C30 Lebensqualität | 4 Kausalzusammenhang von Nebenwirkungen | 5 Unerwünschte Ereignisse | 6 WHO-Toxicity Criteria | 7 CTC Common Toxicity Criteria | 8 RTOG- und RTOG/EORTC Toxicity Criteria | 9 LENT-SOMA Score Criteria | 10 ADT-Richtlinien | 11 Anhang Formulare ... Tabellen

Tabelle 3.2 Dokumentation der Lebensqualität nach EORTC 1993 *(vom Patienten auszufüllen)*

Deutsche Übersetzung des Fragebogens QLQ-C 30 nach Dudeck et al.(1994) - Muster -

Wir sind an einigen Angaben interessiert, die Sie und Ihre Gesundheit betreffen. Bitte beantworten Sie die folgenden Fragen selbst, indem Sie die Zahl ankreuzen, die am besten auf Sie zutrifft. Es gibt keine "richtigen" oder "falschen" Antworten. Ihre Angaben werden streng vertraulich behandelt.

Bitte tragen Sie Ihre Initialen ein   ....

Ihr Geburtstag (Tag, Monat, Jahr   ....

Das heutige Datum (Tag, Monat, Jahr   ....

		Nein	Ja
1.	Bereitet es Ihnen Schwierigkeiten, sich körperlich anzustrengen (z.B. eine schwere Einkaufstasche oder einen Koffer zu tragen) ?	1	2
2.	Bereitet es Ihnen Schwierigkeiten, einen längeren Spaziergang zu machen ?	1	2
3.	Bereitet es Ihnen Schwierigkeiten, kurze Strecken außer Haus zu gehen ?	1	2
4.	Müssen Sie den größten Teil des Tages im Bett oder in einem Sessel verbringen ?	1	2
5.	Brauchen Sie Hilfe beim Essen, Anziehen, Waschen oder Benutzen der Toiletten ?	1	2
6.	Sind Sie in irgendeiner Weise bei Ihrer Arbeit entweder im Beruf oder im Haushalt eingeschränkt ?	1	2
7.	Sind Sie gänzlich außerstande, im Beruf oder im Haushalt zu arbeiten ?	1	2

Während der letzten Woche		Überhaupt nicht	Wenig	Mäßig	Sehr
8.	Waren Sie kurzatmig ?	1	2	3	4
9.	Hatten Sie Schmerzen ?	1	2	3	4
10.	Mußten Sie sich ausruhen ?	1	2	3	4
11.	Hatten Sie Schlafstörungen ?	1	2	3	4
12.	Fühlten Sie sich schwach ?	1	2	3	4
13.	Hatten Sie Appetitmangel ?	1	2	3	4

Nr.	Frage				
14.	War Ihnen übel?	1	2	3	4
15.	Haben Sie erbrochen?	1	2	3	4
16.	Hatten Sie Verstopfung?	1	2	3	4
17.	Hatten Sie Durchfall?	1	2	3	4
18.	Waren Sie müde?	1	2	3	4
19.	Fühlten Sie sich durch Schmerzen in Ihrem alltäglichen Leben beeinträchtigt?	1	2	3	4
20.	Hatten Sie Schwierigkeiten, sich auf etwas zu konzentrieren, z.B. Zeitungslesen oder Fernsehen?	1	2	3	4
21.	Fühlten Sie sich angespannt?	1	2	3	4
22.	Haben Sie sich Sorgen gemacht?	1	2	3	4
23.	Waren Sie reizbar?	1	2	3	4
24.	Fühlten Sie sich niedergeschlagen?	1	2	3	4
25.	Hatten Sie Schwierigkeiten, sich an Dinge zu erinnern?	1	2	3	4
26.	Hat Ihr Gesundheitszustand oder Ihre medizinische Behandlung Ihr Familienleben beeinträchtigt?	1	2	3	4
27.	Hat Ihr Gesundheitszustand oder Ihre medizinische Behandlung Ihr Zusammensein bzw. Ihre gemeinsamen Unternehmungen mit anderen Menschen beeinträchtigt?	1	2	3	4
28.	Hat Ihr Gesundheitszustand oder Ihre medizinische Behandlung für Sie finanzielle Schwierigkeiten mit sich gebracht?	1	2	3	4

Bitte kreuzen Sie bei den folgenden Fragen die Zahl zwischen 1 und 7 an, die am besten auf Sie zutrifft :

29. Wie würden Sie insgesamt Ihren **körperlichen Zustand** während der letzten Woche einschätzen ?

1	2	3	4	5	6	7
sehr schlecht						Ausgezeichnet

30. Wie würden Sie insgesamt Ihre **Lebensqualität** während der letzten Woche einschätzen ?

1	2	3	4	5	6	7
sehr schlecht						Ausgezeichnet

1 Einleitung | 2 WHO-, AJCC- und ECOG-Performance + Karnofsky-Index | 3 EORTC QLQ-C30 Lebensqualität | 4 Kausalzusammenhang von Nebenwirkungen | 5 Unerwünschte Ereignisse | 6 WHO-Toxicity Criteria | 7 CTC Common Toxicity Criteria | 8 RTOG- und RTOG/EORTC Toxicity Criteria | 9 LENT-SOMA Score Criteria | 10 ADT-Richtlinien | 11 Anhang Formulare … Tabellen

23

4 Beurteilung des Kausalzusammenhangs von Nebenwirkungen – Klassifikationsmerkmale der WHO

Causality / Kausalität: 1 - 6

Es werden insgesamt 6 verschiedene Zusammenhänge zwischen der Applikation eines Medikaments und dem Auftreten eines unerwünschten klinischen Ereignisses postuliert und wie folgt definiert :

1. Certain Sicher

A clinical event, including laboratory test abnormality, occuring in a plausible time relationship to drug administration, and which cannot be explained by concurrent disease or other drugs or chemicals. The response to withdrawal of the drug ("dechallenge") should be clinically plausible. The event must be definitive pharmacologically or phenomenologically, using a satisfactory rechallenge procedure if necessary

Ein klinisches Ereignis, inklusive Laborwertabweichung, das in einem zeitlich plausiblen Zusammenhang zu der Verabreichung des Medikaments steht, und das weder durch die zugrundeliegende(n) Erkrankung(en) noch durch andere Medikamente oder chemische Substanzen erklärt werden kann. Die Reaktion beim Absetzen des Medikaments („Auslaßversuch") sollte klinisch ebenfalls plausibel sein. Das Ereignis muß pharmakologisch oder phänomenologisch eindeutig sein; gegebenenfalls ist ein erneuter hinreichender Expositionsversuch zu unternehmen.

2. Probable / Likely Wahrscheinlich

A clinical event, including laboratory test abnormality, with a reasonable time sequence to administration of the drug, unlikely to be attributed to concurrent disease or other drugs or chemicals, and which follows a clinically reasonable response on withdrawal ("dechallenge"). Rechallenge information is not required to fulfil this definition.

Ein klinisches Ereignis, inklusive Laborwertabweichung, das in einem zeitlich angemessenen Zusammenhang zu der Verabreichung des Medikaments steht, und das wahrscheinlich nicht durch die zugrundeliegende(n) Erkrankung(en), andere Medikamente oder chemische Substanzen erklärt werden kann. Die Reaktion beim Absetzen des Medikaments („Auslaßversuch") ist klinisch angemessen. Informationen über einen erneuten Expositionsversuch sind nicht notwendig, um dieser Definition zu genügen.

3. Possible Möglich

A clinical event, including laboratory test abnormality, with a reasonable time sequence to administration of the drug, but which could also be explained by concurrent disease or other drugs or chemicals. Information on drug withdrawal (dechallenge) may be lacking or unclear.

Ein klinisches Ereignis, inklusive Laborwertabweichung, das in einem zeitlich angemessenen Zusammenhang zu der Verabreichung des Medikaments steht, das aber auch durch die zugrundeliegende(n) Erkrankung(en), andere Medikamente oder chemische Substanzen erklärt werden kann. Weitere Informationen zur Reaktion auf das Absetzen des Medikaments („Auslaßversuch") fehlen oder sind unklar.

4. Unlikely
Unwahrscheinlich

A clinical event, including laboratory test abnormality, with a temporal relationship to drug administration, which makes a causal relationship improbable, and in which other drugs, chemicals or underlying disease provide plausible explanations.

Ein klinisches Ereignis, inklusive Laborwertabweichung, das in einem zeitlichen Zusammenhang zur Verabreichung des Medikaments steht, der aber einen kausalen Zusammenhang unwahrscheinlich macht, und bei dem andere Medikamente oder chemische Substanzen oder die zugrundeliegende(n) Erkrankung(en) auch plausible Erklärungen für das Ereignis bieten.

5. Condition
Unclassified
Ungeklärt

A clinical event, including laboratory test abnormality, reported as an adverse reaction, about which more data is essential for a proper assessment or the additional data are under examination.

Ein klinisches Ereignis, inklusive Laborwertabweichung, über das als ungünstige Reaktion berichtet wird, bei dem aber noch mehr Daten erforderlich sein müssen, um eine geeignete Beurteilung abzugeben oder bei der die zusätzlichen Daten gerade noch geprüft werden.

6. Unassessible /
Unclassifiable
Nicht erklärbar /
Nicht klassifizierbar

A report suggesting an adverse reaction which cannot be judged because information is insufficient or contradictory, and which cannot be supplemented or verified.

Ein Bericht, der eine ungünstige Reaktion unterstellt, über den aber kein Urteil abgegeben werden kann, da die Informationen unzureichend oder widersprüchlich sind, und der nicht unterstützt oder bestätigt werden kann.

| 1 Einleitung | 2 WHO-, AJCC- und ECOG-Performance + Karnofsky-Index | 3 EORTC QLQ-C30 Lebensqualität | 4 Kausalzusammenhang von Nebenwirkungen | 5 Unerwünschte Ereignisse | 6 WHO-Toxicity Criteria | 7 CTC Common Toxicity Criteria | 8 RTOG- und RTOG/EORTC Toxicity Criteria | 9 LENT-SOMA Score Criteria | 10 ADT-Richtlinien | 11 Anhang Formulare ... Tabellen |

25

Erfassung und Bewertung von "Unerwünschten Ereignissen" und "Unerwünschten Arzneimittelwirkungen" (nach GCP-Kriterien)

Begriffsbestimmung "Unerwünschte Ereignisse (UE)"

Im Zusammenhang mit der Gabe eines Prüfmedikaments können neben der eigentlich beabsichtigten therapeutischen Wirkung im Sinne eines „erwünschten Ereignisses" auch vorher nicht beabsichtigte Wirkungen im Sinne von „unerwünschten Ereignissen" (UE) auftreten. Unerwünschte Ereignisse (UE; englisch: adverse events = AE) sind alle im Rahmen einer klinischen Prüfung beobachteten Befindlichkeitsstörungen, subjektive und objektive Krankheitssymptome (einschließlich Laborveränderungen), interkurrente Krankheiten und Unfälle, und zwar unabhängig von einem möglichen ursächlichen Zusammenhang mit der Gabe der Prüfsubstanz. Als UE sind auch solche Ereignisse zu bezeichnen, die im Rahmen der klinischen Prüfung in medikamentationsfreien Vor- und Nachperioden, unter Placeboeinwirkung oder bei einer Vergleichsgruppe unter medikamentöser Therapie auftreten, z.B. als Organsymptome oder als Überschreitung der Normalbereichsgrenzen bei Laborwerten. Alle UE, einschließlich der abweichenden Laborwerte, müssen bewertet werden.

Begriffsbestimmung "Unerwünschte Arzneimittelwirkungen (UAW)"

Unerwünschte Arzneimittelwirkungen (UAW; englisch: adverse drug reactions = ADR) sind unerwünschte Ereignisse (UE), die durch Arzneimittel verursacht oder mitverursacht worden sind. Zwischen den beobachteten UE und der Gabe einer Prüfsubstanz kann aufgrund statistischer Wahrscheinlichkeit und/oder unter Berücksichtigung von medizinisch plausiblen Vorinformationen und Überlegungen ein ursächlicher Zusammenhang mit unterschiedlichem Grad der Wahrscheinlichkeit bestehen. Ohne eindeutige Feststellung eines solchen Zusammenhangs sollten die im Rahmen einer klinischen Prüfung beobachteten UE nicht als UAW oder als Nebenwirkungen bezeichnet werden. Ist das Ereignis „wenig plausibel" und besteht nur ein „möglicher" Bezug zu der Prüfsubstanz, muß der „Verdachtsfall" durch Sachverständige umfassend abgeklärt werden.

"Nebenwirkungen (NW)" gemäß Arzneimittelgesetz

Erst nach Zulassung einer Substanz ist der bestimmungsgemäße Gebrauch des Arzneimittels bekannt. Ab diesem Zeitpunkt kann anstelle des Begriffs „unerwünschte Arzneimittelwirkung" der Begriff „Nebenwirkung" gemäß § 4, Satz 13 des AMG (Arzneimittelgesetz) Anwendung finden: „Nebenwirkungen sind die beim bestimmungsgemäßen Gebrauch eines Arzneimittels auftretenden unerwünschten Begleiterscheinungen". Bedingt durch klinische Erfahrungen mit aggressiven alkylierenden Zytostatika wird in onkologischen klinischen Prüfungen häufig auch noch der Begriff „Toxizität" verwendet. Dieser Begriff unterstellt nach allgemeinem Sprachempfinden einen kausalen Bezug des UE zur Prüfsubstanz. Der Grad der Wahrscheinlichkeit des Zusammenhangs wird aber durch die vorgegebenen WHO-Kriterien separat spezifiziert und klassifiziert.

Klassifizierung von UE / UAW

Solche UE / UAW, die schon in vorausgegangenen klinischen Prüfungen beobachtet und gemäß Studienunterlagen (Prüfplan, Patienteninformation, Investigator's Brochure) beschrieben worden sind, werden als bekannt und damit auch als potentiell „zu erwartende UE / UAW" betrachtet. Dagegen müssen solche Ereignisse, die *erstmalig* innerhalb einer angelaufenen Studie auftreten als „unerwartete UE" bzw. als „Verdachtsfälle von UAW" eingestuft werden. Diese Ereignisse verlangen eine besondere Aufmerksamkeit und im Bedarfsfall eine unverzügliche Meldung in eindeutig definierter Form. Dies trifft besonders für „schwerwiegende UE" zu, wobei der Begriff „schwerwiegend" ausdrücklich im Sinne einer qualitativen Kategorie zu verstehen ist und nicht die genaue Graduierung innerhalb einer Nebenwirkungsskala ersetzt.

Tod als UE / UAW

Tritt der Tod eines Patienten im Verlauf einer klinischen Prüfung auf, so ist dieses Ereignis trotz des oft fortgeschrittenen Krankheitsstadiums bei Tumorpatienten nicht nur als ein zu erwartendes, sondern auch als ein „schwerwiegendes unerwünschtes Ereignis (UE)" einzustufen und muß deshalb in klinischen Studien dem Studienleiter und dem Monitor / Sponsor umgehend mitgeteilt werden. Auch bei einem nach Einschätzung des Prüfarztes „tumorbedingten Tod" sollten die über der prüfplangemäßen Untersuchungsumfang hinaus erhobenen Untersuchungs- und ggf. Autopsiebefunde zum Ausschluß eines möglichen Zusammenhangs mit der Prüfmedikation der Dokumentation beigefügt werden.

Bewertungsskala

Für die Klassifizierung und Graduierung von UE / UAW in klinischen Prüfungen bei Tumorpatienten kann üblicherweise die von der WHO vorgeschlagene Klassifikation von Nebenwirkungen verwendet werden (s. WHO-Kriterien). Die in EORTC-Studien verwendete Skala der „Common Toxicity Criteria" (s. CTC-Kriterien) ist jedoch in der Beschreibung verschiedener Symptome viel differenzierter als diejenige der WHO und wird daher zunehmend bei klinischen Studien verwendet. Beide Klassifikationssysteme sind in ähnlicher Weise nach unterschiedlichen Organsystemen sortiert und erlauben die Quantifizierung von spezifischen Organsymptomen je nach ihrer Intensität bzw. von bestimmten Abweichungen von Normalbereichsgrenzen bei Laborwerten innerhalb einer 5 stufigen Skala (Grad 0 bis Grad 4). Daneben sind noch andere mehr oder minder „modifizierte" Skalen zur Klassifikation von Nebenwirkungen im Gebrauch. Innerhalb von klinischen Prüfungen sollte daher die jeweils verwendete Skala exakt spezifiziert werden. Sicherheitshalber ist eine entsprechende Kopie der verwendeten Nebenwirkungsskala dem Studienprotokoll beizufügen, um mögliche Unklarheiten oder Unschärfen bei der Einordnung zu vermeiden.

Berücksichtigung vorbestehender Symptome

Der routinemäßigen Basiserhebung von UE noch vor Verabreichung der vorgesehenen Studienmedikation kommt innerhalb von klinischen Studien eine sehr große Bedeutung zu, da gerade bei Tumorpatienten bereits symptomatische Tumorstadien und eine Progredienz der Erkrankung zu Beginn der Verabreichung einer Prüfsubstanz vor-

1 Einleitung

2 WHO-, AJCC- und ECOG-Performance + Karnofsky-Index

3 EORTC QLQ-C30 Lebensqualität

4 Kausalzusammenhang von Nebenwirkungen

5 Unerwünschte Ereignisse

6 WHO-Toxicity Criteria

7 CTC Common Toxicity Criteria

8 RTOG- und RTOG/EORTC Toxicity Criteria

9 LENT-SOMA Score Criteria

10 ADT-Richtlinien

11 Anhang Formulare ... Tabellen

1 Einleitung

2 WHO-, AJCC- und ECOG-Performance + Karnofsky-Index

3 EORTC QLQ-C30 Lebensqualität

4 Kausalzusammenhang von Nebenwirkungen

5 Unerwünschte Ereignisse

6 WHO-Toxicity Criteria

7 CTC Common Toxicity Criteria

8 RTOG- und RTOG/EORTC Toxicity Criteria

9 LENT-SOMA Score Criteria

10 ADT-Richtlinien

11 Anhang Formulare ... Tabellen

liegen können. Nur durch rechtzeitige Erhebung können zusätzliche Veränderungen oder neu auftretende Symptome im Prüfverlauf auch im Hinblick auf einen möglichen Bezug zur Prüfmedikation adäquat beurteilt werden.

Dokumentation von UE / UAW

Die Dokumentation von UE / UAW erfolgt mit dem Ziel, den Informationsverlust zwischen der aktuellen Beobachtung und der späteren Erfassung so gering wie möglich zu halten und für den jeweiligen Einzelfall nachvollziehbar zu machen. Die Dokumentation muß dabei unda. auch folgenden Anforderungen gerecht werden:

- genaue Patientendaten,
- exakte Beschreibung des Ereignisses,
- genaue zeitliche Einordnung in den Therapieverlauf,
- Dokumentation der Intensität des UE / der UAW,
- Dokumentation der Ergebnisse von diagnostischen und therapeutischen Maßnahmen,
- ggf. Ergebnisse einer Reexposition bzw. Befunde nach Absetzen der Prüfsubstanz,
- Angaben zu Verlauf und Ausgang des UE / der UAW,
- Dokumentation des Schweregrades des UE / der UAW mit medizinischer Bewertung,
- alle weiteren für die Beurteilung eines möglichen Zusammenhangs des UE / der UAW mit der Gabe der jeweiligen Prüfsubstanz undund wichtigen Daten.

Die Dokumentation erfolgt in freier Beschreibung oder durch Ankreuzen vorgegebener Auswahlmöglichkeiten, z.B. als Tabelle. Werden Nebenwirkungen im differenzierten Freitext beschrieben, so hat dies den potentiellen Nachteil, daß dasselbe Ereignis/Symptom von mehreren Beobachtern unterschiedlich beschrieben und bewertet werden kann ("Inter-Observer-Variabilität"). Um die Unterschiedlichkeiten zu vermeiden, werden Freitexte bei der Berichterstellung üblicherweise in sog. "WHO preferred terms" übersetzt (WHO-Adverse Reaction Terminology). Sonst werden die Symptombeschreibungen verschiedenen Organsystemen zugeordnet, um die Erkennung von möglichen Zielorganen für UAW zu erleichtern.

Meldung von UE / UAW

Unerwartete und schwerwiegende UE/UAW müssen dem Leiter und Sponsor der klinischen Prüfung unverzüglich mitgeteilt werden, damit sie in die mitlaufende Nutzen-Risiko-Bewertung der Studienfortführung miteinbezogen werden können, um ggf. unverzüglich studienübergreifende Maßnahmen zu ergreifen. Darüber hinaus bestehen Informationsverpflichtungen gegenüber der Ethik-Kommission und dem Bundesgesundheitsamt (BGA) / Bundesamt für Arzneimittel (BfArM).

Unerwartete und schwerwiegende UE / UAW sind unter gemäß den EG-GCP-Richtlinien auch der Ethik-Kommission mitzuteilen, wenn sie die Sicherheit der Studienteilnehmer oder die Durchführung der Studie beeinträchtigen könnten.

Gemäß der BGA-Bekanntmachung vom 25.7.1991 über die Anzeige von Nebenwirkungen, Wechselwirkungen mit anderen Mitteln und Arzneimittelmißbrauch nach § 29 Abs. 1 Satz 2-5 AMG (BAnz 13.8.1991, S. 5389) hat der pharmazeutische Unternehmer Verdachtsfälle von Nebenwirkungen und Wechselwirkungen, welche im Rahmen von klinischen Prüfungen beobachtet werden, dem BGA (BfArM) / Paul-Ehrlich Institut (PEI) erst mit dem Zulassungsantrag mitzuteilen. Für Verdachtsfälle, die zwischen dem Stellen eines Zulassungsantrages und der Erteilung der Zulassung berichtet werden, sind unverzügliche Einzelfallmeldungen erforderlich (ibid. Abs. 5.1.). Auch Verdachtsfälle von schwerwiegenden oder unerwarteten Nebenwirkungen in Studien mit bereits zugelassenen Prüfpräparaten hat der betroffene pharmazeutische Unternehmer dem BGA / BfArM „unverzüglich" anzuzeigen, vorausgesetzt es ist ein Arzneimittel mit einem „neuen Stoff" (der dem § 49 AMG unterliegt).

Für alle Meldungen an die zuständigen Bundesoberbehörden ist der im Pharmaunternehmen verantwortliche Stufenplanbeauftragte zuständig. Darüberhinaus muß in Blind- oder Doppelblindstudien für Notfälle ein Decodierschlüssel zugängig sein, um akut spezifische Gegenmaßnahmen einzuleiten.

Literatur

Phase I/II-Studiengruppe der AIO (1994) Standard-Arbeitsanweisungen (Standard Operating Procedures, SOP) der Phase-I/II-Studiengruppe der AIO in der Deutschen Krebsgesellschaft. Onkologie 17: 311 - 338

6 WHO – TOXICITY CRITERIA
Bewertung von akuten Nebenwirkungen

Kommentar

Bei der Beurteilung der Toxizität einer onkologischen Therapie sollte grundsätzlich zwischen akuten / subakuten Nebenwirkungen (sog. Akuttoxizität, 1. - 90. Tag nach der Therapie) und chronischen Nebenwirkungen (sog. Spättoxizität, ab dem 91. Tag nach der Therapie) bzw. chronischen Langzeitfolgen der Therapie unterschieden werden.

Für die Beurteilung von *akuten und subakuten Nebenwirkungen* sind die Beurteilungskriterien der World Health Organization (WHO) und des National Cancer Institute (NCI) gut geeignet, da sie einen international akzeptierten und gut validierten Schlüssel darstellen (*WHO 1981*). In vielen Publikationen wurden in der Vergangenheit Angaben zur Toxizität einer onkologischen Therapie nach den WHO-Kriterien gemacht. Ursprünglich war der WHO-Score allein für die Chemotherapie gedacht, wurde aber oft auch für andere onkologische Therapieformen, z.B. Radiotherapie, verwendet. Die WHO-Kriterien erlauben nicht nur einen intrainstitutionellen Vergleich von verschiedenen Behandlungskonzepten, sondern auch einen interinstitutionellen Vergleich, z.B. im Rahmen von multizentrischen Studien. Inzwischen ist der Schlüssel vom NCI überarbeitet und erweitert worden und trägt den Namen „Common Toxicity Criteria (CTC)" (*NCI 1988*). Dieser modifizierte WHO-Score weist gegenüber der ursprünglichen WHO-Systematik zusätzliche Toxizitätsparameter auf und wird daher in jüngster Zeit zunehmend angewendet. Der CTC-Score wird im Anschluß an den WHO-Score vorgestellt. Beide Beurteilungssysteme teilen die organspezifischen Nebenwirkungen und Folgezustände nach onkologischer Therapie in 5 Schweregrade ein: „0" = keine Nebenwirkungen; „1" = geringe / leichte Nebenwirkungen, „2" = mäßige / deutliche Nebenwirkungen, „3" = starke / ausgeprägte Nebenwirkungen, und „4" = lebensbedrohliche Nebenwirkungen; zusätzlich können mit „5" = letale Therapiefolgen verschlüsselt werden. Schwere Nebenwirkungen und therapiebedingte Todesfälle sind zusätzlich in den Krankenunterlagen des Patienten ausführlich im Freitext zu dokumentieren.

Literatur

Dudeck J, Wagner G, Grundmann E, Hermanek P (1997) Basisdokumentation für Tumorkranke. Prinzipien und Verschlüsselungsanweisungen für Klinik und Praxis, 5. Aufl., Springer, Berlin Heidelberg New York Tokyo

Miller AB, Hoogstraaten B, Staquet M, Winkler A (1981) Reporting results of cancer treatment. Cancer 47: 207 - 214

NCI (1988): Common Toxicity Criteria (CTC). National Cancer Institute, Washington, USA

World Health Organization (1979) WHO Handbook for reporting results of cancer treatment. World Health Organization Offset Publication No. 48, Geneva

Table 6.1 Bewertung von akuten Nebenwirkungen (nach WHO)

ins Deutsche übertragen aus „WHO Handbook for reporting results of cancer treatment", World Health Organization, 1979 (WHO Offset Publication 48)

ADT	Code	Toxicity / Toxizität	Grad(e) 0	Grad(e) 1	Grad(e) 2	Grad(e) 3	Grad(e) 4
		Haematological (Adults) Blut / Knochenmark	N = Normalwertbereich N				
HGL	[1]	*Hemoglobin* Hämoglobin (g / 100ml) (g / l) (mmol / l)	$\geq 11,0$ ≥ 110 $\geq 6,8$	$9,5 - 10,9$ $95 - 109$ $5,6 - 6,7$	$8,0 - 9,4$ $80 - 94$ $4,95 - 5,8$	$6,5 - 7,9$ $65 - 79$ $4,0 - 4,9$	$< 6,5$ < 65 $< 4,0$
LEU	[2]	*Leukocytes (WBC)* Leukozyten ($\cdot 10^9$/l)	$\geq 4,0$	$3,0 - 3,9$	$2,0 - 2,9$	$1,0 - 1,9$	$< 1,0$
GRA	[3]	*Granulocytes* Granulozyten ($\cdot 10^9$/l)	$\geq 2,0$	$1,5 - 1,9$	$1,0 - 1,4$	$0,5 - 0,9$	$< 0,5$
THR	[4]	*Platelets (PLT)* Thrombozyten ($\cdot 10^9$/l)	≥ 100	$75 - 99$	$50 - 74$	$25 - 49$	< 25
BLU	[5]	*Hemorrhage* Hämorrhagie (klinisch)	*None* Keine	*Petechiae* Petechien	*Mild blood loss* Geringer Blutverlust	*Gross blood loss* Ausgeprägter Blutverlust	*Debilitating blood loss* Schwerst beeinträchtigender Blutverlust
		Gastrointestinal Gastrointestinal					
BIL	[6]	*Bilirubin* Bilirubin	$\leq 1,25 \cdot N^a$	$1,26 - 2,5 \cdot N^a$	$2,6 - 5,0 \cdot N^a$	$5,1 - 10 \cdot N^a$	$> 10 \cdot N^a$
TRA	[7]	*Transaminase(s)* (SGOT / SGPT)	$\leq 1,25 \cdot N^a$	$1,26 - 2,5 \cdot N^a$	$2,6 - 5,0 \cdot N^a$	$5,1 - 10 \cdot N^a$	$> 10 \cdot N^a$
ALK	[8]	*Alkaline Phosphatase* Alkalische Phosphatase	$\leq 1,25 \cdot N^a$	$1,26 - 2,5 \cdot N^a$	$2,6 - 5,0 \cdot N^a$	$5,1 - 10 \cdot N^a$	$> 10 \cdot N^a$
ORA	[9]	*Oral* Mundbereich (Schlucktrakt)	*No change* Normal	*Soreness / erythema* Wundsein / Rötung	*Erythema, ulcers, can eat solids* Rötung/flache Ulzera; feste Nahrung möglich	*Ulcers; requires liquid diet only* Tiefe Ulzera; Nahrung erforderlich	*Alimentation not possible* Ernährung, nicht möglich
UBL	[10]	*Nausea / vomiting* Übelkeit / Erbrechen	*None* Kein(e)	*Nausea* Übelkeit, kein Erbrechen	*Transient vomiting* Gelegentliches Erbrechen	*Vomiting requiring therapy* Therapiebedürftiges Erbrechen	*Intractable vomiting* Unerträgliches (therapie-refraktäres) Erbrechen
DIA	[11]	*Diarrhoea* Diarrhoe	*None* Keine	*Transient < 2 days* Vorübergehend < 2 Tage	*Tolerable but > 2 days* Erträglich, aber > 2 Tage	*Intolerable requiring therapy* Unerträglich, therapiebedürftig	*Hemorrhagic dehydration* Hämorrhagie, Dehydratation

1 Einleitung

2 WHO-, AJCC- und ECOG-Performance + Karnofsky-Index

3 EORTC QLQ-C30 Lebensqualität

4 Kausalzusammenhang von Nebenwirkungen

5 Unerwünschte Ereignisse

6 WHO-Toxicity Criteria

7 CTC Common Toxicity Criteria

8 RTOG- und RTOG/EORTC Toxicity Criteria

9 LENT-SOMA Score Criteria

10 ADT-Richtlinien

11 Anhang Formulare ... Tabellen

31

1 Einleitung

2 WHO-, AJCC- und ECOG-Performance + Karnofsky-Index

3 EORTC QLQ-C30 Lebensqualität

4 Kausalzusammenhang von Nebenwirkungen

5 Unerwünschte Ereignisse

6 WHO-Toxicity Criteria

7 CTC Common Toxicity Criteria

8 RTOG- und RTOG/EORTC Toxicity Criteria

9 LENT-SOMA Score Criteria

9 LENT-SOMA Score Criteria

11 Anhang Formulare ... Tabellen

Tabelle 6.1 Bewertung von akuten Nebenwirkungen (nach WHO) - (Fortsetzung)

ADT	Code	Toxicity / Toxizität	Grad(e) 0	Grad(e) 1	Grad(e) 2	Grad(e) 3	Grad(e) 4
		Renal Niere					
HAR KRE	[12]	*Blood urea nitrogen / creatinine* Harnpflichtige Stoffe (Harnstoff, Kreatinin)	$\leq 1,25 \cdot N^a$	$1,26 - 2,5 \cdot N^a$	$2,6 - 5,0 \cdot N^a$	$5,1 - 10 \cdot N^a$	$> 10 \times \cdot N^a$
PRO	[13]	*Proteinurea* (bis 4+) Proteinurie (g %) (g / l)	*No change* Keine	1 + < 0,3 < 3	2 - 3 + 0,3 - 1,0 3 - 10	4 + > 1,0 > 10	Nephrotisches Syndrom
HUR	[14]	*Hematuria* Hämaturie	*No change* Keine	*Microscopic* Mikrohämaturie	*Gross* Makrohämaturie ohne Gerinnsel	*Gross with clots* Makrohämaturie mit Gerinnseln	*Obstructive uropathy* (blutungsbedingte) obstruktive Uropathie
		Pulmonary Lunge					
LUN	[15]	*Pulmonary* Lunge	*No change* Normal	*Mild symptoms* Geringe Symptome	*Exertional dyspnoea* Belastungsdyspnoe	*Dyspnoea at rest* Ruhedyspnoe	*Complete bed rest* Strenge Bettruhe nötig
		Fever with drugs Fieber nach Medikamenten					
FIE	[16]	*Fever with drugs* Fieber nach Medikamenten (Temperatur axillär)	*None* Kein	*Fever* < 38°C Fieber < 38°C	*Fever* 38 - 40°C Fieber 38 - 40°C	*Fever* > 40°C Fieber > 40°C	*Fever with hypotension* Fieber mit Blutdruckabfall (Hypotension)
		Allergic Allergie					
ALL	[17]	*Allergic* Allergie (Haut / Schleimhäute)	*No change* Keine	*Edema* Ödem	*Bronchospasm, no parenteral therapy needed* Bronchospasmus; keine parenterale Medikation nötig	*Bronchospasm, parenteral therapy needed* Bronchospasmus; parenterale Medikation nötig	*Anaphylaxis* Anaphylaxie

ADT	Code	Toxicity / Toxizität	Grad(e) 0	Grad(e) 1	Grad(e) 2	Grad(e) 3	Grad(e) 4
		Cutaneous Haut					
HAU	[18]	*Cutaneous* (Gesamte Haut)	*No change* Normal	*Erythema* Erythem	*Dry desquamation vesiculation, pruritus* Trockene Desquamation, Blasenbildung, Juckreiz	*Moist desquamation; ulceration* Feuchte Desquamation; Ulzeration	*Exfoliative dermatitis; necrosis requiring surgical intervention* Exfoliative Veränderung, die chirurgischen Eingriff erfordert
		Hair Haare					
HAA	[19]	*Hair* Haare	*No change* Normal	*Minimal hair loss* Minimaler Haarverlust	*Moderate, patchy alopecia* Mäßige fleck-förmige Alopezie	*Complete alopecia but reversible* Vollständige aber reversible Alopezie	*Non-reversible alopecia* Irreversible vollständige Alopezie
		Infection Infektion					
INF	[20]	*Infection (specify site)* (Genaue Lokalisation feststellen und angeben)	*None* Keine	*Minor infection* Geringe Infektion	*Moderate infection* Mäßige Infektion	*Major infection* Ausgeprägte Infektion	*Major infection with hypotension* Massive Infektion mit Hypotension
		Cardiac Herz					
RHY	[21]	*Rhythm* Rhythmus	*No change* Normal	*Sinus tachycardia; > 110 at rest* Sinustachykardie (> 110 / min) in Ruhe	*Unifocal PVC, atrial arrhythmia* Unifokale (monotope) ventrikuläre Extrasystolen (VES) Vorhofarrhythmie	*Multifocal PVC (= premature ventricular contraction)* Multifokale (polytope) ventrikuläre Extrasystolen (VES)	*Ventricular tachycardia* Ventrikuläre Tachykardie
FUN	[22]	*Function* Funktion	*No change* Normal	*Asymptomatic but abnormal cardiac sign* Asymptomatische, aber abnormale Herzzeichen	*Transient symptomatic dysfunction; no therapy required* Vorübergehende Dysfunktion mit Symptomen, keine Therapie nötig	*Symptomatic dysfunction responsive to therapy* Dysfunktion mit Symptomen, aber therapeutisch beeinflußbar	*Symptomatic dysfunction nonresponsive to therapy* Dysfunktion mit Symptomen, therapierefraktär

1 Einleitung   2 WHO- AJCC- und ECOG-Performance + Karnofsky-Index   3 EORTC QLQ-C30 Lebensqualität   4 Kausalzusammenhang von Nebenwirkungen   5 Unerwünschte Ereignisse   6 WHO-Toxicity Criteria   7 CTC Common Toxicity Criteria   8 RTOG- und RTOG/EORTC Toxicity Criteria   9 LENT-SOMA Score Criteria   10 ADT-Richtlinien   11 Anhang Formulare ... Tabellen

33

1 Einleitung
2 WHO-, AJCC- und ECOG-Performance + Karnofsky-Index
3 EORTC QLQ-C30 Lebensqualität
4 Kausalzusammenhang von Nebenwirkungen
5 Unerwünschte Ereignisse
6 WHO-Toxicity Criteria
7 CTC Common Toxicity Criteria
8 RTOG- und RTOG/EORTC Toxicity Criteria
9 LENT-SOMA Score Criteria
10 ADT-Richtlinien
11 Anhang Formulare … Tabellen

Tabelle 6.1 Bewertung von akuten Nebenwirkungen (nach WHO) - (Fortsetzung)

ADT	Code	Toxicity / Toxizität	Grad(e) 0	Grad(e) 1	Grad(e) 2	Grad(e) 3	Grad(e) 4
PER	[23]	*Pericarditis* Perikarditis	*No change* Normal	*Asymptomatic effusion* Asymptomatischer Erguß	*Symptomatic; no tap required,* Symptomatisch, keine Drainage erforderlich	*Tamponade, tap required* Herzbeuteltamponade, Drainage erforderlich	*Tamponade; surgery required* Herzbeuteltamponade chirurgischer Eingriff erforderlich
		Neurotoxicity Neurotoxizität					
BEW	[24]	*State of consciousness* Bewußtseinslage	*Alert* Wach	*Transient lethargy* Vorübergehende Lethargie	*Somnolence < 50% of waking* Somnolenz < 50% der Wachphase	*Somnolence > 50% of waking* Somnolenz > 50% der Wachphase	*Coma* Koma
NER	[25]	*Peripheral* Periphere Nerven	*None* Normal	*Paraesthesias and / or decreased reflexes* Parästhesien und / oder verminderter Sehnenreflexstatus	*Severe paraesthesias and/or mild weakness* Schwere Parästhesien und / oder leichte allgemeine Muskelschwäche	*Intolerable paraesthesias and/or marked motor loss* Unerträgliche Parästhesien und / oder ausgeprägte Muskelschwäche	*Paralysis* Lähmung
OBS	[26]	*Constipation*[b] Obstipation	*None* Keine	*Mild* Geringe Verstopfung	*Moderate* Mäßige Verstopfung	*Abdominal distension* Verstopfung mit Blähung (aufgetriebener Leib, Subileus)	*Distension and vomiting* Blähungen und Erbrechen (aufgetriebener Leib, Ileus)
		Pain[c] Schmerz					
DOL	[27]	*Pain* Schmerz	*None* Kein	*Mild* Gering	*Moderate* Mäßig	*Severe* Ausgeprägt	*Intractable* (Massiv) unerträglich
		Other Findings Weitere Befunde					
XXX	[ ]	*Other Findings* Bei klinischer Relevanz	*Normal* „Normal"	*Mild* „Gering" / „leicht"	*Moderate* „Mäßig" / „deutlich"	*Severe* „Stark" / „ausgeprägt"	*Life-threatening* „Lebensbedrohlich"

a Obergrenze des Normalwertbereiches.
b Hierbei nicht berücksichtigt sind die Symptome „Verstopfung/Blähungen" aufgrund der Einnahme von Opiaten.
c Hierbei wird nur der „Schmerz" im Zusammenhang mit der Therapie berücksichtigt, aber nicht der krankheitsbedingte (Tumor)Schmerz. je nach individueller Schmerztoleranzgrenze des Patienten kann die Anwendung von Opiaten für die Einstufung des Schmerzgrades hilfreich sein.
d Der ADT-Code bezieht sich auf die in der Tumorbasisdokumentation eingeführten Kürzel für die einzelnen Nebenwirkungen; s. Dudeck et al. 1997.

7 Common Toxicity Criteria (CTC)
Orginaltext nach NCI-Richtlinien und Modifikation nach ARO/AIO und ADT

Kommentar

Die nachfolgende Tabelle enthält die von der Phase-I/II-Studiengruppe der Arbeitsgemeinschaft Internistische Onkologie (AIO) der Deutschen Krebsgesellschaft erstellte deutschsprachige Fassung der aktualisierten Version der Common Toxicity Criteria (CTC) der European Organisation for Research and Treatment of Cancer (EORTC) vom September 1992 (*Berdel et al. 1994*). Sie basiert auf dem englischen Orginaltext der CTC Kriterien (*NCI 1988; NCI 1993*). Die erste deutschsprachige Modifikation wurde ursprünglich von der Arbeitsgemeinschaft Urologische Onkologie (AUO) der Deutschen Krebsgesellschaft in etwas umfangreicherer Form veröffentlicht (*AUO, 1993*). Die hier vorliegende modifizierte Fassung der CTC-Kriterien wurde inzwischen auch entsprechend den Vorschlägen der „Leitkommission Qualitätssicherung in der Radioonkologie“ der Arbeitsgemeinschaft Radioonkologie (ARO) der Deutschen Krebsgesellschaft ergänzt durch spezifische akute Nebenwirkungen während und nach Radiotherapie, denen die Systematik der Radiation Therapy Oncology Group (RTOG) und der European Organisation for Research and Treatment of Cancer (EORTC) zugrundegelegt ist (*Perez & Brady 1993 a / b; Seegenschmidt und Sauer 1993; Seegenschmidt et al. 1996*).

Diese Form der Dokumentation wird mittlerweile auch von der Arbeitsgemeinschaft Deutscher Tumorzentren zur Verschlüsselung von akuten therapiebedingten Nebenwirkungen und Folgezuständen in der "Basisdokumentation für Tumorkranke" (*Dudeck et al. 1997*) empfohlen. Die spezifischen Ergänzungen oder Modifikationen zu den ursprünglich vorliegenden CTC-Kriterien im Orginaltext sind durch spezielle Symbole gekennzeichnet: ein Quadrat (■) für alle Ergänzungen von Seiten der AIO, und eine Raute (♦) für alle Ergänzungen von Seiten der ARO. Alle Nebenwirkungen, die bei der Chemotherapie und / oder Radiotherapie unterschiedlich definiert sind, sind durch einen zusätzlichen Buchstaben gekennzeichnet : **C** für Chemotherapie bzw. **R** für Radiotherapie. Die Kriterien gelten in gleicher Weise für Nebenwirkungen nach Chemo- und Radiotherapie, wenn bei einer Nebenwirkung keine zusätzliche Bezeichnung „C“ oder „R“ für die entsprechende Therapiemodalität vorliegt.

Der Allgemeinzustand wird nach den Kriterien der World Health Organization (WHO) verschlüsselt. Darin gehen auch die Kriterien des American Joint Committee on Cancer (AJCC) und der Eastern Cooperative Oncology Group (ECOG) auf. Sie werden noch durch den Karnofsky-Index ergänzt.

Die spezifischen Nebenwirkungen können entweder summarisch unter ihren jeweils übergeordneten 12 Hauptkriterien (z.B. [1] „Laborwerte“ bis [12] „Allgemeinzustand“) mit ihrem jeweiligen Schweregrad erfaßt werden. Detaillierter ist die Vorgehensweise aber dann, wenn nicht nur die Hauptkriterien [1] - [12] sondern auch alle zugehörigen Subkriterien exakt erfaßt werden (z.B. Hauptkriterium : [2] „Gastrointestinaltrakt“ mit den 11 Subkriterien : [02.01] "Übelkeit" bis [02.11R] „Speicheldrüsen". Die vorliegende Systematik stellt damit einen Konsensus vor, mit dem "akute Nebenwirkungen" (während und bis zu 90 Tage nach Therapie) nicht nur nach alleiniger Radiotherapie oder Chemotherapie, sondern auch nach kombinierter Radio-Chemotherapie erfaßt werden können. Vor Beginn der Therapie ist dabei immer eine Basisuntersuchung zum späteren Vergleich während des Therapieverlaufs empfohlen.

Literatur

AUO (1993) Praktische Information zur Studienplanung und Durchführung (AUO-Richtlinien). Der Urologe (Suppl 1): S1 - S36

Berdel WE, Becher R, Edler L et al. (1994) Standardarbeitsanweisungen (Standard Operating Procedures, SOP) der Phase I/II-Studiengruppe der Arbeitsgemeinschaft für Internistische Onkologie (AIO) in der Deutschen Krebsgesellschaft. Onkologie 17: 311 - 338

Dudeck J, Wagner G, Grundmann E, Hermanek P (1997) Basisdokumentation für Tumorkranke. Prinzipien und Verschlüsselungsanweisungen für Klinik und Praxis, 5. Auflage, Springer-Verlag, Berlin Heidelberg New York Tokyo

National Cancer Institute (1988) Common Toxicity Criteria, Division of Cancer Treatment, National Cancer Institute, Bethesda MD

National Cancer Institute (1993) *Investigator's handbook. A manual for participants in clinical trials of investigational agents.* Cancer therapy evaluation program, Division of Cancer Treat-ment, National Cancer Institute, Bethesda MD

Perez CA, Brady LW (1993a) Acute Radiation Morbidity Scoring Criteria (RTOG) (Chapter 1: Overview) In: Perez CA, Brady LW (eds) *Principles and practice of radiation oncology,* 2nd edn. Lippincott, Philadelphia, pp 51 - 53

Perez CA, Brady LW (1993b): Late Radiation Morbidity Scoring Criteria (RTOG, EORTC) (Chapter 1: Overview) In: Perez CA, Brady LW (eds) *Principles and practice of radiation oncology,* 2nd edn. Lippincott, Philadelphia, pp 53 - 55.

Seegenschmiedt MH, Sauer R (1993) Systematik der akuten und chronischen Strahlenfolgen. Strahlenther Onkol 169: 83 - 95

Seegenschmiedt MH, Haase W, Schnabel K, Müller RP (1996) Leitlinien zur Dokumentation von Nebenwirkungen in der Radioonkologie. Strahlenther Onkol 172 : Anhang (9) - (12)

Tabelle 7.1 Common Toxicity Criteria (CTC)

Orginalfassung des National Cancer Institute (NCI; Washington, USA) 1988; ins Deutsche übertragen von M.H. Seegenschmiedt

Code	Toxicity/ Toxizität	0	Grad(e) 1	Grad(e) 2	Grad(e) 3	Grad(e) 4
[1]	Blood / Bone Marrow Blut / Knochenmark	N	N = Normalbereich			
01.01	White Blood Count Leukozyten ($\cdot 10^9$ / l)	$\geq 4,0$	3,0 - 3,9	2,0 - 2,9	1,0 - 1,9	< 1,0
01.02	Platelets (PLT) Thrombozyten ($\cdot 10^9$ / l)	≥ 100	75,0 - 99,9	50,0 - 74,9	25,0 - 49,9	< 25,0
01.03	Hemoglobin Hämoglobin (g / 100 ml)	$\geq 11,0$	10,0 - 10,9	8,0 - 9,9	6,5 - 7,9	< 6,5
01.04	Granulocytes / Bands Granulozyten ($\cdot 10^9$ / l)	$\geq 2,0$	1,5 - 1,9	1,0 - 1,4	0,5 - 0,9	< 0,5
01.05	Lymphocytes Lymphozyten ($\cdot 10^9$ / l)	$\geq 2,0$	1,5 - 1,9	1,0 - 1,4	0,5 - 0,9	< 0,5
[2]	Hemorrhage Blutung					
02.01	(Any location) (Jegliche Lokalisation)	None Keine	Mild, no transfusion Gering, keine Transfusion nötig	Gross, 1 - 2 units transfusion per episode Mäßig, 1 - 2 Transfusionen pro Episode	Gross, 3 - 4 units transfusion per episode Ausgeprägt, 1 - 2 Trans-fusionen pro Episode	Gross, > 4 units transfusion per episode; Lebensbedrohlich. > 4 Transfusionen pro Episode
[3]	Infection Infektion					
03.01		None Keine	Mild Geringe	Moderate Mäßige	Severe Schwere	Life-threatening Lebensbedrohlich
[4]	Gastrointestinal Gastro-Intestinaltrakt					
04.01	Nausea Übelkeit	None Keine	Able to eat, reasonable in-take Gering, normale Nahrungsaufnahme	Intake significantly decreased but can eat Nahrungsaufnahme klar vermindert, aber Essen möglich	No significant intake Nur geringfügige Nahrungsaufnahme möglich	--- ---

1 Einleitung

2 WHO-, AJCC- und ECOG-Performance + Karnofsky-Index

3 EORTC QLQ-C30 Lebensqualität

4 Kausalzusam-menhang von Nebenwirkungen

5 Unerwünschte Ereignisse

6 WHO Toxicity Criteria

7 CTC Common Toxicity Criteria

8 RTOG- und RTOG/EORTC Toxicity Criteria

9 LENT-SOMA Score Criteria

10 ADT-Richtlinien

11 Anhang Formulare ... Tabellen

37

1 Einleitung | 2 WHO-, AJCC- und ECOG-Performance + Karnofsky-Index | 3 EORTC QLQ-C30 Lebensqualität | 4 Kausalzusammenhang von Nebenwirkungen | 5 Unerwünschte Ereignisse | 6 WHO-Toxicity Criteria | 7 CTC Common Toxicity Criteria | 8 RTOG- und RTOG/EORTC Toxicity Criteria | 9 LENT-SOMA Score Criteria | 10 ADT-Richtlinien | 11 Anhang Formulare Tabellen

Tabelle 7.1 Common Toxicity Criteria (CTT) - (Fortsetzung)

Code	Toxicity/ Toxizität	0	Grad(e) 1	Grad(e) 2	Grad(e) 3	Grad(e) 4
04.02	*Vomiting* Erbrechen	*None* Kein	*1 episode in 24 hours* Gering, 1 mal pro Tag	*2 - 5 episodes in 24 hours* Mäßig, 2 bis 5 mal pro Tag	*6 - 10 episodes in 24 hours* Stark, 6 bis 10 mal pro Tag	*> 10 episodes in 24 hours or requiring parenteral support* Bedrohlich, > 10 mal pro Tag oder parenterale Ernährung
04.03	*Diarrhea* Diarrhoe	*None* Keine	*Increase of 2 - 3 stools / day over pre-Rx* 2 - 3 Stühle pro Tag mehr als vor der Therapie	*Increase of 4 - 6 stools / day, or nocturnal stools, or moderate cramping* 4 - 6 Stühle pro Tag mehr oder nächtliche Stühle oder mäßige Krämpfe	*Increase of 7 - 9 stools / day or incontinence, or severe cramping* 7 - 9 Stühle pro Tag mehr oder Inkontinenz oder schwere Krämpfe	*Increase of ≥ 10 stools / day or grossly bloody diarrhea* ≥ 10 Stühle pro Tag mehr oder massiv blutige Diarrhoe
04.04	*Stomatitis* Stomatitis (Mundschleimhaut)	*None* Keine	*painless ulcers, erythema, or mild soreness* Schmerzlose Erosionen, Erythem o. geringes Wundsein	*painful erythema, edema, or ulcers, but can eat* Mäßig schmerzhaftes Erythem, Ödem oder Erosionen, aber Essen noch möglich	*painful erythema, edema, or ulcers, and cannot eat* Stark schmerzhafte Erytheme, Ödeme oder Ulzera; Essen nicht möglich	*requires parenteral or enteral support* Enterale oder parenterale Ernährung nötig
[5]	*Liver* Leber					
05.01	*Bilirubin* Bilirubin	WNL	---	$< 1,5 \cdot N$	$1,5 \cdot N - 3,0 \cdot N$	$> 3,0 \cdot N$
05.02	*Transaminase(s)n* (SGOT / PT)	WNL	$- 2,5 \cdot N$	$2,6 \cdot N - 5,0 \cdot N$	$5,1 \cdot N - 20,0 \cdot N$	$> 20,0 \cdot N$
05.03	*Alk. Phosphor* 5' nucleotidase	WNL	$- 2,5 \cdot N$	$2,6 \cdot N - 5,0 \cdot N$	$5,1 \cdot N - 20,0 \cdot N$	$> 20,0 \cdot N$
05.04	*Liver - clinical* Leber - klinisch	*Normal* Normal	---	---	*Precoma* Hepatisches Präkoma	*Hepatic coma* Coma hepaticum
[6]	*Kidney / Bladder* Niere / Blase					
06.01	*Creatinine* Kreatinin	WNL	$N - 1,5 \cdot N$	$1,5 \cdot N - 3,0 \cdot N$	$3,1 \cdot N - 6,0 \cdot N$	$> 6,0 \cdot N$
06.02	*Proteinuria* Proteinurie (g / l)	*No change* Keine Änderung	1+ or < 3	2+ - 3+ or 3 - 10	4 + or > 10	*Nephrotic syndrome* Nephrotisches Syndrom

Code	Toxicity/ Toxizität	0	Grad(e) 1	Grad(e) 2	Grad(e) 3	Grad(e) 4
06.03	Hematuria Hämaturie	Negativ Keine	Microscopic only Nur Mikrohämaturie	Gross, no clots Makrohämaturie ohne Gerinnsel	Gross + clots Makrohämaturie mit Gerinnsel	Requires transfusion Bedrohlich, Transfusion nötig
[7]	Alopecia Alopezie					
07.01		No loss Keine	Mild hair loss Geringfügiger Haarverlust	Pronounced or total hair loss Deutlicher oder völliger Haarverlust	---	---
[8]	Pulmonary Lunge					
08.01		none or no chg Keine	asymptomatic, with abnormality in PFT's Asymptomatisch, mit Anomalität der Lungenfunktion	dyspnea on significant exertion Dyspnoe bei starker Belastung	dyspnea at normal level of activity Dyspnoe bei normaler Belastung	dyspnea at rest Ruhedyspnoe
[9]	Heart Herz / Kreislauf					
09.01	Cardiac dysrhythmias Herzrhythmusstörungen	None Keine	Asymptomatic, transient, requiring no therapy Asymptomatisch, flüchtig, nicht therapiebedürftig	Recurrent or persistent, no therapy required Wiederkehrend oder persistierend, nicht therapiebedürftig	Requires treatment Persistierend und therapiebedürftig	Requires monitoring; or hypotension, or ventricular tachycardia, or fibrillation Monitoring nötig oder Hypotonie oder ventrikuläre Tachykardie oder Fibrillation
09.02	Cardiac function Herzfunktion (N = ursprüngliches Volumen)	None Keine	Asymptomatic; decline of resting ejection fraction by < 20% base line Abfall der linksventrikulären Ruhe-Ejektionsfraktion um < 20% • N	Asymptomatic; decline of resting ejection fraction by ≥ 20% base line Abfall der linksventrikulären Ruhe-Ejektionsfraktion um ≥ 20% • N	Mild CHF, responsive to therapy Geringe kongestive Herzinsuffizienz, auf Therapie ansprechend	Severe or refractory CHF Schwere oder therapierefraktäre kongestive Herzinsuffizienz
09.03	Cardiac - ischemia Kardiale Ischämie	None Keine	Non-specific T-wave flattening Unspezifische T-Wellenabflachung	Asymptomatic, ST- and T-wave changes suggesting ischemia Asymptomatisch; ST- und T-Wellen-Veränderungen im Sinne der Ischämie	Angina without evidence for infarction Angina pectoris ohne Infarkthinweis	Acute myocardial infarction Akuter Herzinfarkt

1 Einleitung | 2 WHO-, AJCC- und ECOG-Performance + Karnofsky-Index | 3 EORTC QLQ-C30 Lebensqualität | 4 Kausalzusammenhang von Nebenwirkungen | 5 Unerwünschte Ereignisse | 6 WHO-Toxicity Criteria | 7 CTC Common Toxicity Criteria | 8 RTOG- und RTOG/EORTC Toxicity Criteria | 9 LENT-SOMA Score Criteria | 10 ADT-Richtlinien | 11 Anhang Formulare ... Tabellen

Tabelle 7.1 Common Toxicity Criteria (CTT) - (Fortsetzung)

Code	Toxicity/ Toxizität	0	Grad(e) 1	Grad(e) 2	Grad(e) 3	Grad(e) 4
09.04	Cardiac - pericardial	None	Asymptomatic effusion, no intervention required	Pericarditis (rub, chest pain, ECG changes)	Symptomatic effusion, drainage required	Tamponade, drainage urgently required
	Perikard	Keine	Asymptomatischer Erguß, keine Intervention nötig	Perikarditis: Reiben, Brustschmerz, EKG-Zeichen	Symptomatischer Perikard-Erguß: Drainage nötig	Perikardtamponade; Drainage dringend nötig
[10]	Blood Pressure Blutdruck					
10.01	Hypertension	None or no chg.	Asymptomatic, transient increase by greater than 20 mmHg (D) or to >150/100 if previously WNL; no treatment required	Recurrent or persistent increase by greater than 20 mmHg (D) or to > 150/100 if previously WNL; no treatment required	Requires therapy	Hypertensive crisis
	Hypertonie (D = diastolischer Blutdruck in mmHg)	Keine	Asymptomatisch, vorübergehend Anstieg um > 20 mmHg (D) oder RR > 150/100 bei normaler Ausgangslage; keine Therapie nötig	Wiederholter oder andauerender Anstieg um > 20 mmHg (D) oder RR > 150/100 bei normaler Ausgangslage; keine Therapie nötig	Antihypertensive Therapie nötig	Hypertensive Krise
10.02	Hypotension	None or no chg.	Changes requiring no therapy (including transient orthostatic hypotension)	Requires fluid replacement or other therapy but not hospitalization	Requires therapy and hospitalization; resolves within 48 hrs of stopping the agent	Requires therapy and hospitalization for > 48 hrs after stopping the agent
	Hypotonie	Keine	Geringe Änderungen, nicht therapiebedürftig (inkl. vorübergehende orthostatische Hypotension)	Flüssigkeitsersatz oder andere Therapie nötig, aber keine stationäre Therapie	Medikamentöse und stationäre Therapie nötig; Normalisierung innerhalb von 48 h nach Abbruch des Medikaments	Medikamentöse und stationäre Therapie für > 48 h nach Abbruch des Medikaments
[11]	Neurologic Nervensystem					
11.01	Neurosensory	None or no chg.	Mild paresthesias, loss of deep tendon reflexes	Mild /moderate objective sensory loss, moderate paresthesias	Severe objective sensory loss or paresthesias that interfere with function	---
	Sensibilität	Normal	Geringgradige Parästhesien, Verlust der tiefen Sehnenreflexe	Mäßige, objektivierbare sensorische Ausfälle, mäßige Parästhesien	Schwere, objektivierbare sensorische Ausfälle oder Parästhesien mit Beeinflussung der Funktion	---

Code	Toxicity/ Toxizität	0	Grad(e) 1	Grad(e) 2	Grad(e) 3	Grad(e) 4
11.02	Neuromotor	None or no chg.	Subjective weakness, no objective findings	Mild objective weakness, without significant impairment of function	Objective weakness with impairment of function	Paralysis
	Motorik	Normal	Subjektives Schwächegefühl, keine objektivierbaren Befunde	Mäßige objektivierbare Schwäche, ohne signifikante Funktionseinbuße	Ausgeprägte objektivierbare Schwäche mit (schweren) Funktionseinbußen	Paralyse (Lähmung)
11.03	Neurocortical	None	Mild somnolence or agitation	Moderate somnolence or agitation	Severe somnolence, agitation, confusion, disorientation, or hallucinations;	Coma, seizures, toxic psychosis
	Bewußtseinslage	Keine	Geringe Bewußtseinstrübung oder agitierte Stimmungslage	Mäßige Bewußtseinstrübung oder agitiere Stimmungslage	Ausgeprägte Eintrübung, Agitiertheit, Desorientierung oder Halluzinationen	Koma, Krampfanfälle, toxische Psychose
11.04	Neurocerebellar	None	Slight incoordination, dysdiadochokinesis	Intention tremor, dysmetria, slurred speech, nystagmus	Locomotor ataxia	Cerebellar necrosis
	Koordination	Keine	Geringe Koordinationsstörung, Dysdiadochokinese	Intentionstremor, Dysmetrie, undeutliche Sprache, Nystagmus	Lokomotorische Ataxie	Zerebelläre Nekrose
11.05	Neuro - mood	No chg.	Mild anxiety or depression	Moderate anxiety or depression	Severe anxiety or depression	Suicadal ideation
	Gemütslage	Normal	Geringe Angst oder Depression	Mäßige Angstzustände oder Depression	Starke Angstzustände oder Depression	Selbstmordabsichten
11.06	Neuro - headache	None	Mild	Moderate or severe but transient	Unrelenting and severe	---
	Kopfschmerzen	Keine	Gering (kurzfristig)	Mäßig bis stark, aber vorübergehend	Hartnäckig anhaltend und ausgeprägt	
11.07	Neuro - constipation	None or no chg. Keine	Mild	Moderate	Severe	Ileus > 96 hrs;
	Obstipation		Geringe Obstipation	Mäßige Obstipation	Starke Obstipation; (Subileus)	Ileus > 96 Stunden
11.08	Neuro - hearing	None or no chg.	Asymptomatic, hearing loss on audiometry only	Tinnitus	Hearing loss interfering with function but correctable with hearing aid	Deafness not correctable;
	Ohr / Hörvermögen	Normal	Asymptomatischer Hörverlust, nur audiometrisch faßbar	Tinnitus	Stark beeinträchtigender Hörverlust, Korrektur mit Hörgerät (-hilfe) nötig;	Taubheit, nicht korrigierbar

1 Einleitung   2 WHO-, AJCC- und ECOg-Performance + Karnofsky Index   3 EORTC QLQ-C30 Lebensqualität   4 Kausalzusammenhang von Nebenwirkungen   5 Unerwünschte Ereignisse   6 WHO-Toxicity Criteria   7 CTC Common Toxicity Criteria   8 RTOG- und RTOG/EORTC Toxicity Criteria   9 LENT SOMA Score Criteria   10 ADT-Richtlinien   11 Anhang Formulare ... Tabellen

1 Einleitung
2 WHO-, AJCC- und ECOG-Performance + Karnofsky-Index
3 EORTC QLQ-C30 Lebensqualität
4 Kausalzusammenhang von Nebenwirkungen
5 Unerwünschte Ereignisse
6 WHO- Toxicity Criteria
7 CTC Common Toxicity Criteria
8 RTOG- und RTOG/EORTC Toxicity Criteria
9 LENT-SOMA Score Criteria
10 ADT-Richtlinien
11 Anhang Formulare ... Tabellen

Code	Toxicity/ Toxizität	0	Grad(e) 1	Grad(e) 2	Grad(e) 3	Grad(e) 4
11.09	Neuro - vision	None or no chg.	---	---	Symptomatic subtotal loss of vision	Blindness;
	Auge / Sehvermögen	Normal	---	---	Symptomatischer subtotaler Sehverlust	Blindheit
[12]	**Skin** **Haut**					
12.01	(total skin)	None or no chg.	Scattered macular or papular eruption or erythema that is symtomatic	Scattered macular or papular eruption or erythema with pruritus or other associated symptoms	Generalized symptomatic macular, papular, or vesicular eruption	Exfoliative dermatitis or ulcerating dermatitis;
	(Gesamte Haut)	Normal	(Locker) gestreute makuläre oder papulöse Eruption oder asymptomatisches Erythem	(Dicht) gestreute makuläre oder papulöse Eruption oder Erythem mit Pruritus oder anderen assoziierten Symptomen	Generalisierte makuläre, papulöse oder vesikuläre Eruption mit (starken) assoziierten Symptomen	Generalisierte exfoliative oder ulzerierende Dermatitis
[13]	**Allergy** **Allergie**					
13.01	(total skin)	None	Transient rash, drug fever < 38°C / 100.4°F	Urticaria, drug fever ≥38° 100.4°F, mild bronchospasm	Serum sickness, bronchospasm, requiring parenteral medications	Anaphylaxis;
	(Gesamte Haut)	Keine	Vorübergehender Ausschlag, Schüttelfrost / Fieber < 38,0°C	Urtikaria, Schüttelfrost / Fieber von ≥ 38,0°C, leichter Bronchospasmus	Serumkrankheit, Bronchospasmus, parenterale Medikation nötig	Anaphylaxie (anaphylaktischer Schock)
[14]	**Fever (without infection)** **Fieber ohne Infektion**					
14.01	(Body temperature)	None	37,1 - 38,0°C, 98,7 - 100,4°F	38,1 - 40,0°C, 100,5 - 104,0°F	> 40,0°C, > 104,0°F for less than 24 hours	> 40,0°C > 104,0°F for > 24 hours or fever accompanied with hypotension;
	(Körpertemperatur)	Kein	37,1 - 38,0°C	38,1 - 40,0°C	> 40,0°C für weniger als 24 h	> 40,0°C für > 24 h oder Fieber mit Hypotension
[15]	**Local** **Lokal**					
15.01	(local skin or tissue)	None	Pain	Pain and swelling with inflammation or phlebitis	Ulceration	Plastic surgery required
	(Lokale Haut oder Gewebe)	Kein	(Lokaler) Schmerz	(Lokaler) Schmerz und Schwellung, Begleitentzündung und Phlebitis	(Lokale) Ulzeration	(Ausgedehnte Ulzeration) plastisch-chirurgische Therapie nötig

Code	Toxicity/ Toxizität	0	Grad(e) 1	Grad(e) 2	Grad(e) 3	Grad(e) 4
[16]	**Weight** **Körpergewicht**					
16.01	Weight gain Gewichtszunahme	<5,0%	plus 5,0 - 9,9%	plus 10,0 - 19,9%;	plus ≥ 20%	---
16.02	Weight loss Gewichtsabnahme	<5,0%	minus 5,0 - 9,9%	minus 10,0 - 19,9%	minus ≥ 20%	---
[17]	**Metabolic** **Stoffwechsel**					
17.01	Hyperglycemia (mg/dl) Hyperglykämie	<116	116 - 160	161 - 250	251 - 500	>500 or ketoacidosis oder Ketoazidose
17.02	Hypoglycemia (mg/dl) Hypoglykämie	> 64	55 - 64	40 - 54	30 - 39	<30 (or hypoglycemic shock) (oder hypoglykämischer Schock)
17.03	Amylase Amylase	WNL	$N - 1,5 \cdot N$	$1,5 \cdot N - 2,0 \cdot N$	$2,1 \cdot N - 5,0 \cdot N$	$> 5,1 \cdot N$
17.04	Hypercalcemia (mmol/l) Hyperkalzämie	<2,65	2,65 - 2,87	2,88 - 3,12	3,13 - 3,37	> 3,37
17.05	Hypocalcemia (mmol/l) Hypokalzämie	>2,10	2,10 - 1,95	1,94 - 1,75	1,74 - 1,51	< 1,50
17.06	Hypomagnesemia (mmol/l) Hypomagnesämie	>1,4	1,4 - 1,2	1,1 - 0,9	0,8 - 0,6	≤ 0,5
[18]	**Coagulation** **Blutgerinnung**					
18.01	Fibrinogen Fibrinogen	WNL	$0,99 \cdot N - 0,75 \cdot N$	$0,74 \cdot N - 0,50 \cdot N$	$0,49 \cdot N - 0,25 \cdot N$	$≤ 0,24 \cdot N$
18.02	Prothrombin time Prothrombinzeit	WNL	$1,01 \cdot N - 1,25 \cdot N$	$1,26 \cdot N - 1,50 \cdot N$	$1,51 \cdot N - 2,00 \cdot N$	$> 2,00 \cdot N$
18.03	Part. thromboplastin time Partielle Thromboplastinzeit	WNL	$1,01 \cdot N - 1,66 \cdot N$	$1,67 \cdot N - 2,33 \cdot N$	$2,34 \cdot N - 3,00 \cdot N$	$> 3,00 \cdot N$

Abkürzungen:
congestiver Herzfehler
Elektrocardiogram
Pulmonary Function Test
Grade Celcius / Fahrenheit

Abbreviations:
congestive heart failure
Electrocardiogram
Lungenfunktionstest
Grad Celcius / Fahrenheit

CHF
ECG
PFT
°C / °F

Abkürzungen:
normale laborchemische Bandbreite
normal (-es Niveau)
keine Veränderung

Abbreviations:
normal laboratory width
normal (level)
no change

WNL
N
no chg.

1 Einleitung

2 WHO-, AJCC- und ECOG-Performance + Karnofsky-Index

3 EORTC QLQ-C30 Lebensqualität

4 Kausalzusammenhang vor Nebenwirkungen

5 Unerwünschte Ereignisse

6 WHO- Toxicity Criteria

7 CTC Common Toxicity Criteria

8 RTOG- und RTOG/EORTC Toxicity Criteria

9 LENT-SOMA Score Criteria

10 ADT-Richtlinien

11 Anhang Formulare ... Tabellen

1 Einleitung

2 WHO-, AJCC- und ECOG-Performance + Karnofsky-Index

3 EORTC QLQ-C30 Lebensqualität

4 Kausalzusammenhang von Nebenwirkungen

5 Unerwünschte Ereignisse

6 WHO-Toxicity Criteria

7 CTC Common Toxicity Criteria

8 RTOG- und RTOG/EORTC Toxicity Criteria

9 LENT-SOMA Score Criteria

10 ADT-Richtlinien

11 Anhang Formulare ... Tabellen

Tabelle 7.2 Common Toxicity Criteria (CTC): Klassifikation von akuten Nebenwirkungen

modifiziert von der Phase I/II Studiengruppe der AIO (■) und ARO (◆) in der Deutschen Krebsgesellschaft sowie von der Arbeitsgemeinschaft Deutscher Tumorzentren (ADT) nach M.H. Seegenschmiedt, W. Haase, K. Schnabel, R.P. Müller für die Deutsche Gesellschaft für Radioonkologie (DEGRO) Ausschuß „Qualitätssicherung in der Radioonkologie" (5/97)

Code [1]	Toxizität / Grad Laborwerte	0	1 = „gering"/„leicht"	2 = „mäßig"/„deutlich"	3 = „stark"/„ausgeprägt"	4 = „lebensbedrohlich"
		N	N = Normalbereich			
	Hämatologie					
01.01	Hämoglobin (g/100ml)	≥ 11,0	10,0 - 10,9	8,0 - 9,9	6,5 - 7,9	< 6,5
01.02	Leukozyten (• 10^9/l)	≥ 4,0	3,0 - 3,9	2,0 - 2,9	1,0 - 1,9	< 1,0
01.03	Granulozyten (• 10^9/l)	≥ 2,0	1,5 - 1,9	1,0 - 1,4	0,5 - 0,9	< 0,5
01.04	Thrombozyten (• 10^9/l)	≥ 100	75,0 - 99,9	50,0 - 74,9	25,0 - 49,9	< 25,0
01.05	Lymphozyten (• 10^9/l)	≥ 2,0	1,5 - 1,9	1,0 - 1,4	0,5 - 0,9	< 0,5
	Blutgerinnung					
01.06	Fibrinogen	N	0,99 • N - 0,75 • N	0,74 • N - 0,50 • N	0,49 • N - 0,25 • N	≤ 0,24 • N
01.07	Prothrombinzeit	N	1,01 • N - 1,25 • N	1,26 • N - 1,50 • N	1,51 • N - 2,00 • N	> 2,00 • N
01.08	Partielle Thromboplastinzeit	N	1,01 • N - 1,66 • N	1,67 • N - 2,33 • N	2,34 • N - 3,00 • N	> 3,00 • N
	Niere / Blase					
01.09	Kreatinin	N	N - 1,5 • N	1,6 • N - 3,0 • N	3,1 • N - 6,0 • N	> 6,0 • N
01.10	Proteinurie (g/l)	keine	< 3,0	3 - 10	> 10	Nephrotisches Syndrom
01.11	Harnstoff (mg %)	< 20	21 - 30	31 - 50	> 50	---
	Leber					
01.12	Bilirubin	N	---	N - 1,5 • N	1,5 • N - 3,0 • N	> 3,0 • N
01.13	Transaminasen (SGOT/PT)	N	N - 2,5 • N	2,6 • N - 5,0 • N	5,1 • N - 20,0 • N	> 20,0 • N
01.14	Alkalische Phosphatase	N	N - 2,5 • N	2,6 • N - 5,0 • N	5,1 • N - 20,0 • N	> 20,0 • N
	Stoffwechsel					
01.15	Hyperglykämie (mg / dl)	< 116	116 - 160	161 - 250	251 - 500	> 500 oder Ketoazidose
01.16	Hypoglykämie (mg / dl)	> 64	55 - 64	40 - 54	30 - 39	< 30 oder Hypoglykämischer Schock
01.17	Amylase		N - 1,5 • N	1,6 • N - 2,0 • N	2,1 • N - 5,0 • N	> 5,1 • N
01.18	Hyperkalzämie (mmol / l)	< 2,65	2,65 - 2,87	2,88 - 3,12	3,13 - 3,37	> 3,37
01.19	Hypokalzämie (mmol / l)	> 2,10	2,10 - 1,95	1,94 - 1,75	1,74 - 1,51	≤ 1,50
01.20	Hypomagnesämie (mmol/l)	> 1,4	1,4 - 1,2	1,1 - 0,9	0,8 - 0,6	≤ 0,5
01.21	■ Hyponaträmie (mmol/l)	> 131	131 - 135	126 - 130	121 - 125	≤ 120
01.22	■ Hypokaliämie (mmol/l)	> 3,5	3,1 - 3,5	2,6 - 3,0	2,1 - 2,5	≤ 2,00

Code [2]	Toxizität / Grad	0	1 = „gering"/„leicht"	2 = „mäßig"/„deutlich"	3 = „stark"/„ausgeprägt"	4 = „lebensbedrohlich"
	Gastrointestinaltrakt					
02.01	Übelkeit	Keine	Gering, normale Nahrungsaufnahme möglich	Mäßig, Nahrungsaufnahme vermindert	Stark, keine Nahrungsaufnahme möglich	-
02.02	Erbrechen	Kein	Gering (1 mal / Tag)	Mäßig (2 bis 5 mal / Tag)	Stark (6 bis 10 mal / Tag)	Bedrohlich (> 10 mal / Tag) oder parenterale Ernährung
02.03	Diarrhoe	Keine	Gering vermehrt im Vergleich zu sonst (2 - 3 Stühle / Tag)	Mäßig vermehrt (4 – 6 Stühle/Tag) oder nächtliche Stühle oder mäßige Krämpfe	Stark vermehrt (7 - 9 Stühle / Tag) oder Inkontinenz oder schwere Krämpfe	Bedrohlich (> 10 Stühle / Tag) oder blutige Diarrhoe
02.04	Stomatitis	Keine	Geringes Wundsein, Erytheme oder schmerzlose Erosionen	Mäßig schmerzhaft Erytheme, Ödem oder Erosion; feste Nahrung möglich	Stark schmerzhafte Erytheme, Ödeme oder Ulzera; flüssige Nahrung nötig	Enterale oder parenterale Ernährung nötig
02.05	■ Ösophagitis Dysphagie	Keine	Geringes Wundsein, Erytheme oder schmerzlose Erosionen	Mäßig schmerzhafte Erytheme, Ödeme oder Erosionen oder mäßige Dysphagie, keine Analgetika nötig	Stark schmerzhafte Dysphagie, Ödeme oder Ulzera; keine feste Nahrungsaufnahme möglich oder Analgetika nötig	Kompletter Verschluß oder Perforation; enterale oder parenterale Ernährung nötig
02.06	■ Gastritis / Ulkus	Keine	Geringe; durch Antazida therapierbar	Mäßige; forcierte oder konservative Therapie nötig	Starke; therapieresistent, erfordert operatives Vorgehen	Perforation oder Blutung
02.07	■ Dünndarmobstruktion	Keine	-	Intermittierend, keine Therapie nötig	Nichtoperative Intervention nötig	Operation nötig
02.08	■ Intestinale Fistel	Keine	-	Vorhanden, keine Therapie nötig	Nichtoperative Intervention nötig	Operation nötig
02.09	Obstipation	Keine	Geringe Obstipation	Mäßige Obstipation	Starke Obstipation; beginnender Subileus	Ileus > 96 h
2.10C 2.10R	■ Schleimhäute / ◆ Mukositis (RTOG)	N	Geringes Erythem, Beläge oder Schmerz, keine Therapie nötig	Fleckige, serosanguinöse Mukositis oder Schmerzen ohne Narkotikabedarf	konfluent fibrinöse Mukositis, Ulzeration oder Narkotika zur Schmerzbehandlung nötig	Nekrose, tiefe Ulzera oder Hämorrhagie; parenterale Ernährung nötig
2.11R	◆ Speicheldrüsen (RTOG)	N	Geringe Mundtrockenheit oder Geschmacksstörung; zäher Speichel, normale Kost möglich	Mäßige Mundtrockenheit oder Geschmacksstörung, Speichel sehr zäh; feste bis breiige Nahrung möglich	Komplette Mundtrockenheit, kompletter Geschmacksverlust; flüssige Nahrung nötig	Akute Nekrose, tiefe Ulzera; parenterale Ernährung / PEG

1 Einleitung | 2 WHO-, AJCC- und ECOG-Performance + Karnofsky-Index | 3 EORTC QLQ-C30 Lebensqualität | 4 Kausalzusammenhang von Nebenwirkungen | 5 Unerwünschte Ereignisse | 6 WHO-Toxicity Criteria | 7 CTC Common Toxicity Criteria | 8 RTOG- und RTOG/EORTC Toxicity Criteria | 9 LENT-SOMA Score Criteria | 10 ADT-Richtlinien | 11 Anhang Formulare ... Tabellen

Code	Toxizität / Grad	0	1 = „gering"/ „leicht"	2 = „mäßig"/ „deutlich"	3 = „stark"/ „ausgeprägt"	4 = „lebensbedrohlich"
[3]	**Herz / Kreislauf**					
03.01	Arrhythmie	Keine	Flüchtig, nicht therapiebedürftig	Wiederkehrend oder persistierend, nicht therapiebedürftig	Persistierend und therapiebedürftig	Monitoring nötig oder ventrikuläre Tachykardie oder Fibrillation
03.02	Funktion (N= ursprüngl. Volumen)	N	Abfall der linksventrikul. Ejektionsfraktion um < 20% x N	Abfall der linksventrikularen Ejektionsfraktion um ≥ 20% x N	Geringe kongestive Herzinsuffizienz, auf Therapie ansprechend	Erhebliche kongestive Herzinsuffizienz; therapierefraktär
03.03	Ischämie	Keine	Asymptomatisch; unspezifische T-Wellen-Abflachungen	Asymptomatisch, deutliche ST- und T-Wellenveränderung → Ischämie	Mäßige klinische Symptomatik: Angina pectoris ohne Infarktevidenz	Lebensbedrohliche klinische Symptomatik: akuter Infarkt
03.04	Perikard	N	Asymptomatischer Erguß, keine Intervention nötig	Perikarditissymptomatik: Reiben, Brustschmerz, EKG-Veränderungen	Symptomatischer Perikarderguß: Drainage oder spezifische Therapie nötig	Perikardtamponade; Drainage dringend nötig
03.05	Sonstiges	.	Gering	Mäßig	Ausgeprägt	Lebensbedrohlich
03.06	Hypertonie (D = diastol. Blutdruck in mmHg)	Keine	Kurzfristig Anstieg : RR > 20 (D) oder auf RR > 150 / 100	Wiederholter / persistierender Anstieg RR > 20 (D) oder auf RR > 150 / 100	Ausgeprägter / persistierender Anstieg; antihypertensive Krise	Lebensbedrohlicher Anstieg; hypertensive Krise
03.07	Hypotonie	Keine	Gering, nicht therapiebedürftig; (vorübergehende Therapie möglich)	Mäßig, Flüssigkeitsersatz oder andere Therapie nötig; keine stationäre Therapie	Stark, stationäre Therapie nötig, damit Normalisierung innerhalb von 48 h	Stationäre Therapie nötig, nicht nach 48 h normalisiert
03.08	■ Phlebitis / Thrombose / Embolie	Keine	--	Oberflächliche Thrombophlebitis	Tiefe Phlebothrombose	Infarkt (zerebral, hepatisch, pulmonal oder andere) oder Lungenembolie
03.09	■ Ödeme	Keine	Nur am Abend	Ganztags, keine Therapie nötig	Ganztags, spezielle Therapie nötig	Generalisierte Anasarka
[4]	**Lunge / Atmungsorgane**					
04.01	Dyspnoe	Keine	Keine Symptome, pathologischer Lungenfunktionstest	Dyspnoe unter starker Belastung	Dyspnoe unter normaler Belastung	Ruhedyspnoe
04.02	■ Blutgase (in mmHg)	$pO_2 > 85$ $pCO_2 \leq 40$	pO_2 : 71 - 85 oder pCO_2 : 41 - 50	pO_2 61 - 70 oder pCO_2 51 - 60	pO_2 5 - 60 oder pCO_2 61 - 70	$pO_2 \leq 50$ oder $pCO_2 \geq 70$
04.03	■ Lungenfunktion	> 90%	76 - 90% des Ausgangswertes	51 - 75% des Ausgangswertes	26 - 50% des Ausgangswertes	≤ 25% des Ausgangswertes

Code	Toxizität / Grad	0	1 = „gering" / „leicht"	2 = „mäßig" / „deutlich"	3 = „stark" / „ausgeprägt"	4 = „lebensbedrohlich"
04.04	■ Lungenfibrose	Keine	Röntgenzeichen ohne Symptome	-	Röntgenzeichen mit Symptomen	-
04.05	■ Lungenödem	Kein	Röntgenzeichen ohne Symptome	-	Röntgenzeichen; Diuretika nötig	Rasche Intubation nötig
04.06	■ Pneumonitis	Keine	Röntgenzeichen ohne Symptome	Geringe Symptome, Steroide nötig	Starke Symptomatik, Sauerstoff nötig	Assistierte Beatmung nötig
04.07	■ Pleuraerguß	Kein	Vorhanden			
04.08	■ ARDS (Resp. Insuff.)	Keine	Geringe	Mäßige	Ausgeprägte	Lebensbedrohlich
04.09	■ Husten	Kein	Geringer; leichte Antitussiva	Mäßiger; starke Antitussiva nötig	Starker, nicht kontrollier-barer Husten	-
4.10R	◆ Kehlkopf (RTOG)	N	Geringe oder intermittie-rende Heiserkeit, Reiz-husten; geringes Schleim-hauterythem; keine Therapie nötig	Ständig Heiserkeit, Reiz-husten; Hals- Mund- und Ohrenschmerzen, ausge-prägtes Stimmbandödem; leichte Antitussiva nötig	„Flüstersprache", starke Schmerzen, konfluierendes fibrinöses Exsudat, ausge-prägtes Stimmbandödem; starke Analgetika und Anti-tussiva nötig	Massive Dyspnoe, Stridor oder Hämo-ptysen · Intubation oder Tracheostoma nötig
[5]	Niere / Blase					
05.01	■ Hämaturie	Keine	Nur mikroskopisch sichtbar	Makrohämaturie ohne Gerinnsel	Makrohämaturie mit Gerinnseln	Bedrohlich, Transfusion nötig
05.02	■ Hämorrhagische Zystitis	Keine	Nur mikroskopisch sichtbar	Blut makroskopisch sichtbar	Blasenspülung nötig	Zystektomie/ Transfusion nötig
05.03	■ Inkontinenz	Keine	Streßinkontinenz (Niesen etc.)	Spontan, Kontrolle möglich	Unkontrolliert	-
05.04	■ Dysurie	Keine	Geringe Schmerzen oder Brennen; keine Therapie	Mäßige Schmerzen oder Brennen; durch Medikamente kontrollierbar	Starke Schmerzen oder Brennen; durch Medikamente nicht kontrollierbar	-
05.05	■ Harnverhaltung	Kein	Restharn > 100 cm³; gelegentliche Dysurie oder Katheter nötig	Katheter immer zur Entleerung nötig	Operativer Eingriff (Transurethrale Resektion oder Dilatation) nötig	-
05.06	■ Vermehrt Harndrang im Vergleich zu normal	N	Geringe vermehrter oder nächtlichen Harndrang; < 2 • N	Mäßig vermehrter Harn-drang; ≥ 2 • N, aber ≥ 1 mal / h	Stark vermehrter Harn-drang: > 1 mal / h, oder Katheterisierung nötig	-
05.07	■ Blasenkrämpfe	Keine	-	Vorhanden		

1 Einleitung | 2 WHO-, AJCC und ECOG-Performance + Karnofsky-Index | 3 EORTC QLQ-C30 Lebensqualität | 4 Kausalzusam-menhang von Nebenwirkungen | 5 Unerwünschte Ereignisse | 6 WHO-Toxicity Criteria | 7 CTC Common Toxicity Criteria | 8 RTOG- und RTOG/EORTC Toxicity Criteria | 9 LENT-SOMA Score Criteria | 10 ADT-Richtlinien | 11 Anhang Formulare ... Tabellen

47

1 Einleitung | 2 WHO-, AJCC- und ECOG-Performance + Karnofsky-Index | 3 EORTC QLQ-C30 Lebensqualität | 4 Kausalzusammenhang von Nebenwirkungen | 5 Unerwünschte Ereignisse | 6 WHO-Toxicity Criteria | 7 CTC Common Toxicity Criteria | 8 RTOG- und RTOG/EORTC Toxicity Criteria | 9 LENT-SOMA Score Criteria | 10 ADT-Richtlinien | 11 Anhang Formulare ... Tabellen

Tabelle 7.2 Common Toxicity Criteria (CTC) Klassifikation von akuten Nebenwirkungen - (Fortsetzung)

Code	Toxizität / Grad	0	1 = „gering" / „leicht"	2 = „mäßig" / „deutlich"	3 = „stark" / „ausgeprägt"	4 = „lebensbedrohlich"
05.08	Ureterobstruktion	Keine	Unilateral, kein Eingriff nötig	Bilateral, kein Eingriff nötig	Inkomplett bilateral, Operation (Shunt, Harnleiterschiene, Nephrotomie) nötig	Komplette bilaterale Obstruktion
05.09	Fistelbildung	Keine	-	-	Vorhanden	-
[6]	Nervensystem					
06.01	Sensorium	N	Verlust der tiefen Sehnenreflexe; geringe Parästhesien	Mäßiger objektivierbare sensibler Verlust, mäßiggradige Parästhesien	Starker objektivierbarer sensibler Verlust oder Parästhesien mit Funktionseinbußen	-
06.02	Motorik	N	Geringe subjektive Schwäche, keine Funktionseinbußen	Mäßige objektive Schwäche, ohne signifikante Funktionseinbußen	Ausgeprägte objektive Schwäche mit schweren Funktionseinbußen	Paralyse
06.03	Bewußtsein	Klar, wach	Geringe Somnolenz oder agitierte Stimmungslage	Mäßige Somnolenz oder agitiere Stimmungslage	Starke Somnolenz oder Agitiertheit, Dysorientierung oder Halluzinationen	Koma, Anfälle oder toxische Psychose
06.04	Koordination	N	Geringe Dyskoordination oder Dysdiadochokinese	Mäßiger Intentionstremor, Dysmetrie, undeutliche Sprache oder Nystagmus	Ausgeprägte lokomotorische Ataxie	Zerebelläre Nekrose
06.05	Gemütslage	N	Geringe Angst oder Depression	Mäßige Angstzustände oder Depression	Starke Angstzustände oder Depressionen	Selbstmordabsichten
06.06	Kopfschmerzen	Keine	Gering, kurzfristig	Mäßig bis stark, aber vorübergehend	Sehr stark und langfristig anhaltend	-
06.07	Verhaltensänderungen	Keine	Änderung ohne negative Konsequenz für sich selbst oder die Familie	Negativer Einfluß auf sich selbst oder auf die Familie	Gefährdung für sich selbst oder andere (oder die Umwelt)	Psychotisches Verhalten
06.08	Schwindel / Vertigo	Kein	Gering vorhanden, kontrollierbar	Mäßig, schwer kontrollierbar	Stark, unkontrollierbar, arbeitsunfähig	-
06.09	Geschmack	N	Gering verändert, z.B. metallisch	Deutlich verändert	-	-
06.10	Schlafstörungen	Keine	Gering, gelegentl. Medikamente	Mäßig, kontrollierbar, häufig Medikamente	Schlafstörungen trotz Medikamenten	-
[7]	Endokrines System					
07.01	Libido	N	Gering herabgesetzt	Mäßig herabgesetzt und gestört	Stark gestört	-
07.02	Amenorrhoe - Frau	Keine	Ja	-	-	-

Code	Toxizität / Grad	0	1 = „gering"/„leicht"	2 = „mäßig"/„deutlich"	3 = „stark"/„ausgeprägt"	4 = „lebensbedrohlich"
07.03	■ Gynäkomastie - Mann	Keine	Geringe	Deutliche und schmerzhafte	-	-
07.04	■ Hitzewallungen	Keine	Geringe oder < 1 mal / Tag	Mäßiggradige und ≥ 1 mal / Tag	Stark und häufig, sehr beeinträchtigend	-
07.05	■ Cushing-Syndrom	Kein	Gering erkennbar	Verstärkt bzw. deutlich erkennbar	-	-
[8]	**Sinnesorgane**					
08.01	Gehör / Hörvermögen	N	Asymptomatischer Hörverlust, nur audiometrisch faßbar	Mäßige Symptomatik: Tinnitus; geringe Hypakusis bei Audiometrie	Starke beeinträchtigender Hörverlust, Korrektur mit Hörgerät (-hilfe) nötig;	Nicht korrigierbare Ertaubung
8.06R	◆ Otitis (RTOG)	keine	Geringes Erythem, Otitis externa; Pruritus; keine Therapie	Mäßige (seröse) Otitis externa et media; lokale Therapie nötig	Starke serosanguinöse Otitis externa et media; intensive Therapie nötig	-
08.02	Auge / Sehvermögen	N	Gering vermindert	Mäßig vermindert	Symptomatischer subtotaler Sehverlust	(Uni- / bilaterale) Erblindung
8.03C 8.03R	◆ Konjunktivitis / Keratitis (RTOG)		Geringes Erythem, Chemosis oder Konjunktivitis mit / ohne Sklerainjektion; starkes „Augentränen"; keine Steroide oder Antibiotika	Mäßiges Erythem, Chemosis oder Konjunktivitis mit / ohne Keratitis, Iritis mit Photophobie; Steroide oder Antibiotika nötig	Starke Keratitis mit Kornea-Ulzeration oder Sichttrübung; objektiver Visusverlust (= Sichttrübung); akutes Glaukom, Panophthalmitis	-
08.04	■ „Trockenes Auge"	Nein	Gering; keine Therapie nötig	Mäßig; artifiziell; Tränenflüssigkeit nötig	-	Enukleation nötig
08.05	■ Glaukom	Nein	-	-	Ja, vorhanden	-
8.07R	◆ Nase / Geruch	N	Gering verändert	Deutlich verändert	-	-
[9]	**Haut / Allergie**					
09.01	Epidermis lokal (z.B. nach Injektionen)	N	Geringe Schmerzen und Schwellung	Mäßige Schmerzen und Schwellung mit Inflammation oder Phlebitis	Starke Schmerzen und Schwellung, Ulzerationen	Plastisch-chirurgische Therapiemaßnahmen nötig
9.02C	Epidermis systemisch (Gesamthaut betreffend)	N	Gestreute makuläre oder papulöse Eruption oder asymptomatisches Erythem	dicht gestreute makuläre oder papulöse Eruption oder Erythem mit Pruritus oder andere assoziierte Symptome	Generalisierte makuläre, papulöse oder vesikuläre Eruption mit starken assoziierten Symptomen	Generalisierte exfoliative oder ulzerierende Dermatitis
09.03	Allergie	Keine	Vorübergehend; Schüttelfrost und Fieber von < 38,0°C	Urtikaria, Schüttelfrost, Fieber von ≥ 38,0°C, leichter Bronchospasmus	Serumkrankheit, Bronchospasmus, parenterale Medikation nötig	Anaphylaxie

1 Einleitung

2 WHO-, AJCC- und ECOG-Performance + Karnofsky-Index

3 EORTC QLQ-C30 Lebensqualität

4 Kausalzusammenhang von Nebenwirkungen

5 Unerwünsche Ereignisse

6 WHO-Toxicity Criteria

7 CTC Common Toxicity Criteria

8 RTOG- und RTOG/EORTC Toxicity Criteria

9 LENT-SOMA Score Criteria

10 ADT-Richtlinien

11 Anhang Formulare … Tabellen

49

1 Einleitung | 2 WHO-, AJCC- und ECOG-Performance + Karnofsky-Index | 3 EORTC QLQ-C30 Lebensqualität | 4 Kausalzusammenhang von Nebenwirkungen | 5 Unerwünschte Ereignisse | 6 WHO-Toxicity Criteria | 7 CTC Common Toxicity Criteria | 8 RTOG- und RTOG/EORTC Toxicity Criteria | 9 LENT-SOMA Score Criteria | 10 ADT-Richtlinien | 11 Anhang Formulare ... Tabellen

Code	Toxizität / Grad	0	1 = „gering"/„leicht"	2 = „mäßig"/„deutlich"	3 = „stark"/„ausgeprägt"	4 = „lebensbedrohlich"
9.04R	◆ Haut / Unterhaut lokal (RTOG) (im Strahlenfeld)	N	Geringes Erythem, Epilation, trockene Desquamation, reduzierte Schweißsekretion	Mäßiges Erythem, vereinzelt feuchte Epitheliolyse (< 50%), mäßiges Ödem; lokale Therapie nötig	Ausgeprägtes Erythem, konfluierende feuchte Epitheliolyse (≥ 50%), starkes Ödem; intensive lokale Therapie nötig	Tiefe Ulzera, Hämorrhagie oder Nekrose; operative Therapie nötig
[10]	**Allgemeinsymptome**					
10.01	■ Appetit	N	Gering vermindert	Kurzfristig: < 1 Woche vermindert	Langfristig: > 1 Woche vermindert	Völlige Appetitlosigkeit
10.02 10.03	Gewichtszunahme Gewichtsabnahme	< 5% < 5%	5,0 - 9,9% 5,0 - 9,9%	10,0 - 19,9% 10,0 - 19,9%	≥ 20,0% ≥ 20,0%	-
10.04	Blutungen (klinisch)	Keine	Geringe; keine Transfusion	Mäßig; 1 - 2 Transfusionen / Episode	Stark; 3 - 4 Transfusionen / Episode	Massiv; > 4 Transfusionen/Episode
10.05	Alopezie	Keine	Minimal, nicht auffallend	Mäßig fleckig; deutlich erkennbar	Komplett, aber reversibel	Komplett und irreversibel
[11]	**Fieber / Infektion**					
11.01	Körpertemperatur	N	37,1 - 38,0°C	38,1 - 40,0°C	> 40°C für < 24 h	>40°C, für > 24 h; Hypotension
11.02	Infektion	Keine	Gering, nicht therapiebedürftig	Mäßig, orale Antibiotika nötig	Stark, i.v. Antibiotika/Antimykotika	Lebensbedrohliche Sepsis
11.03	■ Schüttelfrost	Kein	Gering oder kurzfristig	Ausgeprägt und langanhaltend	-	-
11.04	■ Myalgie / Arthralgie	Keine	Gering, keine Beeinträchtigung	Mäßig, Bewegungseinschränkung	Arbeitsunfähig	-
11.05	■ Schweißtätigkeit	N	Gering und gelegentlich gesteigert	Häufig und naßgeschwitzt	-	-
[12]	**Allgemeinzustand**					
12.01	WHO / AJCC- / ECOG-Performance Status; Karnofsky Index	90% - 100%	voll ambulant, noch zu leichter Arbeit fähig; KI 70 - 80%	tags > 50% ambulant, meist Selbstversorgung, arbeitsunfähig; KI 50 - 60%	tags > 50% bettlägerig, begrenzt Selbstversorgung, pflegebedürftig; KI 30 - 40%	ständig bettlägerig, voll auf Hilfe angewiesen; KI ≤ 30%
12.xx	■ Weitere Befunde	N	„gering"/„leicht"	„mäßig"/„deutlich"	„stark"/„ausgeprägt"	„lebensbedrohlich"

Basierend auf den CTC-Kriterien (NCI 1988) und einer Modifikation der EORTC (1992) erstellte die *Phase I/II-Studiengruppe der AIO* eine erweiterte deutschsprachige CTC-Tabelle, die auch von der ADT zur Dokumentation von Nebenwirkungen verwendet wird. Für Radioonkologen sind nichtberücksichtigte Organ(system)e nach RTOG-Kriterien für „Akute Nebenwirkungen" ergänzt. Der Allgemeinzustand wird nach AJCC / ECOG eingeteilt. Nebenwirkungen können summarisch (Hauptkriterien) oder im Detail (Subkriterien) erfaßt werden. Die Systematik erlaubt es, „akute Nebenwirkungen" (bis zu 90 Tage) während und nach der Radiotherapie, Chemotherapie und / oder Radiochemotherapie zu erfassen. *Vor Therapiebeginn* ist eine Basisuntersuchung zum Vergleich für die Verlaufsbeobachtung dringend empfohlen.

8 RTOG/EORTC-TOXICITY CRITERIA
Bewertung von Nebenwirkungen nach Radiotherapie

Kommentar

Im Rahmen von multizentrischen Therapiestudien, die seit Ende der 70er und Anfang der 80er Jahre von der RTOG (Radiation Therapy Oncology Group) und der EORTC (European Organisation for Research and Treatment of Cancer) durchgeführt worden sind, wurden 2 Systeme zur Klassifikation von radioonkologischen Nebenwirkungen eingesetzt. Dabei war eine grundsätzliche Unterscheidung zwischen *akuten / subakuten Nebenwirkungen* (Akuttoxizität, 1.–90. Tag nach Beginn der Radiotherapie) und *chronischen Nebenwirkungen* (Spättoxizität, ab dem 91. Tag nach Beginn der Radiotherapie) bzw. chronischen Langzeitfolgen der Therapie vorgesehen (*Perez & Brady, 1993a/b*).

In beiden Beurteilungssystemen werden die jeweiligen organspezifischen Nebenwirkungen und Folgezustände der radioonkologischen Therapie in 5 unterschiedliche Schweregrade eingeteilt:

- 0 keine Nebenwirkungen;
- 1 geringe / leichte Nebenwirkungen,
- 2 mäßige / deutliche Nebenwirkungen,
- 3 starke / ausgeprägte Nebenwirkungen,
- 4 lebensbedrohliche Nebenwirkungen;

Zusätzlich können mit dem Zahlencode 5 letale Folgen der onkologischen Therapie für das auslösende Organsystem verschlüsselt werden. Die spezifischen Nebenwirkungen und besonderen Begleitumstände der therapiebedingten Todesfälle sollten darüber hinaus auch in den Krankenunterlagen der Patienten ausführlich im Freitext dokumentiert werden.

Bei der Beurteilung von (radio)onkologischen Nebenwirkungen ist immer genau zwischen krankheits- und therapiebedingten Erscheinungen zu unterscheiden, denn nicht alle Therapiefolgen sind der durchgeführten Radiotherapie/Radiochemotherapie zuzuordnen. Auch nichtonkologische Erkrankungen, Zustände nach Operationen und Kombinationseffekte können das Auftreten von Nebenwirkungen entscheidend beeinflussen. Zu Beginn der Radiotherapie/Radio-Chemo-Therapie sollte daher immer eine Basisuntersuchung durchgeführt werden. Die mit A oder mit C markierten Definitionen sind in der publizierten deutschsprachigen Klassifikation zusätzlich ergänzt worden bzw. stimmen mit den jeweiligen EORTC/RTOG Angaben zu akuten oder chronischen Nebenwirkungen überein (*Seegenschmiedt und Sauer, 1993*).

Literatur

Perez CA, Brady LW (1993) Acute Radiation Morbidity Scoring Criteria (RTOG). In: Perez CA, Brady LW (eds) Principles and practice of radiation oncology (2nd ed.), Lippincott, Philadelphia, pp. 51 - 53

Perez CA, Brady LW (1993) Late Radiation Morbidity Scoring Criteria (RTOG, EORTC). In: Perez CA, Brady LW (eds) Principles and practice of radiation oncology (2nd ed.), Lippincott, Philadelphia, pp. 53 - 55

Rubin P, Constine L, Fajardo L, Phillips TL, Wasserman TH (1995) Overview: late effects of normal tissues (LENT) scoring system. Int J Radiat Oncol Biol Phys 31: 1041 - 1042

Seegenschmiedt MH, Sauer R (1993) Systematik der akuten und chronischen Strahlenfolgen. Strahlenther Onkol 169: 83 - 95

8.1 RTOG-Toxicity Criteria
Bewertung von akuten Nebenwirkungen nach Radiotherapie

Tabelle 8.1 Beurteilung akuter Nebenwirkungen während und nach Radiotherapie (nach RTOG)

Modifizierte englisch-deutschsprachige RTOG-Systematik (nach *Seegenschmiedt und Sauer* (1993) Strahlentherapie Onkologie 169: 83 - 95) und nach *Perez und Brady* (1993) Principles and practice of radiation oncology (2nd edn.), Lippincott, Philadelphia, pp 51 - 53

Toxizität/ Grad	0	1 = „gering" / „leicht"	2 = „mäßig" / „deutlich"	3 = „stark" / „ausgeprägt"	4 = „lebensbedrohlich"
[1] AJCC / ECOG-Skala; Karnofsky-Index (KI)	Normal; KI 90 - 100%	Gering geminderte Leistungskraft; voll ambulant, noch zu leichter Arbeit fähig; KI 70 - 80%	Deutlich geminderte Leistungskraft; tags > 50% ambulant, meist Selbstversorgung, arbeitsunfähig; KI 50 - 60%	Stark geminderte Leistungskraft; tags > 50% bettlägerig; kaum Selbstversorgung, pflegebedürftig; KI 30 - 40%	Lebensbedrohlicher Zustand; ständig bettlägerig und voll pflegebedürftig; KI < 30%
[2] Knochenmark Leukozyten (N/µl)	≥ 4.000	< 4.000 - 3.000	< 3.000 - 2.000	< 2.000 - 1.000	< 1.000
Neutrophile (N/µl)	≥ 2.000	< 2.000 - 1.500	< 1.500 - 1.000	< 1.000 - 500	< 500 / Sepsis
Thrombozyten (• 10³/µl)	≥ 100	< 100 - 75	< 75 - 50	< 50 - 25	< 25 / Spontanblutung
Hämoglobin (g/dl)	≥ 11,0	< 11,0 - 10,0	< 10,0 - 8,0	< 8,0 - 6,5	< 6,5 / Kreislaufkollaps
Hämatokrit (Vol.-%)	≥ 32	< 32 - 28	< 28 - 24	< 24	Anämische Komplikationen
Blutungsneigung	Keine	Lokal; keine Therapie nötig	Mäßig; evtl. 1 - 2 Transfusionen	Ausgeprägt: 3 - 4 Transfusionen	Massiv: > 4 Transfusionen
Infektion	Keine	Lokal; keine Therapie nötig	Systemisch; perorale Antibiotika	Sepsis; i.v. Antibiotika / Antimykotika	Lebensbedrohliche Sepsis
[3] Skin (Subcutis)	No change	Follicular, faint or dull erythema; epilation; dry desquamation; decreased sweating	Tender or bright erythema; patchy moist desquamation; moderate edema	Confluent, moist desquamation other than skin folds; pitting edema	Ulceration, hemorrhage, necrosis
Haut / Unterhaut	Normal	Geringes, blasses Erythem; Haar-ausfall; trockene Desquamation; reduzierte Schweißsekretion;	Mäßiges Erythem, vereinzelt feuchte Epitheliolyse (≤ 50%), mäßiges Ödem; (lokale Therapie nötig)	(Ausgeprägtes Erythem), konfluierende feuchte Epitheliolyse (> 50%), starkes Ödem; (intensive Therapie nötig)	Ulzeration, Nekrose, Blutung; (operative Therapie nötig)

1 Einleitung 2 WHO-, AJCC- und ECOG-Performance + Karnofsky-Index 3 EORTC QLQ-C30 Lebensqualität 4 Kausalzusammenhang von Nebenwirkungen 5 Unerwünschte Ereignisse 6 WHO-Toxicity Criteria 7 CTC Common Toxicity Criteria 8 RTOG- und RTOG/EORTC Toxicity Criteria 9 LENT-SOMA Score Criteria 10 ADT-Richtlinien 11 Anhang Formulare ... Tabellen

Tabelle 8.1 Beurteilung akuter Nebenwirkungen während und nach Radiotherapie (nach RTOG) - (Fortsetzung)

Toxizität/Grad	0	1 = „gering" / „leicht"	2 = „mäßig" / „deutlich"	3 = „stark" / „ausgeprägt"	4 = „lebensbedrohlich"
[4] Mucous Membrane	No change	Injection, may experience mild pain not requiring analgesic	Patchy mucositis which may produce an inflammatory serosanguinous discharge; may experience moderate pain requiring analgesic	Confluent fibrous mucositis; may include severe pain requiring narcotic	Ulceration, hemorrhage or necrosis
Schleimhäute	Normal	Geringes Enanthem oder Beläge, evtl. geringe Schmerzen, keine Analgetika nötig	(Mäßig) schmerzhafte, fleckförmige Mukositis mit entzündlichen serosanguinösen Belägen; milde Analgetika	Konfluierend fibrinöse Mukositis; evtl. starke Schmerzen, die zentral wirksame Analgetika nötig machen	Ulzeration, Blutung oder Nekrose; (PEG / parenterale Ernährung)
[5] Salivary Gland	No change	Mild mouth dryness, slightly thickened saliva; may have slightly altered taste such as metallic taste; these changes are not reflected in baseline feeding behaviour, such as increased use of liquids with meals	Moderate to complete dryness; thick, sticky saliva; markedly altered taste	--- (Complete dryness; no taste)	Acute salivary gland necrosis
Speicheldrüsen	Normal	Geringe Mundtrockenheit; zäher Speichel; geringe Geschmacksstörung, z.B. metallisch; normale Kostform (etwas mehr Flüssigkeit)	Mäßige bis nahezu vollständige Mundtrockenheit, sehr zäher Speichel; mäßige Geschmacksstörung; (viel Flüssigkeit, feste bis breiige Nahrung)	(Komplette Mundtrockenheit; kompletter Geschmacksverlust; keine festen Speisen mehr, flüssige Nahrung)	Akute Nekrose (oder Ulzeration) im Bereich der Speicheldrüsen (PEG / parenterale Ernährung)
[6] Pharynx and Esophagus	No change	Mild dysphagia or odynophagia; may require topical anesthetic or non-narcotic analgesics; may require soft diet	Moderate dysphagia or odynophagia; may require narcotic analgesics; may require puree or liquid diet	Severe dysphagia or odynophagia with dehydration or weight loss (> 15% from pretreatment baseline) requiring NG tube, i.v. fluids, or hyperalimentation	Complete obstruction, ulceration, perforation, fistula
Pharynx und Speiseröhre	Normal	Geringe Dysphagie oder Odynophagie; evtl. lokale Anästhetika oder milde Analgetika; evtl. breiige Nahrung	Mäßige Dysphagie oder Odynophagie, evtl. (starke Anästhetika und) zentral wirksame Analgetika; evtl. breiige oder flüssige Nahrung	Ausgeprägte Dysphagie oder Odynophagie mit Dehydratation oder Gewichtsverlust (> 15% vom Ausgangsgewicht), Nasogastrale (NG) / PEG-Sonde nötig oder i.v. Lösungen oder Hyperalimentation	Komplette Obstruktion; (tiefe) Ulzeration, Perforation oder Fistel; (PEG / parenterale Ernährung)

Toxizität/ Grad	0	1 = „gering"/ „leicht"	2 = „mäßig"/ „deutlich"	3 = „stark"/ „ausgeprägt"	4 = „lebensbedrohlich"
[7] *Larynx*	*No change*	*Mild or intermittent hoarseness; cough not requiring antitussive; erythema of mucosa*	*Persistent hoarseness but able to vocalize; referred ear pain, sore throat; patchy fibrinous exsudate or mild arytenoid edema not requiring narcotic; cough requiring antitussive*	*Whispered speech; throat pain or referred ear pain requiring narcotic; confluent fibrinous exsudate, marked arytenoid edema*	*Marked dyspnea; stridor or hemoptysis with tracheostomy or intubation necessary*
Kehlkopf	Normal	Geringe, intermittierende Heiserkeit/ Reizhusten; geringes Schleimhauterythem, Stimmbandödem; (keine Therapie)	Ständig Heiserkeit, Sprechen möglich; Hals- und Ohrenschmerzen, fleckiges fibrinöses Exsudat oder mäßiges Stimmbandödem, keine Analgetika nötig; (mäßiger) Husten, Antitussiva nötig	Flüstersprache; starke Hals- oder Ohrenschmerzen, zentrale Analgetika nötig, konfluierend fibrinöses Exsudat, ausgeprägtes Stimmbandödem	Massive Dyspnoe, Stridor oder Hämoptysen; Intubation oder Tracheostomie erforderlich
[8] *Lung*	*No change*	*Mild symptoms or dry cough or dyspnea on exertion*	*Persistent cough requiring narcotic, antitussive agents; dyspnea with minimal effort but not at rest*	*Severe cough unresponsive to narcotic antitussive agent or dyspnea at rest; clinical or radiological evidence of acute pneumonitis; intermittent O_2 or steroids may be required*	*Severe respiratory insufficiency; continuous oxygen or assisted ventilation*
Lunge	Normale Blutgase: pO_2 > 85; pCO_2 < 40	Geringe Symptomatik oder trockener Reizhusten oder geringe Belastungsdyspnoe (pO_2:71 - 85; pCO_2:41 - 50)	Mäßiger, permanenter Reizhusten, zentrale Antitussiva nötig; deutliche Ruhedyspnoe aber keine Ruhedyspnoe (pO_2:61 - 70; pCO_2:51 - 60)	Ausgeprägter auf zentrale Antitussiva retraktärer Husten; starke Ruhedyspnoe; klinisch oder radiologisch akute interstitielle Pneumonitis; (pO_2:51 - 60; pCO_2:61 - 70) immer wieder O_2-Gabe und Steroide nötig	Massive respiratorische Insuffizienz; (pO_2:< 50; pCO_2:> 70); ständige O_2-Gabe oder kontrollierte Beatmung nötig
[9] *Heart*	*No change*	*Asymptomatic but objective evidence of ECG changes or pericardial abnormalities without evidence of other heart disease*	*Symptomatic with ECG changes and radiologic findings of congestive heart failure or pericardial disease; no specific treatment required*	*Congestive heart failure; angina pectoris, pericardial disease responding to therapy*	*Congestive heart failure, angina pectoris, pericardial disease, arrhythmias not responsive to nonsurgical measures*
Herz	Normal	Keine Symptome; aber objektivierbare EKG-Veränderungen oder perikardiale Auffälligkeiten; keine Therapie	(Mäßige) Symptome, EKG-Befunde und radiologische Zeichen der kongestiven Herzinsuffizienz oder Perikarderkrankung; keine Therapie	(Ausgeprägte) kongestive Herzinsuffizienz, Angina pectoris, Perikarditis (± Erguß), beeinflußbar durch spezifische medikamentöse Therapie	(Lebensbedrohliche) kongestive Herzinsuffizienz, Perikarditis, Angina pectoris, Perikarditis oder Arrhythmien, nicht medikamentös beeinflußbar

1 Einleitung

2 WHO-, AJCC- und ECOG-Performance + Karnofsky-Index

3 EORTC QLQ-C30 Lebensqualität

4 Kausalzusammenhang von Nebenwirkungen

5 Unerwünschte Ereignisse

6 WHO-Toxicity Criteria

7 CTC Common Toxicity Criteria

8 RTOG- und RTOG/EORTC Toxicity Criteria

9 LENT-SOMA Score Criteria

10 ADT-Richtlinien

11 Anhang Formulare ... Tabellen

Tabelle 8.1 Beurteilung akuter Nebenwirkungen während und nach Radiotherapie (nach RTOG) - (Fortsetzung)

Toxizität/ Grad	0	1 = „gering" / „leicht"	2 = „mäßig" / „deutlich"	3 = „stark" / „ausgeprägt"	4 = „lebensbedrohlich"
[10] Upper GI-Trakt	No change	Anorexia with ≤ 5% weight loss from pretreatment baseline; nausea not requiring antiemetics; abdominal discomfort not requiring parasympatholytic drugs or analgesics	Anorexia with ≤ 15% weight loss from pretreatment baseline; nausea or vomiting requiring antiemetics; abdominal pain requiring (parasympatholytics or) analgesics	Anorexia with > 15% weight loss from pretreatment baseline or requiring NG tube or parenteral support; nausea or vomiting requiring NG tube / i.v. support abdominal pain, severe despite medication; hematemesis or melena; abdominal distension (flat plate radiograph demonstrated distended bowel loops)	Ileus, subacute or acute obstruction, perforation, GI bleeding requiring transfusion; abdominal pain requiring tube decompression or bowel diversion
Oberer GI-Trakt: Magen und Dünndarm	Normal	Geringe Anorexie (≤ 5% Gewichtsverlust), Übelkeit; (einmaliges Erbrechen); geringe abdominelle Schmerzen : keine spezifische Therapie (Parasympatholytika oder Analgetika)	Mäßige Anorexie (≤ 15% Gewichtsverlust); Übelkeit oder Erbrechen (2 bis 5 mal); Antiemetika nötig; mäßige Bauchschmerzen : leichte (Parasympatholytika oder) Analgetika nötig	Ausgeprägte Anorexie (> 15% Gewichtsverlust); Übelkeit oder Erbrechen (6 bis 10 mal); NG / PEG-Sonde oder parenterale Ernährung nötig; ausgeprägte Bauchschmerzen trotz Medikation; Hämatemesis, Mälena; starke Blähungen (Röntgen: weitgestellte Darmschlingen)	Ileus, (sub)akute Darmobstruktion Fistel, Perforation; GI-Blutung, Transfusion nötig; massivste Bauchkrämpfe, die operative Druckentlastung oder Umgehungsoperation nötig machen
[11] Lower GI-Trakt including pelvis	No change	Increased frequency or change in quality of bowel habits not requiring medication; rectal discomfort not requiring analgesics	Diarrhea requiring parasympatholytic drugs (e.g. diphenoxylate); mucous discharge not necessitating sanitary pads; rectal or abdominal pain requiring analgesics	Diarrhea requiring parenteral support; severe mucous or blood discharge necessitating sanitary pads; abdominal distension (flat plate radiograph demonstrates distended bowel loops)	Acute or subacute obstruction, fistula or perforation; GI bleeding requiring transfusion; abdominal pain or tenesmus requiring tube decompression or bowel diversion
Unterer GI-Trakt: Dick- und Enddarm mit Becken-region	Normal	Öfter Stuhlgang oder veränderte (reduzierte) Stuhlkonsistenz, keine Medikamente nötig; (geringe) rektale Beschwerden, keine Analgetika nötig	(Mäßige) Diarrhoe, Parasympatholytika nötig (z.B. Diphenoxylat); (häufig) Schleimabgänge, aber keine Einlagen nötig; rektale oder abdominale Tenesmen, milde Analgetika nötig	(Ausgeprägte) Diarrhoe, die parenterale Ernährung nötig macht, ausgeprägte Blut- und Schleimabgänge, Einlagen nötig; starke Blähungen (Röntgen zeigt weite Darmschlingen); (zentral wirksame Analgetika)	(Sub)akute Darmobstruktion (Ileus), Darmfistel oder -perforation; Darmblutung, Transfusion nötig; schwerste abdominale Schmerzen, operative Entlastung oder Umleitung

Toxizität/ Grad	0	1 = „gering" / „leicht"	2 = „mäßig" / „deutlich"	3 = „stark" / „ausgeprägt"	4 = „lebensbedrohlich"
[12] *Liver*	---	---	---	---	---
■ C Leber	Normal	Geringe Müdigkeit, Übelkeit, Dyspepsie; geringfügig pathologische Leberfunktionen und Leberenzyme	Mäßige Symptomatik (Müdigkeit, Übelkeit, Dyspepsie); einige pathologische Leberfunktionen und Leberenzyme, normales Serumalbumin	Ausgeprägte Leberinsuffizienz; ausgeprägt pathologische Leberfunktionen und Leberenzyme, niedriges Albumin; Ödeme oder Aszites	Lebernekrose; hepatogene(s) Koma oder Enzephalopathie; (parenterale Ernährung, (portocavaler Shunt erforderlich)
[13] *Genitourinary (and Kidney)*	*No change*	*Frequency of urination or nocturia twice pretreatment habit; dysuria, urgency not requiring medication*	*Frequency of urination or nocturia which is less frequent than every hour; dysuria, urgency, bladder spasm requiring local anesthetic (e.g. phenazopyridine)*	*Frequency with urgency and nocturia hourly or more frequently; dysuria, pelvic pain, or bladder spasm requiring regular, frequent narcotic; gross hematuria with or without clot passage*	*Hematuria requiring transfusion; acute bladder obstruction not secondary to clot passage, ulceration or necrosis*
Urogenitaltrakt (und Niere)	Normal	Wasserlassen / Nykturie 2 mal häufiger als sonst; (geringe) Dysurie und Harndrang, keine Medikamente	Wasserlassen oder Nykturie viel häufiger als sonst , < 1 mal/h; (mäßige) Dysurie, Harndrang und Blasenkrämpfe, lokale Anästhetika nötig (z.B. Phenazopyridin)	Wasserlassen oder Nykturie sehr häufig, > 1 mal/h; (ausgeprägte) Dysurie, Beckenschmerzen oder Blasenkrämpfe, regelmäßig zentral wirksame Analgetika (Narkotika) nötig; ausgeprägte Hämaturie mit oder ohne Blutkoagel	(Lebensbedrohliche) Hämaturie, Bluttransfusionen nötig; akute Blasenobstruktion, nicht infolge Hämaturie oder Blutkoageln; Ulzeration oder Nekrose
■ C Kreatinin (mg%)	< 1,5	1,5 - 2,0	2,1 - 4,0	> 4,0	Urämisches Koma
Kreatinin (Clearance	100%	100 - 75%	74 - 50%	< 50%	Akutes Nierenversagen
Harnstoff (mg%)	< 25	25 - 35	36 - 60	61 - 100	> 100
Proteinurie (g/l)	< 3/ (0)	3 - 10 / (+), kurzfristig Albuminurie	11-18 / (2-3 +), mäßige Albuminurie ohne Gerinnsel	> 18 / (4 +), ausgeprägte Albuminurie mit Gerinnseln	Nephrotisches Syndrom
Hämaturie	Keine	Geringe Mikrohämaturie	mäßige Makrohämaturie ohne Gerinnsel	ausgeprägte Makrohämaturie mit Gerinnseln	Massive Blutung; Transfusionen nötig
[14] *(Ureter and Bladder)*	---	---	---	---	---
■ C (Harnleiter und Blase)	Normal	Geringe Schleimhautatrophie; geringe (kleinflächige) Teleangiektasie; (Harndrang gering verstärkt); Mikrohämaturie	Mäßig verstärkter Harndrang; generalisierte Teleangiektasie; zeitweilig Makrohämaturie; (Polyurie > 6 mal/Tag oder < einmal pro Stunde)	Massiver Harndrang (> einmal pro Stunde) und Dysurie; ausgeprägte generalisierte Teleangiektasie (oft mit Petechien); häufig Hämaturie, (stark) reduzierte Blasenkapazität < 150 (- 100)cm³	Nekrose; (Perforation, Fistel) schwere Blasenkontraktur : stark reduzierte Blasenkapazität < 100cm³; schwere hämorrhagische Zystitis; (Zystektomie nötig)

Tabelle 8.1 Beurteilung akuter Nebenwirkungen während und nach Radiotherapie (nach RTOG) - (Fortsetzung)

Toxizität/ Grad	0	1 = „gering" / „leicht"	2 = „mäßig" / „deutlich"	3 = „stark" / „ausgeprägt"	4 = „lebensbedrohlich"
[15] *Bone(s)*					
■C Knochen	Normal	Keine Symptome; keine Wachstumsverzögerung; (gering) reduzierte Knochendichte	Mäßige Schmerzen oder Spannungsgefühl; (mäßige) Wachstumstörung; irreguläre Knochensklerosierung	Ausgeprägte Schmerzen oder Spannungsgefühl; völliger Wachstumsstillstand; dichte Knochensklerosierung	Nekrose bzw. Osteoradionekrose; Spontanfraktur
[16] *Joint(s)*	---				---
■C Gelenke	Normal	Geringe Gelenksteife; (keine Symptome); geringe Funktionseinbußen	Mäßige Gelenksteife; zeitweilige oder mäßige Gelenkschmerzen; mäßige Funktionseinbußen	Ausgeprägte Gelenksteife; ausgeprägte Gelenkschmerzen mit ausgeprägten Funktionseinbußen	Nekrose; vollständige Gelenksteife (Ankylose mit Funktionsverlust)
[17] *Central Nervous System (Brain)*	*No change*	*Fully functional status (able to work) with minor neurologic findings, no medication needed*	*Neurologic finding sufficient to require home care; nursing assistance may be required; medication incl. steroids; anti-seizure agents may be required*	*Neurologic findings requiring hospitalization for initial management*	*Serious neurologic impairment that includes paralysis, coma or seizures > 3 per wk despite medication; hospitalization required*
Zentrales Nervensystem (Gehirn)	Normal	Voller funktioneller Status (Arbeitsfähigkeit) mit geringen neurologischen Ausfällen; keine spezifische Therapie nötig	(Mäßige) neurologische Ausfälle, häusliche Pflege, pflegerische Hilfe nötig; Medikation inkl. (niedrig dosiert) Steroide; evtl. Antikonvulsiva	(Ausgeprägte) neurologische Ausfälle, Krankenhauseinweisung für erste Therapiemaßnahmen nötig; (hochdosiert Steroide oder Antikonvulsiva	Lebensbedrohliche neurologische Ausfälle (Paralyse, Koma; > 3 Krampfanfälle pro Woche trotz Medikation; Hospitalisierung)
[18] *Peripheral Nervous System (Spinal)*	---			---	---
■C Peripheres Nervensystem (Rückenmark)	Normal	Diskretes L'hermitte-Zeichen (Parästhesien; reduzierte Reflexe)	Ausgeprägte L'hermitte-Zeichen (mit Parästhesien oder Muskelschwäche)	Objektive (segmentale) neurologische Ausfälle (mit Parästhesien oder Paresen)	Mono-, Para-, Tetraplegie
[19] *Eye(s)*	*No change*	*Mild conjunctivitis with or without scleral injection; increased tearing*	*Moderate conjunctivitis with or without keratitis requiring steroids or antibiotics; dry eye requiring artificial tears; iritis with photophobia*	*Severe keratitis with corneal ulceration; objective decrease in visual acuity or in visual fields; acute glaucoma; panophthalmitis*	*Loss of vision (unilateral or bilateral)*
Augen	Normal	Geringe Konjunktivitis mit oder ohne Sklerainjektion; verstärktes „Augentränen"; keine Therapie	Mäßige Konjunktivitis mit oder ohne Keratitis, Steroide oder Antibiotika nötig; „trockene Augen", künstliche Tränenflüssigkeit nötig; Iritis mit dadurch bedingter Photophobie	Ausgeprägte Keratitis mit Ulzeration der Kornea; objektiver Visusverlust bei Sehgenauigkeits- oder Gesichtsfeldanalyse; akutes Glaukom; Panophthalmitis (Entzündung des gesamten Augapfels)	(Massive ophthalmologische Komplikationen und Störungen) uni- oder bilaterale Erblindung

Toxizität/ Grad	0	1 = „gering" / „leicht"	2 = „mäßig" / „deutlich"	3 = „stark" / „ausgeprägt"	4 = „lebensbedrohlich"
[20] Ear(s)	*No change*	*Mild external otitis with erythema; pruritis, secondary to dry desquamation not requiring medication; audiogram unchanged from baseline*	*Moderate external otitis requiring topical medication; serous otitis media hypoacusis on testing only*	*Severe external otitis with discharge or moist desquamation; symptomatic hypoacusis; tinnitus, not drug related*	*(Uni- or bilateral) Deafness*
Ohren	Normal	Geringe Otitis externa mit Erythem und Juckreiz infolge von trockener Hautschuppung; keine Therapie; Audiometrie unverändert gegenüber der Ausgangslage (oder: < 10 dB)	Mäßiggradige (seröse) Otitis externa et media, lokale Medikamente nötig; nur im Test mäßige Hypakusis (oder: 10 - 15 dB); (zeitweilig Tinnitus)	Ausgeprägte (serosanguinöse) Otitis externa (et media); symptomatische Hypakusis (oder: > 15 - 20 dB); (ständiger) Tinnitus, nicht medikamentös bedingt	(Schwere Osteochondritis; Ulzerationen, Nekrose) vollständige (ein- oder beidseitige) Ertaubung (oder: > 20 dB)

1 Einleitung

2 WHO-, AJCC- und ECOG-Performance + Karnofsky-Index

3 EORTC QLQ-C30 Lebensqualität

4 Kausalzusammenhang von Nebenwirkungen

5 Unerwünschte Ereignisse

6 WHO-Toxicity Criteria

7 CTC Common Toxicity Criteria

8 RTOG- und RTOG/EORTC Toxicity Criteria

9 LENT-SOMA Score Criteria

10 ADT-Richtlinien

11 Anhang Formulare ... Tabellen

8.2 RTOG/EORTC-Toxicity Criteria
Bewertung von chronischen Nebenwirkungen nach Radiotherapie

Tabelle 8.2 Beurteilung chronischer Nebenwirkungen nach Radiotherapie (nach RTOG / EORTC)

modifizierte englisch-deutschsprachige RTOG / EORTC-Systematik (nach *Seegenschmiedt und Sauer* (1993) Strahlentherapie Onkologie 169: 83 - 95) und *Perez und Brady* (1993) Principles and practice of radiation oncology (2nd edn.), Lippincott, Philadelphia, pp 53 - 55

Code	Toxizität / Grad	0	1 = „gering" / „leicht"	2 = „mäßig" / „deutlich"	3 = „stark" / „ausgeprägt"	4 = „lebensbedrohlich"
[1] ■ A	AJCC-/ ECOG-Skala; Karnofsky-Index (KI in %)	Normal; KI: 90-100%	Gering geminderte Leistungskraft; voll ambulant; noch zu leichter Arbeit fähig; KI 70 - 80%	Deutlich geminderte Leistungskraft; tags > 50% ambulant; meist Selbstversorgung, arbeitsunfähig; KI 50 - 60%	Stark geminderte Leistungskraft; tags > 50% bettlägerig; kaum Selbstversorgung, pflegebedürftig; KI 30 - 40%	Lebensbedrohlicher Zustand; ständig bettlägerig und voll pflegebedürftig; KI < 30%
[2] ■ A	**Blut/ Knochenmark**					
	Leukozyten (N/µl)	≥ 4.000	< 4.000 - 3.000	< 3.000 - 2.000	< 2.000 - 1.000	< 1.000
	Neutrophile (N/µl)	≥ 2.000	< 2.000 - 1.500	< 1.500 - 1.000	< 1.000 - 500	< 500 / Sepsis
	Thrombos (• 10³/µl)	≥ 100	< 100 - 75	< 75 - 50	< 50 - 25	< 25 / Spontanblutung
	Hämoglobin (g/dl)	≥ 11,0	< 11,0 - 10,0	< 10,0 - 8,0	< 8,0 - 6,5	<6,5 / Kreislaufkollaps;
	Hämatokrit (Vol.-%)	≥ 32	< 32 - 28	< 28 - 24	< 24	Anämische Komplikationen
	Blutung (klinisch)	Keine	Lokal; keine Therapie nötig	Mäßig; evtl. 1 - 2 Transfusionen	Ausgeprägt: 3 - 4 Transfusionen	Massiv: > 4 Transfusionen
	Infektion	Keine	Lokal; keine Therapie nötig	Systemisch; perorale Antibiotika	Sepsis; i.v. Antibiotika/Antimykotika	Lebensbedrohliche Sepsis
[3]	*Skin*	*None*	*Slight atrophy, pigmentation change, some hair loss*	*Patchy atrophy, moderate teleangiectasia, total hair loss*	*Marked atrophy, gross teleangiectasia*	*Ulceration*
	Haut	Normal	Geringe Atrophie, Pigmentveränderungen; geringer Haarausfall	Flächige Atrophie, mäßige Teleangiektasie (≤50%); vollständiger Haarverlust	Ausgeprägte Atrophie, ausgeprägte Teleangiektasie (> 50%)	Ulzeration / Nekrose; (operative Therapie nötig)

Code	Toxizität / Grad	0	1 = „gering" / „leicht"	2 = „mäßig" / „deutlich"	3 = „stark" / „ausgeprägt"	4 = „lebensbedrohlich"
	Subcutaneous Tissue	None	Slight induration (fibrosis) and loss of subcutaneous fat	Moderate fibrosis, but asymptomatic, slight field contracture; ≤ 10% linear reduction	Severe induration and loss of sub-cutaneous tissue; field contracture > 10% linear measurement	Necrosis
	Unterhautgewebe	Normal	Geringe asymptomatische Fibrose, ohne Kontraktur; gering reduziertes subkutanes Fettgewebes	Mäßige, asymptomatische Fibrose mit ≤ 10% linearer Kontraktur; (mäßig reduziertes subkutanes Fettgewebe)	Ausgeprägte (symptomatische) Fibrose mit > 10% linearer Kontraktur; stark reduziertes subkutanes Fettgewebe	Ulzeration / Nekrose; (operative Therapie nötig)
[4]	Mucous Membranes	None	Slight atrophy and dryness	Moderate atrophy and tele-angiectasia; little mucus	Marked atrophy with complete dryness; severe teleangiectasia	Ulceration
	Schleimhäute	Normal	Geringe Atrophie oder Trokkenheit der Schleimhäute	Mäßige Atrophie und Tele-angiektasie; reduzierte Schleimproduktion	Ausgeprägte Atrophie und Teleangiektasie, Verlust der Schleimproduktion	Ulzeration / Nekrose (operative Therapie nötig)
[5]	Salivary Glands	None	Slight dryness of mouth, good response on stimulation	Moderate dryness of mouth, poor response on stimulation	Complete dryness of mouth, no response on stimulation	Fibrosis
	Speicheldrüsen	Normal	Geringe Mundtrockenheit, aber gute Stimulierbarkeit (normale Kostform / Ernährung)	Mäßige Mundtrockenheit; geringe Stimulierbarkeit; (viel Flüssigkeit, breiige Nahrung)	Komplette Mundtrockenheit; keine Stimulierbarkeit; (keine festen Speisen, flüssige Nahrung)	Fibrose (komplette Atrophie) (PEG / parenterale Ernährung)
[6]	(Pharynx and) Esophagus	None	Mild fibrosis; slight difficulty in swallowing solids; no pain on swallowing	Unable to take solid food normally; swallowing semisolid food, dilatation may be indicated	Severe fibrosis, able to swallow only liquids, may have pain on swallowing; dilatation required	Necrosis; perforation; fistula
	(Pharynx und) Speiseröhre	Normal	Geringe Fibrose; geringe Schluck- störung bei festen Speisen; keine Schmerzen beim Schlucken; (normale Kostform / Ernährung)	(Mäßige Fibrose); keine normale Aufnahme von festen Speisen; halbfeste (breiige) Nahrung nötig, Dilatation ggf. indiziert	Ausgeprägte Fibrose (oder Dysphagie), nur Aufnahme von Flüssigkeit möglich; Schmerzen beim Schlucken möglich; Dilatation nötig	Nekrose; Perforation; Fistel (operativer Eingriff nötig oder PEG / parenterale Ernährung)
[7]	Larynx	None	Hoarseness; slight arytenoid edema	Moderate arytenoid edema; chondritis	Severe edema; severe chondritis	Necrosis
	Kehlkopf	Normal	(Geringe) Heiserkeit (oder Reizhusten) geringes Stimmbandödem	(Mäßige Heiserkeit oder Reizhusten), mäßiges Stimmbandödem; Chondritis; (symptomatische Therapie)	(„Flüstersprache"), ausgeprägtes Stimmbandödem; massive Chondritis; (intensive Lokaltherapie, Analgetika)	(Massive Dyspnoe und Stridor); (Ulzeration); Nekrose; (Intubation oder Tracheotomie)

1 Einleitung | 2 WHO- AJCC und ECOG-Performance + Karnofsky-Index | 3 EORTC QLQ C30 Lebensqualität | 4 Kausalzusammenhang von Nebenwirkungen | 5 Unerwünschte Ereignisse | 6 WHO Toxicity Criteria | 7 CTC Common Toxicity Criteria | 8 RTOG- und RTOGeEORTC Toxicity Criteria | 9 LENT-SOMA Score Criteria | 10 ADT-Richtlinien | 11 Anhang Formulare... Tabellen

1 Einleitung

2 WHO-, AJCC- und ECOG-Performance + Karnofsky-Index

3 EORTC QLQ-C30 Lebensqualität

4 Kausalzusammenhang von Nebenwirkungen

5 Unerwünschte Ereignisse

6 WHO-Toxicity Criteria

7 CTC Common Toxicity Criteria

8 RTOG- und RTOG/EORTC Toxicity Criteria

9 LENT-SOMA Score Criteria

10 ADT-Richtlinien

11 Anhang Formulare ... Tabellen

Tabelle 8.2 Beurteilung chronischer Nebenwirkungen nach Radiotherapie (nach RTOG / EORTC) - (Fortsetzung)

Code	Toxizität / Grad	0	1 = „gering" / „leicht"	2 = „mäßig" / „deutlich"	3 = „stark" / „ausgeprägt"	4 = „lebensbedrohlich"
[8]	*Lung*	*None*	*Asymptomatic or mild symptoms (dry cough); slight radiographic appearances*	*Moderate symptomatic fibrosis or pneumonitis (severe cough); low grade fever; patchy radiograph appearances*	*Severe symptomatic fibrosis or pneumonitis; dense radiographic changes*	*Severe respiratory insufficiency; continuous O_2; assisted ventilation*
	Lunge	Normal; Blutgase p O_2: > 85; pCO_2: < 40	Keine oder geringe Symptome (trockener Reizhusten); geringe radiologische Zeichen (geringe Belastungsdyspnoe; pO_2: 71 - 85; pCO_2: 41 - 50)	Mäßig symptomatische Lungenfibrose oder Pneumonitis (massiver Husten); geringes Fieber; radiologisch fleckige Veränderungen; (mäßige Belastungsdyspnoe; pO_2: 61 - 70; pCO_2: 51 - 60)	Ausgeprägte symptomatische Lungenfibrose oder Pneumonitis; radiologisch dichte Veränderungen; (starke Ruhedyspnoe; pO_2: 51 - 60; pCO_2: 61 - 70; (intensive medikamentöse Therapie)	Massive respiratorische Insuffizienz: permanent O_2-Gabe und kontrollierte Beatmung nötig (Blutgase: pO_2 < 50; pCO_2 >70) (Intensivmedizinische Maßnahmen)
[9]	*Heart*	*None*	*Asymptomatic or mild symptoms; transient T wave inversion and ST changes; sinus tachycardia > 110 (at rest)*	*Moderate angina on effort; mild pericarditis; normal heart size, persistent abnormality of T wave and ST changes; low QRS*	*Severe angina; pericardial effusion; constrictive pericarditis; moderate heart failure; cardiac enlargement; ECG abnormalities*	*Tamponade; severe heart failure, severe constrictive pericarditis*
	Herz	Normal	Keine oder geringe Symptome; kurzfristige EKG-Veränderungen: T-Inversion, ST-Veränderungen; Sinustachykardie > 110 (in Ruhe)	Mäßige Angina pectoris bei Belastung, mäßige Perikarditis; normale Herzgröße; ständige EKG-Veränderungen: T- / ST-Veränderung, niedriges QRS (Medikamente bei Bedarf)	Ausgeprägte Angina pectoris, Perikarderguß, konstriktive Perikarditis; mäßige Herzinsuffizienz; deutliche Herzvergrößerung; pathologische EKG-Veränderungen (Perikardpunktion nötig)	Perikardtamponade; ausgeprägte Herzinsuffizienz, ausgeprägte konstriktive Perikarditis; (Operation oder Intensivmedizinische Maßnahmen)
[10]	*Upper GI-Tract*	–	–	–	–	–
■ A	Oberer GI-Trakt	Normal	Geringe Anorexie (≤ 5% Gewichtsverlust); Übelkeit; (einmal Erbrechen); geringe abdominelle Schmerzen: keine spezifische Therapie (Parasympatholytika oder Analgetika)	Mäßige Anorexie (≤ 15% Gewichtsverlust); Übelkeit oder Erbrechen (2 bis 5 mal), Antiemetika nötig; mäßige Bauch-schmerzen: leichte (Parasympatholytika oder) Analgetika nötig	Ausgeprägte Anorexie (>15% Gewichtsverlust); Übelkeit oder Erbrechen (6 bis 10 mal); NG-/PEG-Sonde oder parent. Ernährung nötig; ausgeprägte Bauchschmerzen trotz Medikation; Hämatemesis, Mälena; starke Blähungen (Röntgen: weitgestellte Darmschlingen)	Nekrose, Perforation, Fistel; komplette Obstruktion (Ileus); GI-Blutung; PEG oder parenterale Ernährung, Transfusionen, OP nötig

Code	Toxizität / Grad	0	1 = „gering" / „leicht"	2 = „mäßig" / „deutlich"	3 = „stark" / „ausgeprägt"	4 = „lebensbedrohlich"
[11]	(Lower GI-Tract) Small / Large Intestine	None	Mild diarrhea; mild cramping; bowel movement 5 times daily; slight rectal discharge or bleeding	Moderate diarrhea and colic; bowel movement > 5 times daily; excessive rectal mucus or intermittent bleeding	Obstruction or bleeding requiring surgery	Necrosis; perforation; fistula
	(Unterer GI-Trakt) Dünn- und Dickdarm	Normal	Gering reduzierte Stuhlkonsistenz, geringe Krämpfe; Stuhl ≤ 5 mal / Tag; geringer Schleim- oder Blutabgang	Deutlich verminderte Stuhlkonsistenz und Bauchkrämpfe; Stuhl > 5 mal / Tag; viel Schleim- oder zeitweilig Blutabgang	(Massiv vermehrte (wäßrige) Stühle) operationsbedürftige Darmobstruktion, (Ileus) oder Blutung	Nekrose, Perforation, Fistel; (sonstige lebensbedrohliche Darmkomplikationen)
[12]	Liver	None	Mild lassitude, nausea, dyspepsia; slightly abnormal liver function (tests)	Moderate symptoms (lassitude, nausea, dyspepsia); some abnormal liver function tests; serum albumin normal	Disabling hepatic insufficiency; liver function tests grossly abnormal, low albumin, edema or ascites	Necrosis; hepatic coma or encephalopathy
	Leber	Normal	Geringe Müdigkeit, Übelkeit, Dyspepsie; geringfügig pathologische Leberfunktionen und Leberenzyme	Mäßige Symptomatik (Müdigkeit, Übelkeit, Dyspepsie); einige pathologische Leberfunktionen und Leberenzyme; normales Serumalbumin	Ausgeprägte Leberinsuffizienz, ausgeprägt pathologische Leberfunktionen und Leberenzyme, niedriges Albumin; Ödeme oder Aszites	Lebernekrose; hepatogene(s) Koma oder Enzephalopathie; (parenterale Ernährung, portokavaler Shunt erforderlich)
[13]	Kidney	None	Transient albuminuria (1+), no hypertension; mild impairment of renal function: - urea 25 - 35mg% - creatinine 1.5 - 2.0mg% - creatinine clearance > 75%	Persistent moderate albuminuria (2+), mild hypertension; no related anemia; moderately impaired renal function: - urea 36 - 60mg% - creatinine 2.1 - 4.0mg% - creatinine clearance 50 - 74%	Severe albuminuria (4+), severe hypertension; persistent anemia; severe renal failure: - urea > 60mg% - creatinine > 4.0mg% - creatinine clearance < 50%	Malignant hypertension; uremic coma - urea > 100mg%
	Niere	Normal	Vorübergehende Albuminurie, keine renale Hypertonie; geringe renale Funktionsstörung: - Harnstoff 25 - 35% - Kreatinin 1,5 - 2,0 mg% - Kreatinin-Clearance > 75%	Andauernd mäßige Albuminurie (2+); geringe renale Hypertonie; keine renale Anämie; mäßige Funktionsstörung: - Harnstoff 36 - 60% - Kreatinin 2,1 - 4,0mg% - Kreatinin-Clearance 50 - 74%	Ausgeprägte Albuminurie (4+), ausgeprägte Hypertonie; Anämie (< 10g%); ausgeprägte Nierenfunktionsstörung: - Harnstoff > 60% - Kreatinin > 4,0 mg% - Kreatinin-Clearance < 50%	Maligne Hypertonie; urämisches Koma, - Harnstoff > 100mg% (Chronisches Nierenversagen oder nephrotisches Syndrom; Dialyse)
A	Hämaturie	Keine	Geringe Mikrohämaturie	Makrohämaturie ohne Gerinnsel	Makrohämaturie mit Gerinnsel	Massive Blutung; Transfusionen nötig

1 Einleitung   2 WHO-, AJCC- und ECOG-Performance + Karnofsky-Index   3 EORTC QLQ-C30 Lebensqualität   4 Kausalzusammenhang von Nebenwirkungen   5 Unerwünschte Ereignisse   6 WHO-Toxicity Criteria   7 CTC Common Toxicity Criteria   8 RTOG- und RTOG/EORTC Toxicity Criteria   9 LENT-SOMA Score Criteria   10 ADT-Richtlinien   11 Anhang Formulare … Tabellen

Tabelle 8.2 Beurteilung chronischer Nebenwirkungen nach Radiotherapie (nach RTOG / EORTC) · (Fortsetzung)

Code	Toxizität / Grad	0	1 = »gering« / »leicht«	2 = »mäßig« / »deutlich«	3 = »stark« / »ausgeprägt«	4 = »lebensbedrohlich«
[14]	Ureter and Bladder	None	Slight epithelial atrophy; minor teleangiectasia (microscopic hematuria)	Moderate frequency; generalized teleangiectasia, intermittent macroscopic hematuria	Severe frequency and dysuria; severe generalized teleangiectasia (often with petechiae); frequent hematuria; bladder capacity reduction < 150-100cm³	Necrosis; contracted bladder (bladder capacity < 100 cm³); severe hemorrhagic cystitis
	Harnleiter und Blase	Normal	Geringe Schleimhautatrophie; geringe (kleinflächige) Teleangiektasie; (Harndrang gering verstärkt); Mikrohämaturie	Mäßig verstärkter Harndrang; generalisierte Teleangiektasie; zeitweilig Makrohämaturie; (Polyurie: > 6 mal / Tag oder < 1mal / h)	Massiver Harndrang (> 1 mal / h) und Dysurie; ausgeprägte generalisierte Teleangiektasie (oft mit Petechien); häufig Hämaturie, (stark) reduzierte Blasenkapazität < 150-100cm³	Nekrose; (Perforation, Fistel) schwere Blasenkontraktur; stark reduzierte Blasenkapazität < 100cm³); schwere hämorrhagische Zystitis; (Zystektomie nötig)
[15]	Bone (s)	None	Asymptomatic; no growth retardation; reduced bone density	Moderate pain or tenderness; growth retardation; irregular bone sclerosis	Severe pain or tenderness; complete arrest of bone growth; dense bone sclerosis	Necrosis; spontaneous fracture
	Knochen	Normal	Keine Symptome; keine Wachstumsverzögerung; (gering) reduzierte Knochendichte	Mäßige Schmerzen oder Spannungsgefühl; (mäßige) Wachstumsstörung; irreguläre Knochensklerosierung	Ausgeprägte Schmerzen oder Spannungsgefühl; völliger Wachstumsstillstand; dichte Knochensklerosierung	Nekrose bzw. Osteoradionekrose; Spontanfraktur
[16]	Joint (s)	None	Mild joint stiffness; slight limitation of movement	Moderate joint stiffness; intermittent or moderate joint pain; moderate limitation of movement	(severe) joint stiffness; (severe) pain with severe limitation of movement	Necrosis; complete fixation
	Gelenk (e)	Normal	Geringe Gelenksteife; (keine Symptome); geringe Funktionseinbußen	Mäßige Gelenksteife; zeitweilige oder mäßige Gelenkschmerzen; mäßige Funktionseinbußen	Ausgeprägte Gelenksteife; ausgeprägte Gelenkschmerzen mit ausgeprägten Funktionseinbußen	Nekrose; vollständige Gelenksteife (Ankylose mit Funktionsverlust)
[17]	Brain	None	Mild headache; slight lethargy	Moderate headache; great lethargy	Severe headache; severe CNS dysfunction (partial loss of power or dyskinesia)	Seizures or paralysis; coma
	Gehirn (ZNS)	Normal	Geringe Kopfschmerzen, geringe Lethargie (geringe neurologische Ausfälle)	Mäßige Kopfschmerzen, deutliche Lethargie (Somnolenz ≤ 50% / Tag) (mäßige neurologische Ausfälle)	Starke Kopfschmerzen und ausgeprägte ZNS-Störungen, z.B. teilweise Kraftverlust oder Dyskinesie (und Somnolenz > 50%); (ausgeprägte neurologische Ausfälle)	Krampfanfälle oder Lähmung, Bewußtlosigkeit (massive oder lebensbedrohliche neurologische Ausfälle)

Code	Toxizität / Grad	0	1 = „gering"/„leicht"	2 = „mäßig"/„deutlich"	3 = „stark"/„ausgeprägt"	4 = „lebensbedrohlich"
[18]	*Spinal Cord*	*None*	*Mild L'Hermitte's sign*	*Severe L'Hermitte's sign*	*Objective neurological findings at or below cord level treated*	*Mono-, para-, tetraplegia*
	Rückenmark (Periphere Nerven)	Normal	Diskretes L'hermitte-Zeichen (Parästhesien; reduzierte Reflexe)	Ausgeprägtes L'hermitte-Zeichen (mit Parästhesien oder Muskelschwäche)	Objektive (segmentale) neurologische Ausfälle (mit Parästhesien oder Paresen)	Mono-, Para-, Tetraplegie
[19]	*Eye*	*None*	*Asymptomatic cataract; minor corneal ulceration or keratitis*	*Symptomatic cataract; moderate corneal ulceration; minor retinopathy or glaucoma*	*Severe keratitis, severe retinopathy or detachment; severe glaucoma*	*Panophthalmitis, blindness*
	Augen	Normal	Asymptomatische Linsentrübung; geringe Kornea-Ulzeration oder Keratitis (und /oder Konjunktivitis)	Symptomatische Linsentrübung; mäßige Kornea-Ulzeration (Keratitis); mäßige Retinopathie oder Glaukom	Ausgeprägte Keratitis (Ulzeration) ausgeprägte Retinopathie mit Netzhautablösung; ausgeprägtes Glaukom	Massive ophthalmologische Störungen : Panophthalmitis; (uni- / bilateraler) Visusverlust
[20]	*Ear (s)*	--	---	---	---	---
■ A	Ohren	Normal	Geringe Otitis externa mit Atrophie oder Fibrose; keine Therapie; Audiogramm: Hörverlust < 10 dB	Mäßige Otitis externa mit Atrophie oder Fibrose; (Tinnitus); lokale Therapie; mäßige Hypakusis (10 - 15dB)	Ausgeprägte Otitis externa et media; (ständiger Tinnitus nicht medikamentös bedingt; starke Hypakusis (> 15 - 20dB)	(Schwere Osteochondritis, Ulzerationen, Nekrose; vollständige ein-/beidseitige Taubheit (> 20dB)

1 Einleitung

2 WHO-, AJCC- und ECOG-Performance + Karnofsky-Index

3 EORTC QLQ-C30 Lebensqualität

4 Kausalzusammenhang von Nebenwirkungen

5 Unerwünschte Ereignisse

6 WHO-Toxicity Criteria

7 CTC Common Toxicity Criteria

8 RTOG- und RTOG/EORTC-Toxicity Criteria

9 LENT-SOMA Score Criteria

10 ADT-Richtlinien

11 Anhang Formulare ... Tabellen

1 Einleitung

2 WHO-, AJCC- und ECOG-Performance + Karnofsky-Index

3 EORTC QLQ-C30 Lebensqualität

4 Kausalzusammenhang von Nebenwirkungen

5 Unerwünschte Ereignisse

6 WHO-Toxicity Criteria

7 CTC Common Toxicity Criteria

8 RTOG- und RTOG/EORTC Toxicity Criteria

9 LENT-SOMA Score Criteria

10 ADT-Richtlinien

11 Anhang Formulare ... Tabellen

9   LENT-SOMA Score Criteria*
Bewertung von chronischen Nebenwirkungen am Normalgewebe

Kommentar

Nach einer Tumorbehandlung können Späteffekte (chronische Nebenwirkungen, Folgestörungen und -erkrankungen) noch mehrere Monate bis Jahre nach dem Abklingen von akuten Nebenwirkungen (bis 90. Tag nach Therapie) neu auftreten und in ihrer Auswirkung zunehmen. Chronische Nebenwirkungen (ab 91. Tag nach Therapie) bzw. Langzeitfolgen sind im einzelnen kaum vorhersehbar, da meist viele Disparitäten zwischen dem Schweregrad und der spezifischen Ausprägung von akuten und chronischen Nebenwirkungen bestehen. Die Klassifikation der EORTC/RTOG zur „Bewertung von chronischen Nebenwirkungen nach Radiotherapie" ist zwar schon seit Jahren im Gebrauch, doch ist sie bislang fast nur unter Radioonkologen bekannt, und auch innerhalb dieser Fachgruppe wird die Systematik nicht regelmäßig und prospektiv in klinischen Studien eingesetzt (*Dische et al. 1989a,b*). Dadurch gehen bislang noch wichtige Aussagen zu einem entscheidenden Endpunkt in vielen klinisch-onkologischen Studien verloren.

In der Radioonkologie konnten aufgrund langjähriger Erfahrung sog. Toleranzdosen (TD) definiert werden, die innerhalb eines definierten Zeitraums zu bestimmten organspezifischen Folgestörungen führen. Das Konzept der „radiation tolerance dose" ist aber nur ein Instrument zur Abschätzung von Folgestörungen nach Radiotherapie. Die dabei gebräuchlichen Definitionen „TD5/5" und „TD5/50" beziehen sich auf ein Intervall von 5 Jahren nach Beendigung der Radiotherapie und legen die Toleranzdosis fest, bei der 5% oder 50% der organspezifischen Spätfolgen in dem behandelten Kollektiv auftreten (s. Anhang). Organspezifische Spätfolgen können aber auch durch andere oder durch sequentiell oder simultan zur Radiotherapie applizierte Therapiemodalitäten ausgelöst werden, z.B. Chemotherapie, „biologic response modifiers", Hyperthermie (s. Anhang).

Anders als in der pädiatrischen Onkologie fehlen bei Erwachsenen noch klar strukturierte Studien zur genauen Bewertung von Späteffekten. Solche Studien müßten prospektiv longitudinal oder retrospektiv als Querschnittsuntersuchungen angelegt sein und alle Patienten einbeziehen, die länger als 2 Jahre nach onkologischer Therapie überlebt haben. Mehrere Faktoren könnten dann prospektiv untersucht werden: die Abhängigkeit der organspezifischen Spätfolgen vom bestrahlten Volumen (in Form von Dosis-Volumen-Histogrammen), von der applizierten Einzel- oder Gesamtdosis oder von Fraktionierungseffekten, ebenso wie die Abhängigkeit von der Therapieform (Radiotherapie vs. Chemotherapie vs. kombinierte Radio-Chemotherapie vs. andere Therapieverfahren). Aufgrund der multifaktoriellen Genese und der Vielschichtigkeit von organspezifischen Spätfolgen ist deshalb ein einheitliches, interdisziplinär und international akzeptiertes System zur Klassifikation und Dokumentation von organspezifischen Spätfolgen in der Onkologie zu fordern. Hier gibt es bereits seit Anfang der 80er Jahre internationale und interdisziplinäre Bemühungen.

* Mit freundlicher Genehmigung von Elsevier Science Ireland Ltd.: Radiotherapy & Oncology, Vol.35/1, pps. 17-60, 1995

So standen „Späteffekte am Normalgewebe" im Mittelpunkt einer Konsensus-Konferenz des National Cancer Institute (NCI), die 1992 in San Francisco (USA) stattfand. Wegen der bekannten Unzulänglichkeiten der RTOG-/EORTC-Klassifikation wurde eine verbesserte und erweiterte Systematik zur Erfassung von Späteffekten am Normalgewebe gesucht. Die Teilnehmer der Konferenz rekrutierten sich aus den verschiedensten onkologischen Arbeitsgruppen, die bereits jahrelang im multizentrischen Verbund zusammengearbeitet hatten, z.B. (in alphabetischer Reihung) die Cancer and Leukemia Group B (CALGB), die Eastern Cooperative Oncology Group (ECOG), die European Organization for Research and Treatment of Cancer (EORTC), die North Central Cancer Treatment Group (NCCTG), die Pediatric Oncology Group (POG), die Radiation Therapy Oncology Group (RTOG), und die Southwest Oncology Group (SWOG). Das erklärte Ziel der Konferenz war es, die bis dato benutzten Klassifikationen zur Dokumentation von Nebenwirkungen in der Onkologie zu analysieren und ein neues interdisziplinäres und einheitliches System zur Klassifikation von Späteffekten zu entwickeln. Daraus ist der hier vorliegende LENT-SOMA Score entstanden. Er ist von EORTC und RTOG akzeptiert und wird z.Z. in vielen Studien validiert (*Pavy et al. 1995; Rubin et al. 1995*). Die Akronyme LENT-SOMA haben hierbei folgende Bedeutung:

- **LENT** = Late Effects of Normal Tissues (Späteffekte an Normalgeweben).
- **SOMA** = Subjective, Objective, Management, and Analytic Categories (Subjektive, objektive, therapiebedingte und analytische Kriterien, die der Beschreibung von eingetretenen Nebenwirkungen dienen).

Analog zu anderen Klassifikationen verwendet auch der LENT-SOMA Score 4 abgestufte Schweregrade: „Grad 1" bis „Grad 4". Die Grade „0" und „5" werden nicht extra aufgeführt und kennzeichnen „keine" bzw. „letale Spätfolgen" oder ein „vollständiges Organversagen" bzw. einen „Organverlust". Anstelle der in der EORTC-/RTOG-Klassifikation geläufigen englischen Begriffe für Grad 1 „*mild*" („gering / leicht"), Grad 2 „*moderate*" („mäßig / deutlich"), Grad 3 „*severe*" („ausgeprägt / schwer") und Grad 4 „*life threatening*" („lebensbedrohlich") wurden wesentlich genauere und organspezifische Modifikatoren eingeführt. Außerdem wurden insgesamt 4 verschiedene Kategorien bei der Beurteilung berücksichtigt, die sog. SOMA-Kategorien (*Pavy et al. 1995; Rubin et al. 1995*). Die LENT-SOMA Klassifikation ist somit die erste Systematik, die prinzipiell alle durch onkologische Therapiemaßnahmen ausgelösten Spätfolgen berücksichtigen kann, also auch solche, die von chirurgischen Verfahren, von chemo- oder radiotherapeutischen Maßnahmen allein oder auch von kombinierten Therapiekonzepten induziert worden sind. Dies ist deshalb von Bedeutung, weil derzeit noch keine etablierte Systematik zur Beurteilung von Späteffekten nach Anwendung von chirurgischen Verfahren oder nach Chemotherapie besteht. Die 4 SOMA-Elemente sind dabei folgendermaßen charakterisiert:

- **Subjectiv (S):**
  Beschreibung von speziellen Symptomen durch *subjektive Angaben des Patienten,* z.B. hinsichtlich der Intensität und Frequenz von Nebenwirkungen;

- **Objectiv (O):**
  Beschreibung *von objektiven Befunden* nach körperlicher Untersuchung durch den Arzt, nach Durchführung und Beurteilung von bildgebenden Verfahren oder nach Bestimmung und Bewertung von relevanten Laborwerten, so z.B. hinsichtlich der Ausprägung der Entwicklung von Ödemen (objektiv erkennbar), von Gewichtsverlust (meßbar), von speziellen Organschäden (radiologisch / pathophysiologisch erkennbar) und anderen morphologisch faßbaren Organveränderungen (z.B. durch Biopsie).

- **Management (M):**
  Beschreibung der Reversibilität und Therapierbarkeit von eingetretenen Nebenwirkungen durch spezifische therapeutische Maßnahmen, z.B. in Bezug auf den Einsatz von Schmerzmitteln (peripher wirksame Nicht-Opioide vs. zentral wirksame Opioide). Auch dann, wenn nur *medikamentöse Maßnahmen* zur Abwendung und Behandlung von Spätfolgen ergriffen werden, ist ein geringerer Grad an Nebenwirkungen anzunehmen als wenn eine *chirurgische Intervention* erfolgt,

- **Analytic (A):**
  Beschreibung von *Analyseverfahren zur Quantifizierung und Validierung* einmal eingetretener Spätfolgen (verschiedene bildgebende Verfahren incl. Computertomographie und Kernspintomographie, EEG, EKG, Lungenfunktion, Laboruntersuchungen etc.). Die damit erhobenen objektiven Befunde können vom subjektiven oder objektiven Schweregrad der SOM-Kategorien abweichen. Geeignete Analyseverfahren zur Quantifizierung von Spätfolgen müssen z.T. noch etabliert und validiert werden. Dies ist Aufgabe von künftigen prospektiven Untersuchungen.

Im LENT-SOMA System werden jedoch nicht die nach onkologischer Therapie auftretenden Sekundärmalignome erfaßt (*Cooper et al. 1989*). Dafür sind eigene Register sinnvoll.

Die LENT-SOMA Klassifikation erscheint gegenwärtig noch relativ aufwendig, und es bestehen Unschärfen, die erläuternd oder begrifflich verbessert werden können. Die Kritik an den einzelnen Details ist jedoch gegenüber der großen Chance einer einheitlichen interdisziplinären Verständigung über die organspezifischen Spätfolgen nach onkologischer Therapie zu vernachlässigen, zumal hier bereits ein internationaler Konsens vorliegt. Es ist empfehlenswert, auch in Deutschland diese Klassifikation zur Erfassung von Spätfolgen einzuführen. Die zweisprachige Version mit englischem Orginaltext und deutscher Übersetzung soll dazu eine Hilfestellung geben.

Bei der Dokumentation nach dem LENT-SOMA Score sind verschiedene Regeln zu beachten und einige Ergänzungen anzuführen:

1. Wo immer möglich, sollten numerische Angaben gemacht werden, so daß keine Rohdaten verloren gehen, wie z.B. die Angabe des exakten Gewichtes, des Hämoglobin-Niveaus usw.

2. Alle erfaßten Werte müssen immer in der Relation zum Ausgangswert beurteilt werden, so z.B. die Häufigkeit der Stuhlfrequenz und der Harnentleerung; auch das Körpergewicht muß in Relation zur Körpergröße beurteilt werden; dazu ist auch die Dokumentation der Ausgangswerte erforderlich.

3. Gleiche Effekte können durch unterschiedliche organspezifische Veränderungen ausgelöst werden; so kann z.B. die Häufigkeit der Harnentleerung durch eine Änderung der Innervation des Blasensphinkters (typische Operationsfolge) oder durch eine verminderte Blasenkapazität bei sich langsam entwickelnder Fibrose (typische Strahlenfolgen) beeinflußt werden.

4. Zur besseren Validierung sollten einige Angaben noch genauer präzisiert werden, so z.B. die zeitlichen Angaben bei den einzelnen Nebenwirkungen. Nach Rubin et al. (1995) ist unter den Definitionen „occasional" = „monthly (> weekly)", unter „intermittent" = „weekly", unter „persistent" = „daily" und unter „refractory" = „constant" zu verstehen.

5. Die eher unscharfen und subjektiven Angaben zur Intensität des Schmerzes können durch den Einsatz und die Stärke des verabreichten Analgetikums besser differenziert werden, d.h. beim Einsatz von peripher wirksamen Analgetika (Nicht-Opioide) wird ein niedriger Nebenwirkungsgrad (Grad 2) angenommen, bei Einsatz von leichten Opioiden ein höherer Nebenwirkungsgrad (Grad 3) und bei starken Opioiden der höchste Nebenwirkungsgrad (Grad 4).

6. Die therapeutischen Gegenmaßnahmen zur Beeinflussung der Nebenwirkungen bestimmen ebenfalls den Schweregrad: so wird den konservativen Maßnahmen zur Behandlung von Nebenwirkungen, z.B. dem Einsatz von oralen Medikamenten, immer einen geringerer Nebenwirkungsgrad (Grad 2) zugeordnet als dem Einsatz von intravenösen Medikamenten (Grad 3) oder von intensivmedizinischen oder chirurgischen Maßnahmen (Grad 4).

Weitere Erklärungen werden in den einzelnen Organkategorien in Fußnoten vorgeschlagen. Sie sind nicht Teil der offiziellen EORTC-/RTOG-LENT-SOMA-Klassifikation, sondern sind von Experten anhand von Literaturrecherchen empfohlen worden, um stärker differenzierende bzw. quantifizierende Aspekte bei den einzelnen Organsystemen zu berücksichtigen.

1
Einleitung

2 WHO-, AJCC- und
ECOG-Performance
+ Karnofsky-Index

3 EORTC QLQ-C30
Lebensqualität

4 Kausalzusam-
menhang von
Nebenwirkungen

5 Unerwünschte
Ereignisse

6 WHO-
Toxicity
Criteria

7 CTC
Common Toxicity
Criteria

8 RTOG- und
RTOG/EORTC
Toxicity Criteria

9 LENT-SOMA
Score Criteria

10 ADT-Richtlinien

11 Anhang
Formulare ...
Tabellen

Literatur

Cooper JS, Pajak TF, Rubin P et al. (1989) Second malignancies in patients who have head and neck cancer: Inci-
    dence, effect on survival and implications based on the RTOG experience. Int J Radiat Oncol Biol Phys 17 : 449 -
    456

Dische S, Warburton MF, Jones D, Lartigau E (1989a) The recording of morbidity related to radiotherapy. Radio-
    ther Oncol 16 : 103 - 108

Dische S, Vaeth JM, Meyer JL (1989b) Conference summary. Radiation tolerance of normal tissues. Front Radiat
    Ther Oncol 23 : 419 - 427

NCI (1988) Common Toxicity Criteria (CTC). National Cancer Institute, Washington, USA

Pavy J, Denekamp J, Letschert J et al. (1995) Late effects toxicity scoring: SOMA scale. Int J Radiat Oncol Biol Phys
    31 : 1043 - 1047

Rubin P, Constine LS, Van Ess J (1988) Late effects of toxicity scoring. Nat Cancer Inst Monogr 6 : 9 - 18

Rubin P, Constine LS, Fajardo LF, Phillips TL, Wasserman TH (1995) Overview: Late effects of normal tissues
    (LENT) scoring system. Int J Radiat Oncol Biol Phys 31 : 1041 - 1042

LENT - SOMA SCORE

Nr.	Organ system	Organsystem	Seite
1.	Brain	Gehirn	73
2.	Spinal cord	Rückenmark	76
3.	Male - hypothalamic / pituitary - gonadal axis	Mann : hypothalamische / hypophysäre - gonadale Achse	79
4.	Female - hypothalamic / pituitary - gonadal axis	Frau : hypothalamische / hypophysäre - gonadale Achse	80
5.	Hypothalamic / pituitary - adrenal axis	Hypothalamisch / hypophysäre - adrenale Achse	82
6.	Eye	Auge	84
7.	Ear	Ohr	88
8.	Mucosa - oral and pharyngeal (oropharynx)	Schleimhaut: Mund und Pharynxbereich (Oropharynx)	90
9.	Salivary gland	Speicheldrüse	92
10.	Mandible	Unterkiefer	93
11.	Teeth	Zähne	95
12.	Larynx	Kehlkopf	97
13.	Thyroid and hypothalamic / pituitary - thyroid axis	Schilddrüse und Hypothalamus / Hypophysen -Schilddrüsen-Achse	99
14.	Breast	Brustdrüse (Mamma)	101
15.	Heart	Herz	103
16.	Vessels	Gefäße (arteriell / venös)	106
17.	Lung	Lunge	108
18.	Esophagus	Speiseröhre	110
19.	Stomach	Magen	112
20.	Small intestine / colon	Dünndarm / Dickdarm (Colon)	114

1 Einleitung

2 WHO-, AJCC- und ECOG-Performance + Karnofsky-Index

3 EORTC QLQ-C30 Lebensqualität

4 Kausalzusammenhang von Nebenwirkungen

5 Unerwünschte Ereignisse

6 WHO-Toxicity Criteria

7 CTC Common Toxicity Criteria

8 RTOG- und RTOG/EORTC Toxicity Criteria

9 LENT-SOMA Score Criteria

10 ADT-Richtlinien

11 Anhang Formulare ... Tabellen

Tabelle 9.1 *Brain* - Gehirn

	GRAD(E) 1	GRAD(E) 2	GRAD(E) 3	GRAD(E) 4
S *Subjective* / Subjektiv				
1. *Headache* / Kopfschmerzen	*Occasional & minimal* / Gelegentlich und gering	*Intermittent & tolerable* / Zeitweilig und erträglich	*Persistent & intense* / Dauerhaft und stark	*Refractory & excruciating* / Unbeeinflußbar und sehr quälend
2. *Somnolence* / Schlafrigkeit	*Occasional, able to work or perform normal activity* / Gelegentlich, Arbeit und normale Aktivitäten möglich	*intermittent, interferes with work or normal activity* / Zeitweilig; Arbeit und normale Aktivitäten beeinträchtigt	*Persistent, needs some assistance for self-care* / Dauerhaft, benötigt Hilfe bei Selbstversorgung	*Refractory, prevents daily activity, coma* / Unbeeinflußbar, verhindert Alltagsaktivitäten, Koma
3. *Intellectual deficit* / Intellektuelle Defizite	*Minor loss of ability to reason & judge* / Geringer Verlust an Urteils- und Bewertungsfähigkeit	*Moderate loss of ability to reason & judge* / Mäßiger Verlust an Urteils- und Bewertungsfähigkeit	*Major loss of ability to reason & judge* / Ausgeprägter Verlust von Urteils- / Bewertungsfähigkeit	*Complete loss of reasoning and judgment* / Völliger Verlust an Urteils- und Bewertungsfähigkeit
4. *Functional competence* / Funktionsfähigkeit	*Perform complex tasks with minor inconvenience* / Minimale Einschränkung bei komplizierten Aufgaben	*Cannot perform complex tasks* / Komplizierte Aufgaben können nicht ausgeführt werden	*Cannot perform simple tasks* / Einfache Aufgaben können nicht ausgeführt werden	*Incapable of self-care / supervision, Coma* / Selbstversorgung unmöglich / Überwachung nötig, Koma
5. *Memory* / Gedächtnis	*Decreased short term memory difficulty with learning* / Vermindertes Kurzzeitgedächtnis, Lernprobleme	*Decreased long term memory loss of short term memory* / Eingeschränktes Langzeit- / Verlust des Kurzzeitgedächtnisses	*Loss of short and long term memory* / Verlust von Langzeit- und Kurzzeitgedächtnis	*Complete disorientation* / Völliger Orientierungsverlust
O *Objective* / Objektiv				
1. *Neurologic deficit* / Neurologische Ausfälle	*Barely detectable neurologic signs, able to perform normal activities* / Kaum feststellbare neurologische Auffälligkeiten, normale Aktivitäten möglich	*Easily detectable neurologic abnormalities, interferes with normal activities* / Einfach feststellbare neurologische Auffälligkeiten, normale Aktivitäten beeinträchtigt	*Focal motor signs, disturbances in speech, vision, etc., interfering with daily activities* / Lokale motorische Symptome, Beeinträchtigung von Sprache, Visus usw.; normale Alltagsaktivitäten beeinträchtigt	*Hemiplegia, hemisensory deficit, aphasia, blindness, etc., requires continuous care, coma* / Hemiplegie, sensorische Halbseitenausfälle, Aphasie, Blindheit, andauernd Pflege notwendig, Koma

1 Einleitung · 2 WHO-, AJCC- und ECOG-Performance + Karnofsky-Index · 3 EORTC QLQ-C30 Lebensqualität · 4 Kausalzusammenhang von Nebenwirkungen · 5 Unerwünschte Ereignisse · 6 WHO-Toxicity Criteria · 7 CTC Common Toxicity Criteria · 8 RTOG- und RTOG/EORTC Toxicity Criteria · 9 LENT-SOMA Score Criteria · 10 ADT-Richtlinien · 11 Anhang Formulare ... Tabellen

1 Einleitung

2 WHO-, AJCC- und ECOG-Performance + Karnofsky-Index

3 EORTC QLQ-C30 Lebensqualität

4 Kausalzusammenhang von Nebenwirkungen

5 Unerwünschte Ereignisse

6 WHO-Toxicity Criteria

7 CTC Common Toxicity Criteria

8 RTOG- und RTOG/EORTC Toxicity Criteria

9 LENT-SOMA Score Criteria

10 ADT-Richtlinien

11 Anhang Formulare ... Tabellen

Tabelle 9.1 *Brain* - Gehirn - (Fortsetzung)

	GRAD(E) 1	GRAD(E) 2	GRAD(E) 3	GRAD(E) 4
2. Cognitive functions / Kognitive Funktionen	*Minor loss of memory, reason and / or judgment* Minimale Einschränkung von Gedächtnis, Urteils- und Bewertungsfähigkeit	*Moderate loss of memory, reason and judgment* Mäßige Einschränkung von Gedächtnis, Urteils- und Bewertungsfähigkeit	*Major intellectual impairment* Ausgeprägte intellektuelle Einschränkung	*Complete memory loss and / or incapable of rational thoughts* Vollständiger Gedächtnisverlust und / oder Unfähigkeit zu rationalem Denken
3. Mood and personality changes / Stimmungs- und Persönlichkeitsveränderungen	*Occasional & minor* Gelegentlich und gering	*Intermittent & minor* Zeitweilig und gering	*Persistent & minor* Dauerhaft und gering	*Total disintegration* Totaler Persönlichkeitsverlust
4. Seizures / Anfälle	*Focal, without impairment of consciousness* Lokal begrenzt, ohne Beeinträchtigung des Bewußtseins	*Focal, with impairment of consciousness* Lokal begrenzt mit Beeinträchtigung des Bewußtseins	*Generalized, tonic-clonic or absence attack* Generalisiert tonisch-klonische Anfälle oder Absencen	*Uncontrolled with loss of consciousness > 10 min* Unkontrollierte Anfälle mit Bewußtlosigkeit > 10 min
M *Management* / Management				
1. *Headache, Somnolence* / Kopfschmerzen, Schläfrigkeit	*Occasional non-narcotic medication* Gelegentlich nicht zentral wirksame Medikamente	*Persistent non-narcotic medication, intermittent low dose steroids* Andauernd nicht zentral wirksame Medikamente, gelegentlich niedrig dosierte Steroide	*Intermittent high dose steroids* Zeitweilig hochdosierte Steroide	*Parenteral high dose steroids, mannitol and / or surgery* Parenteral hochdosierte Steroide, Mannitol und / oder chirurgischer Maßnahmen
2. *Seizures* / Krampfanfälle	*Behavioral modification* Verhaltensänderung	*Behavioral modification and occasional oral medication* Verhaltensänderung und gelegentlich orale Medikation	*Permanent oral medication* Dauernd orale Medikation	*Intravenous anticonvulsive medication* Intravenöse Antikonvulsiva
3. *Cognition, Memory* / Wahrnehmung, Gedächtnis	*Minor adaptation* Geringfügige Anpassung	*Psychosocial & educational intervention* Psychosoziale und erzieherische Maßnahmen	*Occupational & physiotherapy* Beschäftigungs- und Physiotherapie	*Custodial care* Pflegschaftsbetreuung
A *Analytic* / Analyse				
1. *Neuropsychologic* / Neuropsychologisch	*Minor deficits in memory, IQ, and / or attention* Geringe Defizite bei Gedächtnis, IQ und / oder Aufmerksamkeit	*10 - 19 point decrease in IQ level* 10 - 19 Punkte Minderung des IQ-Levels	*20 - 29 point decrease in IQ level* 20 - 29 Punkte Minderung des IQ-Levels	*> 30 point decrease in IQ level, but can learn simple tasks* > 30 Punkte Minderung des IQ-Levels, einfache Aufgaben erlernbar *Y / N Date* J / N Datum:

1	GRAD(E) 1	GRAD(E) 2	GRAD(E) 3	GRAD(E) 4
2. MRI / Kernspintomographie	*Focal white matter changes; dystrophic cerebral calcification* Lokal begrenzte Änderungen der weißen Substanz; dystrophe zerebrale Kalzifikation	*White matter changes affecting > 1 cerebral lobe; limited perilesional necrosis* Änderung der weißen Substanz in > 1 zerebralen Lappen; begrenzte perifokale Nekrose	*Focal necrosis with mass effect* Lokal begrenzte Nekrose mit raumforderndem Effekt	*Pronounced white matter changes; mass effect requiring surgical intervention* Ausgeprägte Änderung der weißen Substanz; Operation wegen raumforderndem Effekt
	Y / N *Date:* J / N Datum:	*Y / N* *Date:* J / N Datum:	*Y / N* *Date:* J / N Datum:	*Y / N* *Date:* J / N Datum:
3. CT / Computertomographie		*Assessment of swelling, edema, atrophy* Beurteilung von Schwellung, Ödem, Atrophie		
		Y / N *Date:* J / N Datum:		
4. MRS / MR-Spektroskopie		*Assessment of chemical spectra* Beurteilung der chemischen Spektren		
		Y / N *Date:* J / N Datum:		
5. PET / PET		*Assessment of metabolic activity* Beurteilung der metabolischen Aktivität		
		Y / N *Date:* J / N Datum:		
6. Magnetic mapping / MEG		*Assessment of cognitive function* Beurteilung der kognitiven Funktion		
		Y / N *Date:* J / N Datum:		
7. Serum / Serum		*Assessment of myelin basic protein levels* Beurteilung des Myelins der Myelinbasisproteine		
		Y / N *Date:* J / N Datum:		
8. CSF / Liquor		*Assessment of total protein and myelin basic protein* Beurteilung von Gesamteiweiß und Myelinbasisprotein		
		Y / N *Date:* J / N Datum:		

a Function in the irradiated part of brain
a Funktion der bestrahlten Hirnanteile

Table 9.2 *Spinal Cord* - Rückenmark

	GRAD(E) 1	GRAD(E) 2	GRAD(E) 3	GRAD(E) 4
S *Subjective* / Subjektiv				
1. Paresthesia (tingling sensation, shooting pain, Lhermitte's syndrome) / Parästhesien (Kribbelempfindung, einschießende Schmerzen, Lhermitte-Syndrom)	*Occasional & minimal* / Gelegentlich und gering	*Intermittent & tolerable* / Zeitweilig und erträglich	*Persistent & intense* / Dauerhaft und stark	*Refractory & excruciating* / Unbeeinflußbar und sehr quälend
2. Sensory (numbness) / Gefühl (Taubheit)	*Minimal change* / Geringe Veränderung	*Mild unilateral sensory loss; works with some difficulties* / Leichte einseitige Gefühllosigkeit; arbeitet mit etwas Schwierigkeiten	*Partial unilateral sensory loss; needs assistance for self care* / Partiell einseitige Gefühllosigkeit; Unterstützung bei Selbstversorgung nötig	*Total loss of sensation, danger of self-injury* / Völlige Gefühllosigkeit, Gefahr der Selbstverletzung
3. Motor (weakness) / Grobe Kraft (Schwäche)	*Minor loss of strength* / Geringer Verlust der Kraft	*Weakness interfering with normal activities* / Schwäche, die bei normaler Tätigkeit stört	*Persistent weakness preventing basic activities* / Dauerhafte Schwäche, die normale Tätigkeit verhindert	*Paralysis* / Paralyse
4. Sphincter control / Sphinkterkontrolle[a]	*Occasional loss* / Gelegentlicher Verlust	*Intermittent loss* / Zeitweiliger Verlust	*Incomplete control* / Unvollständige Kontrolle	*Complete incontinence* / Vollständige Inkontinenz
O *Objective* / Objektiv				
1. Neurologic evaluation / Neurologische Evaluation	*Barely detectable decrease in sensation or motor weakness on one side, no effect on function* / Kaum feststellbare Gefühls- oder Kraftminderung auf einer Seite, keine Auswirkung auf Funktion	*Easily detectable decrease in sensation or motor weakness on one side, disturbs but does not prevent function* / Einfach feststellbare Gefühlsminderung auf einer Seite, störend bei Funktionen, aber kein Funktionsausfall	*Full Brown-Sequard syndrome, loss of sphincter function, prevents function* / Vollständig ausgeprägtes Brown-Sequard-Syndrom, Sphinkterverlust, (sonstiger) Funktionsverlust	*Complete transsection, disabling, requiring continuous care* / Vollständiger Querschnitt, stark behindernd, andauernd Pflege nötig

2	GRAD(E) 1	GRAD(E) 2	GRAD(E) 3	GRAD(E) 4	
M **Management** / **Management**					
1. Pain / Schmerzen	*Occasional non-narcotic medication* / Gelegentlich nicht zentral wirksame Medikamente	*Persistent non-narcotic medication, intermittent low dose steroids* / Dauerhaft nicht zentral wirksame Medikamente, zeitweilig niedrig dosierte Steroide	*Intermittent high dose steroids* / Zeitweilig hoch dosierte Steroide	*Persistent high dose steroids* / Dauerhaft hoch dosierte Steroide	
2. Neurologic function / Neurologische Funktion	*Needs minor adaptation to continue working* / Benötigt geringe Anpassung um Arbeit zu verrichten	*Regular physiotherapy* / Regelmäßige Physiotherapie	*Intensive physiotherapy plus regular supervision* / Intensive Physiotherapie, regelmäßige Überwachung	*Intensive nursing and / or life support* / Intensivpflege und / oder lebenserhaltende Maßnahmen	
3. Incontinence / Inkontinenz	*Occasional use of incontinence pads* / Gelegentlich Einlagen wegen Inkontinenz	*Intermittent use of incontinence pads* / Zeitweilig Einlagen wegen Inkontinenz	*Regular use of incontinence pads or self-catheterization* / Regelmäßig Einlagen oder Selbstkatheterisierung	*Permanent use of pads or catheterization* / Andauernd Einlagen oder Dauerkatheter	
A *Analytic* / Analyse					
1. MRI / Kernspintomographie	*Edema* / Ödem	*Localized demyelination* / Eng umschriebene Demyelinisierung	*Extensive demyelination* / Ausgedehnte Demyelinisierung	*Necrosis* / Nekrose	*Y / N Date:* J / N Datum:
2. CT / Computertomographie	*Assessment of swelling, edema, atrophy* / Beurteilung von Schwellung, Ödem, Atrophie				*Y / N Date:* J / N Datum:
3. MRS / MR-Spektroskopie	*Assessment of chemical spectra* / Beurteilung der chemischen Spektren				*Y / N Date:* J / N Datum:
4. PET / PET	*Assessment of metabolic activity* / Beurteilung der metabolischen Aktivität				*Y / N Date:* J / N Datum:

1 Einleitung 2 WHO-, AJCC- und ECOG-Performance + Karnofsky-Index 3 EORTC QLQ-C30 Lebensqualität 4 Kausalzusammenhang von Nebenwirkungen 5 Unerwunschte Ereignisse 6 WHO-Toxicity Criteria 7 CTC Common Toxicity Criteria 8 RTOG- und RTOG/EORTC Toxicity Criteria 9 LENT-SOMA Score Criteria 10 ADT-Richtlinien 11 Anhang Formulare ... Tabellen

77

Tabelle 9.2 *Spinal Cord* - Rückenmark - (Fortsetzung)

2	GRAD(E) 1	GRAD(E) 2	GRAD(E) 3	GRAD(E) 4
5. Serum	*Assessment of myelin basic protein levels*			Y / N Date: J / N Datum:
Serum	Beurteilung der Myelin-Basisproteine			
6. CSF	*Assessment of total protein and myelin basic protein*			Y / N Date: J / N Datum:
Liquor	Beurteilung von Gesamteiweiß und Myelin-Basisproteinen			

a Im Originaltext wird keine Zuordnung zu einem bestimmten Sphinkterorgan angegeben. Unter Nr. 21.6 wird die Funktion des Sphinkters der Harnblase und unter Nr. 25.5 des Analsphinkterorgans, klassifiziert.

3	GRAD(E) 1	GRAD(E) 2	GRAD(E) 3	GRAD(E) 4
S *Subjective* / Subjektiv				
1. Libido / Libido	*Occasionally suppressed* / Gelegentlich vermindert	*Intermittently suppressed* / Zeitweilig vermindert	*Persistently suppressed* / Andauernd vermindert	
O *Objective* / Objektiv				
1. Fertility / Fertilität				*Impotent* / Impotent
2. Libido / Libido[a]	*Occasional loss* / Gelegentlicher Verlust	*Intermittent loss* / Zeitweiliger Verlust	*Persistent loss* / Dauerhafter Verlust	
M *Management* / Management				
1. Libido / Libido		*Hormone replacement* / Hormonersatz		
A *Analytic* / Analyse				
2. FSH / LH / FSH / LH	*Normal limits or borderline decreased* / Werte im Normalbereich oder grenzwertig erniedrigt	*Decreased* / Erniedrigt		*Y / N Date: J / N Datum:*
3. Testosterone / Testosteron	*Normal limits or borderline decrease* / Werte im Normalbereich oder grenzwertig erniedrigt	*Decreased* / Erniedrigt		*Y / N Date: J / N Datum:*
4. Stimulated FSH / LH / Stimulierte FSH / LH	*Assessment of testes responsiveness and hypothalamic / pituitary - testes axis integrity* Beurteilung der Hodenstimulierbarkeit und der Integrität der hypothalamisch / hypophysär – gonadalen Achse			*Y / N Date: J / N Datum:*

[a] Originaltext ohne Definition des Zeitbegriffs.

Tabelle 9.4 *Female : Hypothalamic / Pituitary - Gonal Axis* - Frau : Hypothalamisch / hypophysär – gonadale Achse

4	GRAD(E) 1	GRAD(E) 2	GRAD(E) 3	GRAD(E) 4
S *Subjective* Subjektiv				
1. *Hot flashes* Hitzewellen	*Occasional* Gelegentlich	*Intermittent* Zeitweilig	*Persistent* Dauerhaft	
2. *Dysmenorrhea* Dysmenorrhoe	*Occasional* Gelegentlich	*Intermittent* Zeitweilig	*Persistent* Dauerhaft	
3. *Menstruation* Menstruation		*Oligomenorrhea* Oligomenorrhoe	*Amenorrhea* Amenorrhoe	
4. *Libido*[a] Libido[a]	*Occasionally suppressed* Gelegentlich vermindert	*Intermittently suppressed* Zeitweilig vermindert	*Persistently suppressed* Dauerhaft vermindert	
O *Objective* Objektiv				
1. *Ovulation* Ovulation			*Anovulation in premenopausal women* Anovulation bei prämenopausalen Frauen	
2. *Involuntary infertility*[b] Ungewollte Unfruchtbarkeit[b]				*Infertile* Unfruchtbarkeit
3. *Osteoporosis* Osteoporose			*Radiographic evidence* Radiologischer Nachweis	*Fracture* Fraktur
M *Management* Management				
1. *Dysmenorrhea, Hot flashes* Dysmenorrhoe, Hitzewellen		*Persistent hormone replacement* Dauerhafter Hormonersatz		
2. *Menstruation* Menstruation		*Hormone replacement* Hormonersatz		
3. *Osteoporosis* Osteoporose		*Hormone replacement, Calcium supplements* Hormonersatz, Kalziumzusatz		

4	GRADE(E) 1	GRADE(E) 2	GRADE(E) 3	GRADE(E) 4
A *Analytic* Analyse				
1. *FSH / LH / Estradiol*	*Assessment of hypothalamic / pituitary - gonadal axis integrity*			Y / N *Date:* J / N Datum:
FSH / LH / Östradiol	Beurteilung der Integrität der hypothalamisch / hypophysär gonadalen Achse			
2. *Bone densitometry*	*Quantify bone density*			Y / N *Date:* J / N Datum:
Knochendichte- messung	Quantifizierung der Knochendichte			
3. *Stimulated FSH / LH*	*Assessment of pituitary responsiveness*			Y / N *Date:* J / N Datum:
Stimulierte FSH / LH	Beurteilung der hypophysären Stimulierbarkeit			

a wie 3.2.
b gemeint ist hier „Therapiebedingte" Unfruchtbarkeit

| 1 Einleitung | 2 WHO-, AJCC- und ECOG-Performance + Karnofsky-Index | 3 EORTC QLQ-C30 Lebensqualität | 4 Kausalzusam-menhang von Nebenwirkungen | 5 Unerwünschte Ereignisse | 6 WHO-Toxicity Criteria | 7 CTC Common Toxicity Criteria | 8 RTOG- und RTOG/EORTC Toxicity Criteria | 9 LENT-SOMA Score Criteria | 10 ADT-Richtlinien | 11 Anhang Formulare ... Tabellen |

81

1 Einleitung | 2 WHO-, AJCC- und ECOG-Performance + Karnofsky-Index | 3 EORTC QLQ-C30 Lebensqualität | 4 Kausalzusammenhang von Nebenwirkungen | 5 Unerwünschte Ereignisse | 6 WHO-Toxicity Criteria | 7 CTC Common Toxicity Criteria | 8 RTOG- und RTOG/EORTC Toxicity Criteria | 9 LENT-SOMA Score Criteria | 10 ADT-Richtlinien | 11 Anhang Formulare ... Tabellen

Tabelle 9.5 *Hypothalamic / Pituitary - Adrenal Axis - Hypothalamisch / hypophysär – adrenale Achse*

S	GRAD(E) 1	GRAD(E) 2	GRAD(E) 3	GRAD(E) 4
Subjective **Subjektiv**				
1. Activity level Aktivitätsniveau[a]	*Occasional fatigue* Gelegentlich Müdigkeit	*Intermittent fatigue and drowsiness* Zeitweilig Müdigkeit und Schläfrigkeit	*Drowsiness and weakness* Schläfrigkeit und Schwäche	*Paralysis / coma* Paralyse / Koma
2. Appetite Appetit	*Occasional anorexia* Gelegentlich Appetitlosigkeit	*Anorexia / nausea* Appetitlosigkeit / Übelkeit	*Persistent vomiting* Dauerhaftes Erbrechen	*Refractory vomiting* Unbeeinflußbares Erbrechen
3. Skin color Hautfarbe	*Darkened scars* Dunkel pigmentierte Narben	*Darkened mucosa, palmar creases* Dunkel pigmentierte Mucosa und Handlinien	*Darkened skin* Dunkel pigmentierte Haut	
Objective **Objektiv**				
1. Strength Muskelkraft			*Muscle weakness* Muskelschwäche	*Paralysis* Lähmung
2. Cardiovascular Kardiovaskulär		*BP 20% below baseline* RR 20% unter Normalwert	*BP 20 - 50% below baseline* RR 20 - 50% unter Normalwert	*BP > 50% below baseline* RR >50% unter Normalwert
3. Metabolic Metabolisch	*Occasional salt craving and muscle cramping* Gelegentlich Salzverlangen und Muskelkrämpfe	*Intermittent salt craving and muscle cramping, light headedness* Zeitweilig Salzverlangen und Muskelkrämpfe, Geringes Schwindelgefühl	*Persistent salt craving and muscle cramping, dizziness, syncope* Dauerhaft Salzverlangen und Muskelkrämpfe, Schwindel, Synkope	*Refractory muscle cramping, coma* Unbeeinflußbare Muskelkrämpfe, Koma
4. Skin color Hautfarbe	*Darkened scars* Dunklere Narben	*Darkened mucosa, palmar creases* Dunklere Schleimhaut und Handlinien	*Darkened skin* Dunklere Haut	

5	GRAD(E) 1	GRAD(E) 2	GRAD(E) 3	GRAD(E) 4
M *Management* Management				
1. Hypoadrenalism Hypoadrenalismus	*Hydrocortisone replacement* Kortisonersatz			
A *Analytic* Analyse				
1. Corticotropin-stimulation test ACTH-Stimulationstest	*Assessment of adrenal responsiveness and hypothalamic / pituitary - adrenal axis integrity* Beurteilung der Nebennierenstimulierbarkeit und Integrität der hypothalamisch / hypophysären Nebennierenachse			*Y / N Date:* J / N Datum:
2. Corticotropin-releasing hormone stimulation test ACTH-Releasing Hormonstimulationstest	*Assessment of adrenal responsiveness and hypothalamic / pituitary - adrenal axis integrity* Beurteilung der Nebennierenstimulierbarkeit und Integrität der hypothalamisch / hypophysären Nebennierenachse			*Y / N Date* J / N Datum:

ª Perioden von ≤ 7 Tagen (Grad 1) bzw. > 7 Tagen (Grad 2).

Tabelle 9.6 *Eye* - Auge

6	GRAD(E) 1	GRAD(E) 2	GRAD(E) 3	GRAD(E) 4
S **Subjective** **Subjektiv**				
1. Vision	*Indistinct color vision*	*Blurred vision, loss of color vision*	*Severe loss of vision, symptomatic visual field defect with decrease in central vision, some ability to perform daily living activites*	*Blind, inability to perform daily living activities*
Visus	Undeutliches Farbensehen	Verschwommenes Sehen, Verlust des Farbensehens	Ausgeprägter Visusverlust, symptomatischer Gesichtsfelddefekt mit reduziertem Zentralsehen; eingeschränkt fähig, Alltagsaktivitäten zu verrichten	Erblindung; unfähig, Alltagsaktivitäten zu verrichten.
2. Light sensitivity	*Photophobia, no change in vision*	*Increased photophobia, decreased vision*	*Photophobia, major loss of vision*	
Lichtempfindlichkeit	Photophobie, keine Änderung des Visus	Verstärkte Photophobie, verminderter Visus	Photophobie, stark verminderter Visus	
3. Pain / Dryness	*Occasional & minimal*	*Intermittent & tolerable*	*Persistent & intense*	*Refractory & excruciating*
Schmerz / Trockenheit	Gelegentlich und gering	Zeitweilig und erträglich	Dauerhaft und stark	Unbeeinflußbar und sehr quälend
4. Tearing	*Occasional*	*Intermittent*	*Persistent*	
Vermehrtes Tränen	Gelegentlich	Zeitweilig	Dauerhaft	
O **Objective** **Objektiv**				
1. Best corrected vision	*> 20/40*	*20/50 - 20/200*	*< 20/200 can count fingers at 1m*	*Cannot count fingers at 1m*
Bester korrigierter Visus	> 20/40	20/50 - 20/200	< 20/200, kann Finger in 1 Meter Abstand zählen	Kann Finger nicht in 1 Meter Abstand zählen
2. Cornea	*Increased tearing on exam*	*Non-infectious keratitis*	*Infectious keratitis, corneal ulcer*	*Panophthalmitis, corneal scar, ulceration leading to perforation / loss of globe.*
Cornea	Vermehrtes Tränen bei der Untersuchung	Nicht infektiöse Keratitis	Infektiöse Keratitis, Ulcus corneae	Panophthalmitis, Hornhautnarbe, Ulceration mit Folge der Perforation, Verlust des Auges

6	GRAD(E) 1	GRAD(E) 2	GRAD(E) 3	GRAD(E) 4
3. *Iris* Iris	*Rubeosis only* Alleinige Rubeosis	*Rubeosis, increased intraocular pressure* Rubeosis, Augeninnendruckerhöhung	*Neovascular glaucoma with ability to count fingers at 1 m* Neovaskuläres Glaukom mit der Fähigkeit, Finger in 1 Meter Abstand zu zählen	*Neovascular glaucoma without ability to count fingers at 1 m, complete blindness* Neovaskuläres Glaukom ohne die Fähigkeit, Finger in 1 Meter Abstand zu zählen, Erblindung
4. *Sclera* Sklera	*Loss of episcleral vessels* Verlust der episkleralen Gefäße	*< 50% scleral thinning* < 50% sklerale Atrophie	*> 50% scleral thinning* >50% sklerale Atrophie	*Scleral or periosteal graft required due to perforation* Sklera oder Periosttransplantat bei Perforation nötig
5. *Optic nerve* Nervus Opticus	*Afferent papillary defect with normal appearing nerve* Afferenter Papillendefekt mit normal erscheinendem Nerven	*≤ ¼ pallor with asymptomatic visual field defect* ≤ ¼ Abblassen der Papille mit asymptomatischem Gesichtsfelddefekt	*> ¼ pallor or central scotoma* > ¼ Abblassen der Papille oder zentrales Skotom	*Profound optic atrophy, complete blindness* Ausgeprägte Papillenatrophie, völlige Erblindung
6. *Lens* Linse	*Asymmetric lenticular opacities, no visual loss* Asymmetrische Linsentrübung, kein Visusverlust	*Moderate lenticular changes, mild - moderate visual loss* Mäßige Linsentrübung, leicht bis mäßiger Visusverlust	*Moderate lenticular changes, severe visual loss* Mäßige Linsentrübung, ausgeprägter Visusverlust	*Severe lenticular changes* Ausgeprägte Linsenveränderungen
7. *Retina* Retina	*Microaneurysms, nonfoveal exudates, minor vessel attenuation, extra-foveal pigment changes* Mikroaneurysmen, Exsudate außerhalb der Fovea lutea, geringe Gefäßrückbildung, extramakuläre Pigmentänderungen	*Cotton wool spots* „Cotton wool" Flecken	*Massive macular exudation, focal retinal detachment* Ausgeprägte makuläre Exsudation, lokal begrenzte Netzhautablösung	*Opaque vitreous hemorrhage, complete retinal detachment, blindness* Dichte Glaskörpereinblutung, vollständige Netzhautablösung, Erblindung
8. *Facial bones* Gesichtsknochen	*Cosmetically undetectable facial asymmetry* Kosmetisch nicht feststellbare Gesichtsasymmetrie	*Minimal cosmetic asymmetry* Geringe kosmetische Asymmetrie	*Moderate orbital contracture* Mäßige Orbitaverengung	*Severe hypoplasia of orbital bones* Ausgeprägte Hypoplasie der Orbitaknochen
M *Management* Management				
1. *Tearing, Cornea, Lacrimation* Tränen, Cornea, Tränenfluß	*Lubrication as needed* Feuchtigkeitstropfen je nach Notwendigkeit	*Lubrication with or without pressure patch, antibiotics* Tropfen mit oder ohne Druckverband, Antibiotika	*Topical antibiotics with or without cycloplegia* Topische Antibiotika mit oder ohne Zykloplegie	*Corneal graft, Enucleation* Hornhauttransplantat, Enukleation

1 Einleitung | 2 WHO-, AJCC- und ECOG-Performance + Karnofsky-Index | 3 EORTC QLQ-C30 Lebensqualität | 4 Kausalzusammenhang von Nebenwirkungen | 5 Unerwünschte Ereignisse | 6 WHO-Toxicity Criteria | 7 CTC Common Toxicity Criteria | 8 RTOG- und RTOG/EORTC Toxicity Criteria | 9 LENT-SOMA Score Criteria | 10 ADT-Richtlinien | 11 Anhang Formulare ... Tabellen

Tabelle 9.6 *Eye* - Auge - (Fortsetzung)

6	GRAD(E) 1	GRAD(E) 2	GRAD(E) 3	GRAD(E) 4
2. Pain Schmerzen	*Occasional non-narcotic* Gelegentlich, nicht zentral wirksame Analgetika	*Regular non-narcotic* Regelmäßig nicht zentral wirksame Analgetika	*Regular narcotic* Regelmäßig zentral wirksame Analgetika	*Parenteral narcotics* Parenterale zentral wirksame Analgetika
3. Neovascularization Neovaskularisation	*Pan-retinal photocoagulation for neovascular changes* Netzhautphotokoagulation bei neovaskulären Veränderungen	*Medical management of glaucoma, pan-retinal photocoagulation* Medikamentöse Glaukomtherapie, Netzhautphotokoagulation	*Surgical management of glaucoma, cytodestructive procedure* Chirurgische Therapie des Glaukoms, zytodestruktive Operation	*Enucleation* Enukleation
4. Lens Linse			*Cataract extraction depending on visual potential* Kataraktextraktion je nach Visus	
5. Retina Retina		*Medical management of glaucoma, focal photocoagulation* Medikamentöse Therapie des Glaukoms, lokal begrenzte Photokoagulation	*Surgical management of glaucoma, with or without pan-retinal photocoagulation* Chirurgie des Glaukoms, mit/ohne Photokoagulation der ganzen Netzhaut	*Cytodestructive procedure, repair of retinal detachment* Zytodestruktive Operation, Therapie der Netzhautablösung
6. Facial bones Gesichtsknochen			*Cosmetic repair ± orbital augmentation for anophthalmic socket* Kosmetische Chirurgie mit und ohne Orbitavergrößerung für die leere Augenhöhle	*Enucleation, orbital augmentation for anophthalmic socket* Enukleation, Orbitavergrößerung für die leere Augenhöhle

A Analytic / Analyse

	GRAD(E) 1			
1. Slit lamp exam Spaltlampenuntersuchung	*Assessment of intraocular pressure, pupils, ocular motility, dilated fundoscopic exam and gonioscopy* Beurteilung von Augeninnendruck, Pupillen, Augenbewegung, erweiterte fundoskopische Untersuchung und Gonioskopie			Y / N *Date:* J / N Datum:
2. Cultures and stains Mikrobiologische Kulturen	*Assessment of corneal infiltrates* Beurteilung von Hornhautinfiltraten			Y / N *Date:* J / N Datum:

6	GRAD(E) 1	GRAD(E) 2	GRAD(E) 3	GRAD(E) 4
3. *Ultrasound*	*Examination of posterior pole if opaque media, i.e., cornea, lens, vitreous body*			Y / N *Date:* J / N Datum:
Ultraschall	Untersuchung des hinteren Augenpols bei trüben Medien, z.B. Cornea, Linse oder Glaskörper			
4. *Fluorescein angiogram*	*Evaluation of retinal neovascularization, macular edema / exudates*			Y / N *Date:* J / N Datum:
Fluorescens-angiographie	Evaluation von Netzhaut, Neovaskularisation, Makulaödem / Exsudaten			
5. *Color vision*	*Assessment if afferent pupillary defect, or optic nerve asymmetry*			Y / N *Date:* J / N Datum:
Farbvisus	Beurteilung, ob ein afferenter Pupillendefekt vorliegt oder Asymmetrie des Nervus opticus besteht			
6. *Automated visual field*	*Bilateral assessment of optic nerve, pupillary or color vision abnormality*			Y / N *Date:* J / N Datum:
Automatische Gesichtsfeld-beurteilung	Beidseitige Beurteilung von Nervus opticus, Pupillen- oder Farbvisusabnormität			
7. *MRI*	*Assessment of sudden visual loss and abnormal optic disc or normal appearing optic disc and no other visible reason for visual loss*			Y / N *Date:* J / N Datum:
Kernspin-tomographie	Beurteilung von plötzlichem Visusverlust bei abnormaler Papille oder bei normal erscheinender Papille und bei fehlenden anderen erkennbaren Gründen für Visusverlust			

1 Einleitung

2 WHO-, AJCC- und ECOG-Performance + Karnofsky-Index

3 EORTC QLQ-C30 Lebensqualität

4 Kausalzusam-menhang von Nebenwirkungen

5 Unerwünschte Ereignisse

6 WHO-Toxicity Criteria

7 CTC Common Toxicity Criteria

8 RTOG- und RTOG/EORTC Toxicity Criteria

9 LENT-SOMA Score Criteria

10 ADT-Richtlinien

11 Anhang Formulare ... Tabellen

87

1 Einleitung | 2 WHO- AJCC- und ECOG-Performance + Karnofsky-Index | 3 EORTC QLQ-C30 Lebensqualität | 4 Kausalzusammenhang von Nebenwirkungen | 5 Unerwünschte Ereignisse | 6 WHO-Toxicity Criteria | 7 CTC Common Toxicity Criteria | 8 RTOG- und RTOG/EORTC Toxicity Criteria | 9 LENT-SOMA Score Criteria | 10 ADT-Richtlinien | 11 Anhang Formulare ... Tabellen

Tabelle 9.7 *Ear*- Ohr

	GRAD(E) 1	GRAD(E) 2	GRAD(E) 3	GRAD(E) 4
S *Subjective* **Subjektiv**				
1. Pain Schmerzen	*Occasional & minimal* Gelegentlich und gering	*Intermittent & tolerable* Zeitweilig und erträglich	*Persistent & intense* Dauerhaft und stark	*Refractory & excruciating* Unbeeinflußbar und sehr quälend
2. Tinnitus Tinnitus	*Occasional* Gelegentlich	*Intermittent* Zeitweilig	*Persistent* Dauerhaft	*Refractory* Unbeeinflußbar
3. Hearing Hören	*Minor loss, no impairment in daily activities* Geringer Verlust, keine Störung täglicher Aktivitäten	*Frequent difficulties with faint speech* Häufig Probleme bei Flüstersprache	*Frequent difficulties with loud speech* Häufig Probleme bei lauter Sprache	*Complete deafness* (Vollständige) Taubheit
O *Objective* **Objektiv**				
1. Skin Haut	*Dry desquamation* Trockene Schuppung	*Otitis externa* Otitis externa	*Superficial ulceration* Oberflächliche Ulzeration	*Deep ulceration, necrosis, osteochondritis* Tiefe Ulzeration, Nekrose, Osteochondritis
2. Hearing Hören	*< 10 decibel loss in one or more frequencies* < 10 dB Verlust bei einer oder mehreren Frequenzen	*10 - 15 decibel loss in one or more frequencies* 10 - 15 dB Verlust bei einer oder mehreren Frequenzen	*> 15 - 20 decibel loss in one or more frequencies* > 15 - 20 dB Verlust bei einer oder mehreren Frequenzen	*> 20 decibel loss in one or more frequencies* >20 dB Verlust bei einer oder mehreren Frequenzen
M *Management* **Management**				
1. Pain Schmerzen	*Occasional non-narcotic* Gelegentlich nicht zentral wirksame Analgetika	*Regular non-narcotic* Regelmäßig nicht zentral wirksame Analgetika	*Regular narcotic* Regelmäßig zentral wirksame Analgetika	*Parenteral narcotics* Parenterale zentral wirksame Analgetika
2. Skin Haut	*Occasional lubrication / ointments* Gelegentlich Feuchtigkeitssalben oder Lösungen	*Regular eardrops or antibiotics* Regelmäßig Ohrentropfen oder Antibiotika	*Eardrums* (Manipulation am) Trommelfell	*Surgical intervention* Chirurgische Therapie
3. Hearing loss Hörverlust			*Hearing aid* Hörhilfe	

7	GRAD(E) 1	GRAD(E) 2	GRAD(E) 3	GRAD(E) 4
A Analytic Analyse				
1. Pure tone audiometry Reine Tonaudiometrie	*Assessment of characteristics of sensorineural perception* Beurteilung der Charakteristik der neurosensorischen Wahrnehmung			Y / N Date: J / N Datum:
2. Speech audiometry Sprachaudiometrie	*Assessment of characteristics of speech perception* Beurteilung der Charakteristik der Sprachwahrnehmung			Y / N Date: J / N Datum:

1 Einleitung | 2 WHO-, AJCC- und ECOG-Performance + Karnofsky-Index | 3 EORTC QLQ-C30 Lebensqualität | 4 Kausalzusammenhang von Nebenwirkungen | 5 Unerwünschte Ereignisse | 6 WHO-Toxicity Criteria | 7 CTC Common Toxicity Criteria | 8 RTOG- und RTOG/EORTC Toxicity Criteria | 9 LENT-SOMA Score Criteria | 10 ADT-Richtlinien | 11 Anhang Formulare ... Tabellen

Tabelle 9.8 *Mucosa - Oral and Pharyngeal* - Schleimhaut: Mund- und Pharynxbereich (Oropharynx)

8	GRAD(E) 1	GRAD(E) 2	GRAD(E) 3	GRAD(E) 4
S *Subjective* Subjektiv				
1. Pain Schmerzen	*Occasional & minimal* Gelegentlich und gering	*Intermittent & tolerable* Zeitweilig und erträglich	*Persistent & intense* Dauerhaft und stark	*Refractory & excruciating* Unbeeinflußbar und sehr quälend
2. Dysphagia Dysphagie	*Difficulty eating solid food* Schwierigkeit bei fester Kost	*Difficulty eating soft food* Schwierigkeit bei weicher Kost	*Can take liquids only* Nur Flüssigkeit möglich	*Totally unable to swallow* Völlige Schluckunfähigkeit
3. Taste alteration Geschmacksveränderung	*Occasional, slight* Gelegentlich, geringfügig	*Intermittent* Zeitweilig	*Persistent* Dauerhaft	
O *Objective* Objektiv				
1. Mucosal integrity Schleimhautintegrität	*Patchy atrophy or telangiectasia* Fleckförmige Atrophie oder Teleangiektasie	*Diffuse atrophy or telangiectasia, superficial ulcer* Diffuse Atrophie oder Teleangiektasie, oberflächliche Ulzeration	*Deep ulcer no bone or cartilage exposure* Tiefe Ulzeration ohne freiliegendem Knochen oder Knorpel	*Deep ulcer with bone or cartilage exposure* Tiefe Ulzeration mit freiliegendem Knochen oder Knorpel
2. Weight Gewicht	$\leq 5\%$ *loss* $\leq$5% Verlust	*> 5 - 10% loss* > 5 - 10% Verlust	*> 10 - 15% loss* > 10 - 15% Verlust	*> 15% loss* > 15% Verlust
M *Management* Management				
1. Pain Schmerzen	*Occasional non-narcotic* Gelegentlich nicht zentral wirksame Analgetika	*Regular non-narcotic* Regelmäßig nicht zentral wirksame Analgetika	*Regular narcotic* Regelmäßig zentral wirksame Analgetika	*Surgical intervention* Chirurgische Therapie
2. Ulcer Ulzeration		*Cleanse* Spülung, Säuberung	*Antibiotics or oxidants* Antibiotika oder Oxidantien	*Debridement and other surgical intervention* Debridement und andere chirurgische Maßnahmen
3. Dysphagia Dysphagie	*Lubricants, diet modification* Gleitmittel, Änderungen der Ernährung	*Non-narcotic* Nicht zentral wirksame Analgetika	*Narcotic* Zentral wirksame Analgetika	*PEG tube and / or surgical intervention* PEG-Anlage und / oder chirurgische Maßnahmen

8	GRADE(E) 1	GRADE(E) 2	GRADE(E) 3	GRADE(E) 4
4. *Taste alteration* / Geschmacks-veränderung	*Minor diet changes (non-acidic)* / Geringe Nahrungsumstellung (keine saure oder scharfe Kost)	*Minor diet changes (semi-soft)* / Geringe Nahrungsumstellung (halbweiche Kost)	*Major diet changes (soft)* / Ausgeprägte Nahrungsumstellung (weiche Kost)	*Major diet changes (liquid)* / Ausgeprägte Nahrungsumstellung (flüssige Kost)

A *Analytic* / Analyse

	GRADE(E) 1	GRADE(E) 2	GRADE(E) 3	GRADE(E) 4
1. *Color photo* / Farbphoto	*Assessment of changes in appearance* / Beurteilung der Veränderung im Aussehen			*Y / N* / *Date* / J / N / Datum:
2. *Cytology, Biopsy, Imaging* / Zytologie, Biopsie, Bildgebung	*Rule out persistent tumor* / Ausschluß eines weiter bestehenden Tumors			*Y / N* / *Date* / J / N / Datum:
3. *Smear, Culture, Antifungal trial* / Abstrich, Kultur, Untersuchung auf Pilzinfektion	*Rule out candidiasis* / Ausschluß einer Candidiasis			*Y / N* / *Date* / J / N / Datum:

1 Einleitung

2 WHO-, AJCC und ECOG-Performance + Karnofsky-Index

3 EORTC QLQ-C30 Lebensqualität

4 Kausalzusammenhang von Nebenwirkungen

5 Unerwünschte Ereignisse

6 WHO-Toxicity Criteria

7 CTC Common Toxicity Criteria

8 RTOG- und RTOG/EORTC Toxicity Criteria

9 LENT-SOMA Score Criteria

10 ADT-Richtlinien

11 Anhang Formulare ... Tabellen

Tabelle 9.9 *Salivary Gland* - Speicheldrüse(n)

9	GRAD(E) 1	GRAD(E) 2	GRAD(E) 3	GRAD(E) 4
S Subjective Subjektiv				
1. Xerostomia Mundtrockenheit	*Occasional dryness* Gelegentlich Mundtrockenheit	*Partial but persistent dryness* Teilweise, aber andauernde Mundtrockenheit	*Complete dryness, non-debilitating* Vollständige Mundtrockenheit, aber nicht behindernd	*Complete dryness, debilitating* Vollständige Mundtrockenheit, behindernd (und Folgestörungen)
O Objective Objektiv				
1. Saliva Speichelfluß	*Normal moisture* Normale Feuchtigkeit	*Scant saliva* Spärlicher Speichelfluß	*Absence of moisture, sticky, viscous saliva* Keine Feuchtigkeit, klebriger, visköser Speichel	*Absence of moisture, coated mucosa* Fehlende Feuchtigkeit, belegte Schleimhäute
M Management Management				
1. Xerostomia Mundtrockenheit		*Occasional saliva substitute Sugarless candy or gum, sialogogues* Gelegentlich Speichelersatz, zuckerfreie Bonbons oder Kaugummi, Speichelstimulantien	*Frequent saliva substitute or water; Sugarless candy or gum, sialogogues* Regelmäßig Speichelersatz oder Wasser, zuckerfreie Bonbons oder Kaugummi, Speichelstimulantien	*Needs saliva substitute or water in order to eat; Sugarless candy or gum, sialogogues* Benötigt Speichelersatz oder Wasser zum Essen, zuckerfreie Bonbons oder Kaugummi, Speichelstimulantien
A Analytic Analyse				
1. Salivary flow/ quantity/ stimulation Speichelfluß, Mengenbestimmung, Stimulationstest	*76 - 95% of pre-treatment level* 76 - 95% vom prätherapeutischen Level	*51 - 75% of pre-treatment level* 51 - 75% vom prätherapeutischen Level	*26 - 50% of pre-treatment level* 26 - 50% vom prätherapeutischen Level	*0 - 25% of pre-treatment level* 0 - 25% vom prätherapeutischen Level
				Y / N Date: J / N Datum:

Tabelle 9.10 *Mandible* - Unterkiefer

10	GRAD(E) 1	GRAD(E) 2	GRAD(E) 3	GRAD(E) 4
S *Subjective* Subjektiv				
1. Pain Schmerzen	*Occasional & minimal* Gelegentlich und gering	*Intermittent & tolerable* Zeitweilig und erträglich	*Persistent & intense* Dauerhaft und stark	*Refractory & excruciating* Unbeeinflußbar und sehr quälend
2. Mastication Kauvorgang		*Difficulty with solids* Schwierigkeiten bei fester Nahrung	*Difficulty with soft foods* Schwierigkeiten bei weicher Nahrung	
3. Denture use Zahnprothesengebrauch		*Loose dentures* Lockere Zahnprothesen	*Inability to use dentures* Unfähigkeit, Gebiß zu tragen	
4. Trismus Trismus (Kieferklemme)	*Noted but unmeasurable* Bemerkbar, aber nicht meßbar	*Preventing normal eating* Verhindert normales Essen	*Difficulty eating* Schwierigkeiten zu essen	*Inadequate oral intake* Unzureichende Nahrungsaufnahme
O *Objective* Objektiv				
1. Exposed bone Freiliegender Knochen		$\leq 2\ cm$ $\leq 2\ cm$	*> 2 cm or limited sequestration* > 2 cm oder begrenzte Sequesterbildung	*Fracture* Fraktur
2. Trismus Trismus		*1 - 2 cm opening* 1 - 2 cm Kieferöffnung	*0.5 - 1 cm opening* 0,5 - 1 cm Kieferöffnung	*< 0.5 cm opening* < 0,5 cm Kieferöffnung
M *Management* Management				
1. Pain Schmerzen	*Occasional non-narcotic* Gelegentlich nicht zentral wirksame Analgetika	*Regular non-narcotic* Regelmäßig nicht zentral wirksame Analgetika	*Regular narcotic* Regelmäßig zentral wirksame Analgetika	*Surgical intervention or resection* Chirurgische Maßnahmen oder Resektion
2. Exposed bone Freiliegender Knochen		*Antibiotics* Antibiotika	*Debridement, HBO2* Debridement, HBO$_2$	*Resection* Resektion

Tabelle 9.10 *Mandible - Unterkiefer* - (Fortsetzung)

10	GRAD(E) 1	GRAD(E) 2	GRAD(E) 3	GRAD(E) 4
3. *Trismus & mastication* Trismus & Kaustörungen		*Soft diet* Weiche Kost	*Liquid diet, Antibiotics, Muscle relaxant meds* Flüssige Kost, Antibiotika, muskelrelaxierende Medikamente	*NG tube, gastrostomy* NG-Tubus (PEG), Gastrostomie
A *Analytic* Analyse				
1. *Mandibular radiograph* Röntgenaufnahme des Unterkiefers	*Questionable changes or none* Fragliche oder keine Veränderungen	*Osteoporosis (radiolucent) Osteosclerosis (radiodense)* Osteoporose (röntgendurchl.) Osteosklerose (röntgendicht)	*Sequestra* Sequesterbildung	*Fracture* Fraktur

Y / N Date: J / N Datum:

Tabelle 9.11 *Teeth* - Zähne

11	GRAD(E) 1	GRAD(E) 2	GRAD(E) 3	GRAD(E) 4
S *Subjective* Subjektiv				
1. *Pain* Schmerzen	*Occasional & minimal* Gelegentlich und gering	*Intermittent & tolerable* Zeitweilig und erträglich	*Persistent & intense* Dauerhaft und stark	*Refractory & excruciating* Unbeeinflußbar und sehr quälend
O *Objective* Objektiv				
1. *Caries* Karies	$DMF^a < 25\%$ Desolater Zahnstatus[b] < 25%	DMF^a 25% - 50% Desolater Zahnstatus[b] 25 - 50%	$DMF^a > 50\%$ Desolater Zahnstatus[b] > 50%	*Fracture* Fraktur
M *Management* Management				
1. *Pain* Schmerzen	*Occasional non-narcotic* Gelegentlich nicht zentral wirksame Analgetika	*Regular non-narcotic* Regelmäßig nicht zentral wirksame Analgetika	*Regular narcotic* Regelmäßig zentral wirksame Analgetika	*Extraction* Extraktion
2. *Caries* Karies	*Prescribed fluorides* Rezeptur von fluoridierten Zahncremes	*Restoration* Zahnsanierung	*Selected extraction* Gezielte Zahnextraktion	*Total extraction* Totalsanierung (Extraktion)
A *Analytic* Analyse				
1. *Dental X-rays* Röntgenaufnahme der Zähne	*Assessment of necrosis progression with periapical, bite wing, pantograph X-rays* Beurteilung der Nekroseentwicklung mit periapikalen Bißflügelaufnahmen und Orthopantomographien			Y / N *Date:* J / N Datum:
2. *Probe for softness* Testung auf weiche Stellen	*Assessment of teeth for decalcification and caries* Beurteilung der Zähne bzgl. Dekalzifikation und Karies			Y / N *Date:* J / N Datum:
3. *Pulp test* Zahnpulpatest	*Assessment of pulp integrity with heat, cold, electric current* Beurteilung der Integrität der Zahnpulpa mit definierten Reizen: Hitze, Kälte und elektrischem Strom			Y / N *Date:* J / N Datum:

95

1 Einleitung | 2 WHO-, AJCC- und ECOG-Performance + Karnofsky-Index | 3 EORTC QLQ-C30 Lebensqualität | 4 Kausalzusammenhang von Nebenwirkungen | 5 Unerwünschte Ereignisse | 6 WHO-Toxicity Criteria | 7 CTC Common Toxicity Criteria | 8 RTOG- und RTOG/EORTC Toxicity Criteria | 9 LENT-SOMA Score Criteria | 10 ADT-Richtlinien | 11 Anhang Formulare ... Tabellen

Tabelle 9.11 *Teeth* - Zähne - (Fortsetzung)

11	GRAD(E) 1	GRAD(E) 2	GRAD(E) 3	GRAD(E) 4
4. *Percussion* Perkussion	*Assessment for tenderness and pain* Beurteilung auf Spannungsgefühl und Schmerzen			Y / N Date: J / N Datum:
5. *Mobility* Mobilität	*Assessment of alveolar bone for loss and infection* Beurteilung des Alveolarkamms auf Rückbildung und Infektion			Y / N Date: J / N Datum:

a DMF = # of decayed, missing, filled teeth compared to pre-RT
b Desolater Zahnstatus = Anzahl von zerfallenen, fehlenden oder sanierten Zähnen verglichen zum Status vor Beginn der Strahlentherapie

Tabelle 9.12 *Larynx* - Kehlkopf (Larynx)

12	GRAD(E) 1	GRAD(E) 2	GRAD(E) 3	GRAD(E) 4
S *Subjective* / Subjektiv				
1. Pain Schmerzen	*Occasional & minimal* Gelegentlich und gering	*Intermittent & tolerable* Zeitweilig und erträglich	*Persistent & intense* Dauerhaft und stark	*Refractory & excruciating* Unbeeinflußbar und sehr quälend
2. Voice / Hoarseness Stimme / Heiserkeit	*Occasional hoarseness on prolonged use* Gelegentlich Heiserkeit nach längerem Sprechen	*Intermittent hoarseness, voice unreliable and variable* Zeitweilig Heiserkeit, Stimme unzuverlässig und variabel	*Persistent hoarseness, incapable of normal communication* Dauernd heiser, keine normale Kommunikation möglich	*Complete loss of voice* Vollständiger Stimmverlust
3. Breathing Atmung	*Occasional difficulty* Gelegentlich Schwierigkeiten	*Intermittent difficulty* Zeitweilig Schwierigkeiten	*Labored breathing* Mühsames Atmen	*Stridor* Stridor
O *Objective* / Objektiv				
1. Edema Ödem	*Arytenoids only* Arytenoidknorpel	*Arytenoids and aryepiglottic folds* Arytenoidknorpel und aryepiglottische Falten	*Diffuse edema of supraglottis, airway adequate* Diffuses Ödem der Supraglottis, Luftwege adäquat	*Diffuse with significant narrowing of airway, < ½ normal diameter* Diffus mit deutlicher Enge der Luftwege < ½ Norm
2. Mucosal integrity Schleimhautintegrität	*Patchy atrophy, telangiectasia* Fleckige Atrophie, Teleangiektasie	*Complete atrophy, extensive telangiectasia* Völlige Atrophie, ausgedehnte Teleangiektasie	*Ulcer, cartilage not exposed* Ulkus, Knorpel nicht freiliegend	*Necrosis, cartilage exposed* Nekrose, Knorpel freiliegend
3. Respiration Atmung		*Dyspnea on exertion* Belastungsdyspnoe	*Labored at rest* Mühsame Atmung in Ruhe	*Stridor at rest* Stridor in Ruhe
M *Management* / Management				
1. Pain Schmerzen	*Occasional non-narcotic* Gelegentlich nicht zentral wirksame Analgetika	*Regular non-narcotic* Regelmäßig nicht zentral wirksame Analgetika	*Regular narcotic* Regelmäßig zentral wirksame Analgetika	*Surgical intervention* Chirurgische Therapie
2. Hoarseness Heiserkeit		*Rest voice, or whisper only* Reststimme oder nur Flüstern	*No talking or whispering* Kein Sprechen oder Flüstern	*Laryngectomy* Laryngektomie
3. Respiration Respiration		*Humidifier, steroids* Inhalation, Steroide	*Temporary tracheostomy* Zeitweilig Tracheostoma	*Permanent tracheostomy* Dauerhaft Tracheostoma

Tabelle 9.12 *Larynx* - Kehlkopf (Larynx) - (Fortsetzung)

12	GRAD(E) 1	GRAD(E) 2	GRAD(E) 3	GRAD(E) 4
A Analytic Analyse				
1. *Indirect laryngoscopy* Indirekte Laryngoskopie	*Assessment of edema, mucosal integrity, vocal cord motion, ulcer, and necrosis* Beurteilung von Ödem, Schleimhautintegrität, Stimmbandbeweglichkeit, Ulzeration und Nekrose			Y / N Date: J / N Datum:
2. *Direct laryngoscopy* Direkte Laryngoskopie	*Assessment of edema, mucosal integrity, vocal cord motion, ulcer, and necrosis* Beurteilung von Ödem, Schleimhautintegrität, Stimmbandbeweglichkeit, Ulzeration und Nekrose			Y / N Date: J / N Datum:
3. *CT* Computer-tomographie	*Assessment of edema, necrosis, asymmetry* Beurteilung von Ödem, Nekrose und Asymmetrie			Y / N Date: J / N Datum:
4. *MRI* Kernspin-tomographie	*Assessment of edema, necrosis, asymmetry* Beurteilung von Ödem, Nekrose, Asymmetrie			Y / N Date: J / N Datum:

Tabelle 9.13 *Thyroid & Hypothalamic / Pituitary - Thyroid Axis*
Schilddrüse und Hypothalamus / Hypophysen - Schilddrüsen-Achse

13	GRAD(E) 1	GRAD(E) 2	GRAD(E) 3	GRAD(E) 4
S *Subjective* / Subjektiv				
1. *Metabolic* / Metabolisch	*Occasional chilliness*[b] / Gelegentlich Frösteln[d]	*Intermittent chilliness* / Zeitweilig Frösteln	*Needs supplemental heat* / Benötigt zusätzliche Wärme	
2. *Gastrointestinal* / Gastrointestinal	*Occasional constipation*[b] / Gelegentlich Obstipation[d]	*Intermittent constipation* / Zeitweilig Obstipation	*Persistent constipation* / Dauerhafte Obstipation	
3. *Weight* / Gewicht	$\geq 5\%$ *gain*[b] / $\geq 5\%$ Gewichtszunahme[d]	$5 - < 10\%$ *gain* / $5 - < 10\%$ Gewichtszunahme	$\geq 10\%$ *gain* / $\geq 10\%$ Gewichtszunahme	
4. *Skin texture* / Hautbeschaffenheit		*Intermittent sensation of dryness* / Zeitweilig Trockenheitsgefühl	*Persistent sensation of dryness* / Andauernd Trockenheitsgefühl	
5. *Energy level* / Energieniveau	*Occasional fatigue*[b] / Gelegentlich Müdigkeit[d]	*Intermittent fatigue* / Zeitweilig Müdigkeit	*Persistent fatigue* / Andauernd Müdigkeit	
O *Objective* / Objektiv				
1. *Facies* / Gesicht		*Barely noticeable puffiness and thickened lips* / Kaum merkbare Schwellung und verdickte Lippen	*Obvious puffiness and thickened lips* / Offensichtliche Schwellung und verdickte Lippen	
2. *Speech quality* / Sprachqualität		*Barely noticeable hoarseness and slowed speech* / Kaum bemerkbare Heiserkeit und verlangsamte Sprache	*Obvious hoarseness and slowed speech* / Eindeutig bemerkbare Heiserkeit und verlangsamte Sprache	
3. *Skin temperature* / Hauttemperatur		*Cool* / Kühl	*Cold* / Kalt	
4. *Hair texture* / Haarbeschaffenheit		*Difficult to comb* / Erschwerte Kämmbarkeit	*Brittle, splitting, hair loss* / Spröde, splissig, Haarausfall	
5. *Nodules* / Knoten				*Palpable* / Tastbar
6. *Heart rate* / Pulsfrequenz			*Slowed* / Verlangsamt	

1 Einleitung | 2 WHO-, AKC- und ECOG-Performance + Karnofsky-Index | 3 EORTC QLQ-C30 Lebensqualität | 4 Kausalzusammenhang von Nebenwirkungen | 5 Unerwunschte Ereignisse | 6 WHO-Toxicity Criteria | 7 CTC Common Toxicity Criteria | 8 RTOG- und RTOG/EORTC Toxicity Criteria | 9 LENT-SOMA Score Criteria | 10 ADT-Richtlinien | 11 Anhang Formulare ... Tabellen

99

1 Einleitung | 2 WHO-, AJCC- und ECOG-Performance + Karnofsky-Index | 3 EORTC QLQ-C30 Lebensqualität | 4 Kausalzusammenhang von Nebenwirkungen | 5 Unerwünschte Ereignisse | 6 WHO-Toxicity Criteria | 7 CTC Common Toxicity Criteria | 8 RTOG- und RTOG/EORTC Toxicity Criteria | 9 LENT-SOMA Score Criteria | 10 ADT-Richtlinien | 11 Anhang Formulare ... Tabellen

Tabelle 9.13 *Thyroid & Hypothalamic / Pituitary - Thyroid Axis - Schilddrüse und Hypothalamus / Hypophysen - Schilddrüsen-Achse - (Fortsetzung)*

13	GRAD(E) 1	GRAD(E) 2	GRAD(E) 3	GRAD(E) 4
M *Management* **Management**				
1. *All SOM symptoms* Alle SOM-Symptome		*Thyroid replacement therapy* Schilddrüsenhormone		
2. *Nodules* Knoten			*Surgery / radionuclide therapy* Chirurgie / Radiojodtherapie	
A *Analytic* **Analyse**				
1. *Basal T4* Basales T4	*Normal limits* Werte im Normalbereich	*0 - 50% decrease* 0 - 50% Verminderung	*> 50% decrease* > 50% Verminderung	Y / N *Date:* J / N Datum:
2. *Basal TSH*[a] Basales TSH[c]	*Increased* Vermehrt			Y / N *Date:* J / N Datum:
3. *Basal TSH*[a] Basales TSH[c]	*Decreased* Vermindert			Y / N *Date:* J / N Datum:
4. *Stimulated TSH*[a] Stimuliertes TSH[c]	*Assessment of thyroid responsiveness* Beurteilung der Schilddrüsenstimulierbarkeit			Y / N *Date:* J / N Datum:
5. *Stimulated TSH*[a] Stimuliertes TSH[c]	*Assessment of pituitary responsiveness and hypothalamic / pituitary-thyroid axis integrity* Beurteilung der Hypophysenstimulierbarkeit sowie der Integrität der hypothalamisch / hypophysären Schilddrüsenachse			Y / N *Date:* J / N Datum:

[a] *Primary thyroid versus*
[b] *Hypothalamic / Pituitary - Thyroid Axis.*
[c] Primäre Schilddrüsenveränderung versus sekundär ausgelöste Schilddrüsenveränderung odeer hypothalamisch / hypophysäre Schilddrüsenveränderung.

Tabelle 9.14 *Breast* - Brustdrüse (Mamma)

14	GRAD(E) 1	GRAD(E) 2	GRAD(E) 3	GRAD(E) 4
S Subjective / Subjektiv				
1. *Pain* / Schmerzen	*Occasional & minimal Hyper-sensation, Pruritus* / Gelegentlich und gering, Überempfindlichkeit, Juckreiz	*Intermittent & tolerable* / Zeitweilig und erträglich	*Persistent & intense* / Dauerhaft und stark	*Refractory & excruciating* / Unbeeinflußbar und sehr quälend
O Objective / Objektiv				
1. *Edema* / Ödem	*Asymptomatic* / Asymptomatisch	*Symptomatic* / Symptomatisch	*Secondary dysfunction* / Sekundäre Fehlfunktion	
2. *Fibrosis*[a] / *Fat necrosis*[b] / Fibrose[b] / Fettnekrose	*Barely palpable increased density* / Kaum tastbare Konsistenzvermehrung	*Definite increased density and firmness* / Eindeutig tastbare Konsistenzvermehrung	*Very marked density, retraction and fixation* / Ausgeprägte Konsistenzvermehrung, Retraktion und Fixierung	
3. *Telangiectasia* / Teleangiektasien	$< 1 / cm^2$ / $< 1 / cm^2$	$1 - 4 / cm^2$ / $1 - 4 / cm^2$	$> 4 / cm^2$ / $> 4 / cm^2$	
4. *Lymphedema, arm circumference* / Lymphödem, Armumfang	*2 - 4 cm increase* / 2 - 4 cm Zunahme	*> 4 - 6 cm increase* / > 4 - 6 cm Zunahme	*> 6 cm increase* / > 6 cm Zunahme	*Useless arm, angiosarcoma* / Arm nicht brauchbar, Angiosarkom
5. *Retraction / Atrophy* / Retraktion / Atrophie[d]	*10 - 25%* / 10 - 25%	*> 25 - 40%* / > 25 - 40%	*> 40 - 75%* / > 40 - 75%	*Whole breast* / Gesamte Brust
6. *Ulcer* / Ulkus	*Epidermal only, < 1 cm²* / Epidermales Ulkus < 1 cm²	*Dermal, > 1 cm²* / Dermales Ulkus > 1 cm²	*Subcutaneous* / Ulzeration bis zur Subkutis	*Bone exposed, necrosis* / Freiliegender Knochen, Nekrose

101

1 Einleitung | 2 WHO-, AJCC- und ECOG-Performance + Karnofsky-Index | 3 EORTC QLQ-C30 Lebensqualität | 4 Kausalzusammenhang von Nebenwirkungen | 5 Unerwünschte Ereignisse | 6 WHO-Toxicity Criteria | 7 CTC Common Toxicity Criteria | 8 RTOG- und RTOG/EORTC Toxicity Criteria | 9 LENT-SOMA Score Criteria | 10 ADT-Richtlinien | 11 Anhang Formulare ... Tabellen

Tabelle 9.14 *Breast* - Brustdrüse (Mamma) - (Fortsetzung)

14	GRAD(E) 1	GRAD(E) 2	GRAD(E) 3	GRAD(E) 4
M *Management* Management				
1. *Pain* Schmerzen	*Occasional non-narcotic* Gelegentlich nicht zentral wirksame Analgetika	*Regular non-narcotic* Regelmäßig nicht zentral wirksame Analgetika	*Regular narcotic* Regelmäßig zentral wirksame Analgetika	*Surgical intervention* Chirurgische Therapie
2. *Edema* Ödem			*Medical intervention* Medikamentöse Therapie	*Surgery / mastectomy* Chirurgie / Mastektomie
3. *Lymphedema arm* Lymphödem des Armes		*Elevate arm, elastic stocking* Arm hochlegen, Kompressionsstrumpf	*Compression wrapping, intensive physiotherapy* Kompressionswickel, intensive Physiotherapie	*Surgical intervention / amputation* Chirurgische Therapie / Amputation
4. *Atrophy* Atrophie				*Surgery / mastectomy* Chirurgie / Mastektomie
5. *Ulcer* Ulkus		*Medical intervention* Medikamentöse Therapie	*Surgery, wound debridement* Chirurgie, Wunddebridement	*Surgery / mastectomy* Chirurgie / Mastektomie
A *Analytic* Analyse				
1. *Photographs* Photos	*Assessment of skin changes as atrophy, retraction or fibrosis, ulcer* Beurteilung von Hautveränderungen z.B. Atrophie, Retraktion oder Fibrose sowie Ulzeration			Y / N *Date:* J / N Datum:
2. *Tape measure* Messung mit Maßband	*Assessment of breast size and forearm diameter* Beurteilung der Brustgröße und des Unterarmdurchmessers			Y / N *Date:* J / N Datum:
3. *Mammogram* Mammographie	*Assessment of skin thickness and breast density* Beurteilung der Hautdicke und Brustdichte			Y / N *Date:* J / N Datum:
4. *CT / MRI* Computertomographie / Kernspintomographie	*Assessment of breast size, fat atrophy, and fibrosis density* Beurteilung von Brustgröße, Fettatrophie und Dichte der Fibrose			Y / N *Date:* J / N Datum:

a Compare exposed area to contralateral non-irradiated skin according to defined parameters
  Vergleich der exponierten Region zur kontralateralen nicht bestrahlten Haut entsprechend der definierten Parameter.
b Volume loss due to surgery and / or RT (compared to opposite breast).
  Volumenverlust aufgrund der Operation mit und ohne Strahlentherapie (verglichen zur kontralateralen Brust)

Tabelle 9.15 *Heart* - Herz

15	GRAD(E) 1	GRAD(E) 2	GRAD(E) 3	GRAD(E) 4
S *Subjective* Subjektiv				
1. *Angina pectoris* Angina pectoris	*Occasional, only with intense exertion* Gelegentlich, nur bei ausgeprägter Anstrengung	*With moderate exertion* Bei mäßiger Anstrengung	*With mild exertion* Bei leichter Anstrengung	*At rest* Bei Ruhe
2. *Pericardial Pain* Perikardiale Schmerzen	*Occasional & minimal* Gelegentlich und gering	*Intermittent & tolerable* Zeitweilig und erträglich	*Persistent & intense* Dauerhaft und stark	*Refractory & excruciating* Unbeeinflußbar und sehr quälend
3. *Palpitation* Palpitation	*Occasional* Gelegentlich	*Intermittent* Zeitweilig	*Persistent* Dauerhaft	*Refractory* Unbeeinflußbar
4. *Dyspnea* Dyspnoe	*SOB on intense exertion* Kurzatmigkeit bei starker Anstrengung	*SOB on mild exertion* Kurzatmigkeit bei leichter Anstrengung	*SOB at rest, limits all activity* Ruhedyspnoe, schränkt alle Aktivitäten ein	*Prevents any physical activity* Verhindert jede körperliche Aktivität
5. *Pedal edema* Knöchelödem		*Asymptomatic* Asymptomatisch	*Symptomatic* Symptomatisch	*Prevents daily activities* Verhindert Alltagstätigkeit
O *Objective* Objektiv				
1. *Pedal edema* Knöchelödem	1+ 1+	2+ 2+	3+ 3+	4+ 4+
2. *Cardiomegaly* Kardiomegalie	*Minimal enlargement of external cardiac silhouette (ECS)* Minimal vergrößerte Herzsilhouette	*ECS without pulmonary congestion* Vergrößte Herzsilhouette ohne Lungenstauung	*ECS with minimal pulmonary congestion* Vergrößerte Herzsilhouette mit geringer Lungenstauung	*ECS with frank pulmonary edema* Vergrößerte Herzsilhouette mit offenkundigem Lungenödem
3. *Cardiac dysrhythmia* Herzrhythmusstörungen	*Occasional, asymptomatic* Gelegentlich, asymptomatisch	*Intermittent ECG changes* Zeitweilig EKG-Veränderungen	*Persistent ECG changes* Dauerhaft EKG-Veränderungen	*Refractory* Unbeeinflußbare Veränderungen

1 Einleitung | 2 WHO-, AJCC- und ECOG-Performance + Karnofsky-Index | 3 EORTC QLQ-C30 Lebensqualität | 4 Kausalzusammenhang von Nebenwirkungen | 5 Unerwünschte Ereignisse | 6 WHO-Toxicity Criteria | 7 CTC Common Toxicity Criteria | 8 RTOG- und RTOG/EORTC Toxicity Criteria | 9 LENT-SOMA Score Criteria | 10 ADT-Richtlinien | 11 Anhang Formulare ... Tabellen

Tabelle 9.15 *Heart* - Herz - (Fortsetzung)

15	GRAD(E) 1	GRAD(E) 2	GRAD(E) 3	GRAD(E) 4
4. Myocardial CHF / Herzinsuffizienz	*Asymptomatic decline of resting ejection fraction by ≤ 20% of baseline* / Asymptom. Verminderung der Herzauswurfleistung in Ruhe um ≤ 20% vom Ausgangswert	*Decline of resting ejection fraction by > 20% of baseline* / Abnahme der Herzauswurfleistung in Ruhe um > 20% vom Ausgangswert	*Reversible CHF* / Reversible Herzinsuffizienz	*Irreversible CHF* / Irreversible Herzinsuffizienz
5. Myocardial ischemia / Myokardischämie	*Abnormal stress test NL resting EKG* / Veränderung unter Belastung, Normalbefund im Ruhe-EKG	*Asymptomatic, ST & T wave changes without stress test* / Asymptomatische ST- und T-Wellenänderung ohne Belastungstest	*Angina without evidence for infarction* / Angina ohne Herzinfarktzeichen	*Acute myocardial infarction* / Akuter Myokardinfarkt
6. Pericardial disease / Perikarderkrankung	*Asymptomatic effusion* / Asymptomatischer Erguß	*Rub, chest pain, ECG changes* / Perikardreiben, Thoraxschmerzen, EKG-Veränderungen	*Tamponade* / Herzbeuteltamponade	*Constriction* / Konstriktion

M Management / Management

15	GRAD(E) 1	GRAD(E) 2	GRAD(E) 3	GRAD(E) 4
1. Pain (pericarditis) / Schmerzen (Perikarditis)	*Occasional non-narcotic* / Gelegentlich nicht zentral wirksame Analgetika	*Regular non-narcotic* / Regelmäßig nicht zentral wirksame Analgetika	*Regular narcotic* / Regelmäßig zentral wirksame Analgetika	*Coronary artery bypass* / Koronare Bypass-OP
2. Angina / Angina	*Present but no therapy* / Vorhanden aber keine Therapie	*Nitroglycerin PRN* / Nitroglycerin bei Bedarf	*Long acting agents* / Lang wirksame Medikamente	*Coronary artery bypass* / Koronare Bypass-OP
3. Pericardial disease / Perikardiale Erkrankung		*Present but no therapy* / Vorhanden aber keine Therapie	*Pericardiocenthesis* / Perikardiozenthese	*Pericardiectomy* / Perikardektomie
4. Cardiac dysrhythmia / Herzrhythmusstörung			*Medical intervention* / Medikamentöse Therapie	*Requires monitoring or cardioversion* / Monitoring notwendig oder Kardioversion
5. Myocardial infarction / Herzinfarkt			*Medical intervention* / Medikamentöse Therapie	*Coronary bypass* / Koronare Bypass-OP
6. Myocardial CHF / Herzinsuffizienz			*Medical intervention* / Medikamentöse Therapie	*Cardiac transplant* / Herztransplantation

15	GRAD(E) 1	GRAD(E) 2	GRAD(E) 3	GRAD(E) 4
A *Analytic / Analyse*				
1. Equilibrium Radionuclide Angiography (ERNA) Radionuklid-ventrikulographie	*Abnormal, < 20% decrease in left ventricle ejection fraction* Abnormal, < 20% Minderung der links-ventrikulären Herzauswurfleistung in Ruhe	*20% - 40% decrease in left ventricle ejection fraction* 20 - 40% Minderung der links-ventrikulären Herzauswurfleistung in Ruhe	*> 40% decrease in left ventricle ejection fraction* > 40% Minderung der linksventrikulären Herzauswurfleistung in Ruhe	*Y / N Date:* J / N Datum:
2. Exercise Tolerance Test (ETT) Belastungstest	*Assessment of pulse rate, blood pressure and ECG polarization changes* Beurteilung von Puls, Blutdruck und EKG-Veränderungen			*Y / N Date:* J / N Datum:
3. Cardiac catheterization Herzkatheter	*Assessment of coronary artery blood flow* Beurteilung des Koronararterienblutflusses			*Y / N Date:* J / N Datum:
4. Thallium Scintigraphy Thallium–Szintigraphie	*Assessment of myocardial perfusion* Beurteilung der Myokardperfusion			*Y / N Date:* J / N Datum:
5. Coronary angiography Koronar-angiographie	*Assessment of number of vessels involved and extent of stenosis* Beurteilung der Anzahl der betroffenen Gefäßen und des Ausmaßes der Ausdehnung von Stenosen			*Y / N Date:* J / N Datum:

Tabelle 9.16 *Vessels* - Gefäße (Arterien / Venen)

16	GRAD(E) 1	GRAD(E) 2	GRAD(E) 3	GRAD(E) 4
S *Subjective* / Subjektiv				
1. Arterial / Arteriell	*No clinical symptoms* / Keine klinischen Symptome	*Clinical symptoms of ischemia during exertion* / Klinische Symptome von Minderdurchblutung bei Anstrengung	*Clinical symptoms of ischemia at rest* / Klinische Symptome von Minderdurchblutung in Ruhe	*Necrosis* / Nekrose
2. Venous / Venös	*Asymptomatic* / Asymptomatisch	*Thrombosis requiring no systemic anticoagulant therapy* / Thrombose, keine systemische Therapie mit Antikoagulantien nötig	*Thrombosis requiring systemic anticoagulant therapy* / Thrombose, systemische Therapie mit Antikoagulantien nötig	*Pulmonary embolism and / or thrombosis requiring surgical intervention* / Lungenembolie und / oder Thrombose, chirurgische Maßnahmen nötig
O *Objective* / Objektiv				
1. Arterial / Arteriell	*Minor ischemia* / Geringfügige Ischämie	*Intermittent ischemia* / Zeitweilig Ischämie	*Intense ischemia* / Ausgeprägte Ischämie	*Necrosis* / Nekrose
2. Venous / Venös	*Minor edema* / Geringfügiges Ödem	*Intermittent edema* / Zeitweiliges Ödem	*Ulcus or active thrombosis* / Ulkus oder floride Thrombose	*Pulmonary embolism* / Lungenembolie
M *Management* / Management				
1. Arterial / Arteriell	*Behavioral changes* / Verhaltensänderungen	*Permanent medical treatment* / Andauernd Medikamente	*Conservative surgery* / Organerhaltende chirurgische Maßnahmen	*Amputation* / Amputation
2. Venous / Venös	*Elastic bandage* / Elastische Binden	*Elastic bandage and regular antibiotics / anticoagulant treatments* / Elastische Binden, regelmäßig Antibiotika / Antikoagulanzien	*Regular parenteral anticoagulant treatment* / Regelmäßige Gabe von parenteralen Antikoagulantien	*Surgery* / Operation

16	GRAD(E) 1	GRAD(E) 2	GRAD(E) 3	GRAD(E) 4
A *Analytic* / Analyse				
1. Doppler Ultrasound / Dopplersonographie	*Assessment of blood flow and detection of abnormalities* / Beurteilung von Blutfluß und Feststellung von Abnormalitäten			*Y / N* / *Date:* / J / N / Datum:
2. Angiography / Angiographie	*Assessment of lumen size and collateralization* / Beurteilung von Lumenweite und Kollateralkreislauf			*Y / N* / *Date:* / J / N / Datum:

1 Einleitung
2 WHO-, AJCC- und ECOG-Performance + Karnofsky-Index
3 EORTC QLQ-C30 Lebensqualität
4 Kausalzusammenhang von Nebenwirkungen
5 Unerwünschte Ereignisse
6 WHO-Toxicity Criteria
7 CTC Common Toxicity Criteria
8 RTOG- und RTOG/EORTC Toxicity Criteria
9 LENT-SOMA Score Criteria
10 ADT-Richtlinien
11 Anhang Formulare ... Tabellen

Tabelle 9.17 *Lung* - Lunge

17	GRAD(E) 1	GRAD(E) 2	GRAD(E) 3	GRAD(E) 4
S *Subjective* / Subjektiv				
1. Cough / Husten	*Occasional* Gelegentlich	*Intermittent* Zeitweilig	*Persistent* Dauerhaft	*Refractory* Unbeeinflußbar
2. Dyspnea / Atemnot	*Breathless on intense exertion* Atemnot bei starker Anstrengung	*Breathless on mild exertion* Atemnot bei leichter Belastung	*Breathless at rest, limits all activities* Atemnot in Ruhe, behindert aller Aktivitäten	*Prevents any physical activity* Verhindert jede körperliche Aktivität
3. Chest pain / discomfort / Brustschmerz / Engegefühl	*Occasional & minimal* Gelegentlich und gering	*Intermittent & tolerable* Zeitweilig und erträglich	*Persistent & intense* Dauerhaft und stark	*Refractory & excruciating* Unbeeinflußbar und sehr quälend
O *Objective* / Objektiv				
1. Pulmonary fibrosis / Lungenfibrose	*Radiological abnormality* Pathologischer Röntgenbefund (geringe Veränderungen)	*Patchy, dense abnormalities on radiograph* Fleckförmige Verschattungen im Röntgenbild	*Dense confluent radiographic changes limited to radiation field* Konfluierende Verdichtungen im Röntgenbild beschränkt auf das Bestrahlungsfeld	*Dense fibrosis, severe scarring & major retraction of normal lung* Dichte Fibrose, ausgeprägte Narben und Verziehung der normalen Lunge
2. Lung function / Lungenfunktion	*10 - 25% reduction of respiration volume and / or diffusion capacity* 10 - 25% reduziertes Atemvolumen und/oder Diffusionskapazität	*>25 - 50% reduction of respiration volume and / or diffusion capacity* >25 - 50% reduziertes Atemvolumen und/oder Diffusionskapazität	*>50 - 75% reduction of respiration volume and / or diffusion capacity* >50 - 75% reduziertes Atemvolumen und/oder Diffusionskapazität	*>75% reduction of respiration volume and / or diffusion capacity* >75% reduziertes Atemvolumen und/oder Diffusionskapazität
M *Management* / Management				
1. Pain / Schmerzen	*Occasional non-narcotic* Gelegentlich nicht zentral wirksame Analgetika	*Regular non-narcotic* Regelmäßig nicht zentral wirksame Analgetika	*Regular narcotic* Regelmäßig zentral wirksame Analgetika	*Surgical intervention* Chirurgische Maßnahmen
2. Cough / Husten		*Non-narcotic* Nicht zentral wirksame Antitussiva	*Narcotic, intermittent corticosteroids* Zentral wirksame Antitussiva, zeitweilig Corticosteroide	*Respirator, continuous corticosteroids* Respirator, Beatmung, andauernd Corticosteroide
3. Dyspnea / Atemnot		*Occasional O$_2$* Gelegentlich O$_2$ - Gabe	*Continuous O$_2$* Andauernd O$_2$ - Gabe	

17	GRADE(E) 1	GRADE(E) 2	GRADE(E) 3	GRADE(E) 4
A *Analytic* / Analyse				
1. *PFT* / Lungenfunktionstest	*Decrease to >75 - 90% of preTx value* Verminderung auf > 75 - 90% des prätherapeutischen Wertes	*Decrease to >50 - 75% of preTx value* Verminderung auf > 50 - 75% des prätherapeutischen Wertes	*Decrease to >25 - 50% of preTx value* Verminderung auf > 50 - 75% des prätherapeutischen Wertes	*Decrease to ≤ 25% of preTx value* Verminderung auf ≤ 25% des prätherapeutischen Wertes	*Y / N* *Date:* J / N Datum:
2. *DLCO* / Diffusionskapazität	*Decrease to >75% - 90% of preTx value* Verminderung auf > 75 - 90% des prätherapeutischen Wertes	*Decrease to >50% - 75% of preTx value* Verminderung auf > 50 - 75% des prätherapeutischen Wertes	*Decrease to >25% - 50% of preTx value* Verminderung auf > 25 - 50% des prätherapeutischen Wertes	*Decrease to ≤ 25% of preTx value* Verminderung auf ≤ 25% des prätherapeutischen Wertes	*Y / N* *Date:* J / N Datum:
3. *% O_2/CO_2 saturation* / Sauerstoffsättigung	> 70% O_2, ≤ 50% CO_2 > 70% O_2, ≤ 50% CO_2	> 60% O_2 ≤ 60% CO_2 > 60% O_2, ≤ 60% CO_2	> 50% O_2, ≤ 70% CO_2 > 50% O_2, ≤ 70% CO_2	≤ 50% O_2, > 70% CO_2 ≤ 50% O_2, > 70% CO_2	*Y / N* *Date:* J / N Datum:
4. *CT / MRI* / Computer- und Kernspin-tomographie	*Assessment of lung volume and zones of fibrosis* Beurteilung von Lungenvolumen und Fibrosezonen				*Y / N* *Date:* J / N Datum:
5. *Perfusion scan* / Perfusions-szintigramm	*Assessment of pulmonary blood flow and alveolar filling* Beurteilung des pulmonalen Blutflusses und der Alveolarfunktion				*Y / N* *Date:* J / N Datum:
6. *Lung lavage* / Bronchiallavage	*Assessment of cells and cytokines* Beurteilung von Zellen und Zytokinen				*Y / N* *Date:* J / N Datum:

Tabelle 9.18 *Esophagus* - Speiseröhre (Ösophagus)

18	GRAD(E) 1	GRAD(E) 2	GRAD(E) 3	GRAD(E) 4
S *Subjective* Subjektiv				
1. Dysphagia Schluckbeschwerden	*Difficulty eating solid foods* Schwierigkeiten bei der Aufnahme fester Speisen	*Difficulty eating soft foods* Schwierigkeiten bei der Aufnahme weicher Speisen	*Can take liquids only* Nur flüssige Nahrung möglich	*Totally unable to swallow* Völlige Schluckunfähigkeit
2. Pain Schmerzen	*Occasional & minimal* Gelegentlich und gering	*Intermittent & tolerable* Zeitweilig und erträglich	*Persistent & intense* Dauerhaft und stark	*Refractory & excruciating* Unbeeinflußbar und sehr quälend
O *Objective* Objektiv				
1. Weight loss from time of treatment Gewichtsverlust seit Therapiebeginn	≥ 5 - 10% ≥ 5 - 10%	*> 10 - 20%* >10 - 20%	> 20 - 30% > 20 - 30%	> 30% > 30%
2. Stricture Striktur	*> 2/3 normal diameter with dilatation* > 2/3 des Normaldurchmesser nach Dilatation	*> 1/3 - 2/3 normal diameter with dilatation* > 1/3 - 2/3 des Normaldurchmessers nach Dilatation	*<1/3 normal diameter* < 1/3 des Normaldurchmessers	*Complete obstruction* Vollständiger Verschluß
3. Ulceration Ulzeration	*Superficial ≤ 1 cm²* Oberflächlich ≤ 1 cm²	*Superficial > 1 cm²* Oberflächlich > 1 cm²	*Deep ulcer* Tiefe Ulzerationen	*Perforation, fistulae* Perforation, Fistelbildung
4. Bleeding (melena or hematemesis) Blutungen (Melaena oder Bluterbrechen)	*Occult* Okkulte Blutung	*Occasional, normal hemoglobin* Gelegentlich; normales Hb	*Intermittent, 10-20% decrease in hemoglobin* Zeitweilig, 10 - 20% Hb-Abfall	*Persistent, > 20% decrease in hemoglobin* Dauerhaft, > 20% Hb-Abfall
5. Anemia Anämie		*Fatigue* Müdigkeit	*Exhaustion* Erschöpfung	
M *Management* Management				
1. Dysphagia / Stricture Schluckbeschwerden / Striktur	*Diet modification or antacids* Diätetische Maßnahmen und Antazida	*Diet modification and occasional dilatation* Diätetische Maßnahmen und gelegentlich Dilatation	*Temporary NG tube or regular dilatation* Zeitweilig Magensonde oder regelmäßige Dilatation	*Parenteral feeding, prosthesis, gastrostomy or permanent NG tube* Parenterale Ernährung, Tubus, Gastrostomie oder dauerhafte NG-Sonde

18	GRAD(E) 1	GRAD(E) 2	GRAD(E) 3	GRAD(E) 4	
2. *Weight loss* Gewichtsverlust	*Diet modification* Diätetische Maßnahmen	*Nutritional supplements* Zusatznahrung	*Tube feeding* Sondenkost	*Surgical bypass, PEG* Chirurgischer Bypass, PEG	*Y / N* *Date:* J / N Datum:
3. *Pain / Ulceration* Schmerzen / Ulzeration	*Occasional non-narcotic* Gelegentlich nicht zentral wirksame Analgetika	*Regular non-narcotic* Regelmäßig nicht zentral wirksame Analgetika	*Regular narcotic* Regelmäßig zentral wirksame Analgetika	*Surgical intervention* Chirurgische Maßnahmen	*Y / N* *Date:* J / N Datum:
4. *Bleeding* Blutungen*	*Iron therapy* Eisensubstitutionstherapie	*Occasional transfusion* Gelegentlich Transfusionen	*Frequent transfusions* Häufige Transfusionen	*Surgical intervention* Chirurgische Maßnahmen	*Y / N* *Date:* J / N Datum:

A Analytic / Analyse

1. *Barium esophagram* Osophagus-breischluck	*Assessment of esophageal lumen, stricture, dilatation* Beurteilung von Osophaguslumen, Strikturen, Dilatation				*Y / N* *Date:* J / N Datum:
2. *Endoscopy* Endoskopie	*Assessment of esophageal lumen, mucosal integrity, ulceration* Beurteilung von Osophaguslumen, Intaktheit der Schleimhaut, Ulzerationen				*Y / N* *Date:* J / N Datum:
3. *CT* Computer-tomographie	*Assessment of esophageal wall thickness, lumen, stricture, dilatation* Beurteilung von Osophaguswanddicke, Lumen, Strikturen, Dilatation				*Y / N* *Date:* J / N Datum:
4. *MRI* Kernspin-tomographie	*Assessment of esophageal wall thickness, lumen, stricture, dilatation* Beurteilung von Osophaguswanddicke, Lumen, Strikturen, Dilatation				*Y / N* *Date:* J / N Datum:
6. *Mobility esophagram* Osophagusbreischluck unter Durchleuchtung	*Assessment of motility of bolus and peristalsis* Beurteilung von Motilität und Peristaltik				*Y / N* *Date:* J / N Datum:
5. *Ultrasonography* Ultraschall	*Assessment of esophageal wall thickness, lumen, stricture, dilatation* Beurteilung von Osophaguswanddicke, Lumen, Strikturen, Dilatation				*Y / N* *Date:* J / N Datum:
7. *Electromyogram* Elektromyogramm	*Assessment of motility of bolus and peristalsis* Beurteilung von Motilität und Peristaltik				*Y / N* *Date:* J / N Datum:

* Nach CTC-Kriterien (Common Toxicity Criteria). Grad 2: 1-2/Episode, Grad 3: 3-4/Episode, Grad 4: >4/Episode.

1 Einleitung

2 WHO-, AJCC- und ECOG-Performance + Karnofsky-Index

3 EORTC QLQ-C30 Lebensqualität

4 Kausalzusammenhang von Nebenwirkungen

5 Unerwünschte Ereignisse

6 WHO-Toxicity Criteria

7 CTC Common Toxicity Criteria

8 RTOG- und RTOG/EORTC Toxicity Criteria

9 LENT-SOMA Score Criteria

10 ADT-Richtlinien

11 Anhang Formulare ... Tabellen

1 Einleitung

2 WHO-, AJCC- und ECOG-Performance + Karnofsky-Index

3 EORTC QLQ-C30 Lebensqualität

4 Kausalzusammenhang von Nebenwirkungen

5 Unerwünschte Ereignisse

6 WHO-Toxicity Criteria

7 CTC Common Toxicity Criteria

8 RTOG- und RTOG/EORTC Toxicity Criteria

9 LENT-SOMA Score Criteria

10 ADT-Richtlinien

11 Anhang Formulare ... Tabellen

112

Tabelle 9.19 *Stomach* - Magen

19	GRAD(E) 1	GRAD(E) 2	GRAD(E) 3	GRAD(E) 4
S *Subjective* Subjektiv				
1. *Epigastric distress* Druck im Epigastrium	*Occasional & minimal* Gelegentlich und gering	*Intermittent & tolerable* Zeitweilig und erträglich	*Persistent & intense* Dauerhaft und stark	*Refractory & excruciating* Unbeeinflußbar und sehr quälend
2. *Emesis* Erbrechen[a]	*Occasional* Gelegentlich	*Intermittent* Zeitweilig	*Persistent* Dauerhaft	*Refractory* Unbeeinflußbar
3. *Pain* Schmerz	*Occasional & minimal* Gelegentlich und gering	*Intermittent & tolerable* Zeitweilig und erträglich	*Persistent & intense* Dauerhaft und stark	*Refractory & excruciating* Unbeeinflußbar und sehr quälend
O *Objective* Objektiv				
1. *Hematemesis*[a] Bluterbrechen[a]	*Occasional* Gelegentlich	*Intermittent* Zeitweilig	*Persistent* Dauerhaft	*Refractory* Unbeeinflußbar
2. *Weight loss from time of Tx* Gewichtsverlust seit Therapiebeginn	$\geq$ 5 - 10%	> 10 - 20%	> 20 - 30%	> 30%
3. *Melena* Teerstuhl	*Occult / Occasional, normal hemoglobin* Okkult / gelegentlich, normales Hb	*Intermittent, < 10% decrease in hemoglobin* Zeitweilig, < 10% Hb-Abfall	*Persistent, 10 -20% decrease hemoglobin* Dauerhaft, 10 - 20% Hb-Abfall	*Refractory or frank blood, > 20% decrease in hemoglobin* Unbeeinflußbare oder eindeutige Blutung, > 20% Hb-Abfall
4. *Ulceration* Ulzeration	*Superficial, $\leq 1\,cm^2$* Oberflächlich, $\leq 1\,cm^2$	*Superficial, $> 1\,cm^2$* Oberflächlich, $> 1\,cm^2$	*Deep ulcer* Tiefes Ulkus	*Perforation, fistulae* Perforation, Fistelbildung
5. *Stricture antro-pyloric region* Striktur antro-pylor. Region	*> 2/3 normal diameter* > 2/3 Normaldurchmesser	*1/3 - 2/3 normal diameter* 1/3 - 2/3 Normaldurchmesser	*< 1/3 normal diameter* < 1/3 Normaldurchmesser	*Complete obstruction* Völliger Verschluß
M *Management* Management				
1. *Epigastric distress / Emesis* Druckgefühl im Epigastrium / Erbrechen	*Diet modification, antacids* Diätetische Maßnahmen, Antazida	*Intermittent prescription of medication* Zeitweilig Medikation nötig	*Persistent medical management* Dauerhafte medikamentöse Maßnahmen nötig	*Surgical intervention* Chirurgische Maßnahmen nötig

19	GRAD(E) 1	GRAD(E) 2	GRAD(E) 3	GRAD(E) 4
2. *Pain* / Schmerzen	*Occasional non-narcotic* / Gelegentlich nicht zentral wirksame Analgetika	*Regular non-narcotic* / Regelmäßig nicht zentral wirksame Analgetika	*Regular narcotic* / Regelmäßige zentral wirksame Analgetika	*Surgical intervention* / Chirurgische Maßnahmen
3. *Bleeding* / Blutungen b	*Iron therapy* / Eisentherapie	*Occasional transfusion* / Gelegentlich Transfusionen	*Frequent transfusions* / Häufige Transfusionen	*Embolization, coagulation or surgical intervention* / Embolisierung, Koagulation oder chirurgische Maßnahmen
4. *Ulceration* / Ulceration			*Medical intervention* / Medikamentöse Therapie	*Surgical intervention* / Chirurgische Maßnahmen
5. *Stricture* / Striktur			*Medical intervention* / Medikamentöse Therapie	*Surgical intervention* / Chirurgische Maßnahmen

A *Analytic* / Analyse

	GRAD(E) 1	GRAD(E) 2	GRAD(E) 3	GRAD(E) 4
1. *Barium radiography* / Bariumbreischluck	*Assessment of lumen and peristalsis* / Beurteilung von Lumen und Peristaltik			Y / N *Date:* J / N Datum:
2. *Endoscopy* / Endoskopie	*Assessment of lumen and mucosal surface* / Beurteilung von Lumen und Schleimhautoberfläche			Y / N *Date:* J / N Datum:
3. *CT* / Computer-tomographie	*Assessment of wall thickness, sinus and fistula formation* / Beurteilung von Wanddicke, Höhlen- und Fistelbildung			Y / N *Date:* J / N Datum:
4. *MRI* / Kernspin-tomographie	*Assessment of wall thickness, sinus and fistula formation* / Beurteilung von Wanddicke, Höhlen- und Fistelbildung			Y / N *Date:* J / N Datum:

a Nach CTC-Kriterien: Grad 2: 2 bis 5mal/Tag, Grad 3: 6 bis 10mal/Tag, Grad 4: > 10mal/Tag.
b Nach CTC-Kriterien: Grad 2: 1–2/Episode, Grad 3: 3–4/Episode, Grad 4: > 4/Episode.

1 Einleitung

2 WHO-, AJCC- und ECOG-Performance + Karnofsky-Index

3 EORTC QLQ-C30 Lebensqualität

4 Kausalzusammenhang von Nebenwirkungen

5 Unerwünschte Ereignisse

6 WHO-Toxicity Criteria

7 CTC Common Toxicity Criteria

8 RTOG- und RTOG/EORTC Toxicity Criteria

9 LENT-SOMA Score Criteria

10 ADT-Richtlinien

11 Anhang Formulare ... Tabellen

Tabelle 9.20 *Small Intestine / Colon* - Dünndarm / Dickdarm (Kolon)

20	GRAD(E) 1	GRAD(E) 2	GRAD(E) 3	GRAD(E) 4
S *Subjective* / Subjektiv				
1. Stool frequency / Stuhlfrequenz	*2 - 4 per day* / 2 bis 4mal täglich	*5 - 8 per day* / 5 bis 8mal täglich	*> 8 per day* / > 8mal täglich	*Refractory diarrhea* / Unbeeinflußbarer Durchfall
2. Stool consistency / Stuhlkonsistenz	*Bulky* / Fest (geformt)	*Loose* / Weich (ungeformt)	*Mucous, dark, watery* / Schleimig, dunkel, wässrig	
3. Pain / Schmerzen	*Occasional & minimal* / Gelegentlich und gering	*Intermittent & tolerable* / Zeitweilig und erträglich	*Persistent & intense* / Dauerhaft und stark	*Refractory / Rebound* / Unbeeinflußbar / wiederkehrend
4. Constipation / Obstipation	*3 - 4 per week* / 3 bis 4mal pro Woche Stuhlgang	*Only 2 per week* / Nur 2mal pro Woche Stuhlgang	*Only 1 per week* / Nur 1mal pro Woche Stuhlgang	*No stool in 10 days* / Kein Stuhlgang in 10 Tagen
O *Objective* / Objektiv				
1. Melena / Teerstuhl	*Occult / Occasional* / Okkult / gelegentlich	*Intermittent & tolerable, normal hemoglobin* / Zeitweilig und erträglich, normales Hb	*Persistent, 10 - 20% decrease in hemoglobin* / Dauerhaft, 10 - 20% Hb-Abfall	*Refractory or frank blood, >20% decrease in hemoglobin* / Unbeeinflußbare oder eindeutige Blutung; > 20% Hb-Abfall
2. Weight loss from time of Tx / Gewichtsverlust seit Therapiebeginn	$\geq 5 - 10\%$ $\geq 5 - 10\%$	$> 10 - 20\%$ $> 10 - 20\%$	$> 20 - 30\%$ $> 20 - 30\%$	$> 30\%$ $> 30\%$
3. Stricture / Striktur	*> 2 / 3 normal diameter with dilatation* / > 2 / 3 Normaldurchmesser mit Dilatation	*1 / 3 - 2 / 3 normal diameter with dilatation* / 1 / 3 - 2 / 3 Normaldurchmesser mit Dilatation	*< 1 / 3 normal diameter* / < 1 / 3 Normaldurchmesser	*Complete obstruction* / Völliger Verschluß
4. Ulceration / Ulzeration	*Superficial ≤ 1 cm^2* / Oberflächlich ≤ 1 cm^2	*Superficial > 1 cm^2* / Oberflächlich > 1 cm^2	*Deep ulcer* / Tiefes Ulkus	*Perforation, fistulae* / Perforation, Fistelbildung
M *Management* / Management				
1. Pain / Schmerzen	*Occasional non-narcotic* / Gelegentlich nicht zentral wirksame Analgetika	*Regular non-narcotic* / Regelmäßig nicht zentral wirksame Analgetika	*Regular narcotic* / Regelmäßig zentral wirksame Analgetika	*Surgical intervention* / Chirurgische Maßnahmen

20	GRAD(E) 1	GRAD(E) 2	GRAD(E) 3	GRAD(E) 4
2. Stool consistency / frequency Stuhlkonsistenz / Frequenz	Diet modification Diätanpassung	Regular use of non-narcotic antidiarrheal Regelmäßig nicht zentral wirksame Antidiarrhoika	Continuous use of narcotic antidiarrheal Dauernd zentral wirksame Antidiarrhoika	
3. Bleeding Blutung[a]	Iron therapy Eisentherapie	Occasional transfusion Gelegentlich Transfusion	Frequent transfusions Häufig Transfusionen	Surgical intervention Chirurgische Maßnahmen
4. Stricture Striktur	Occasional diet adaptation Gelegentlich Diätanpassung	Diet adaptation required Diätanpassung notwendig	Medical intervention, NG suction Medikamentöse Therapie, Absaugung über Magensonde	Surgical intervention Chirurgische Maßnahmen
5. Ulceration Ulzeration			Medical intervention Medikamentöse Therapie	Surgical intervention Chirurgische Maßnahmen

A Analytic / Analyse

	GRAD(E) 1	GRAD(E) 2	GRAD(E) 3	GRAD(E) 4
1. CT Computertomographie	Assessment of wall thickness, sinus and fistula formation Beurteilung von Wanddicke, Höhlen- und Fistelbildung			Y / N Date: J / N Datum:
2. MRI Kernspintomographie	Assessment of wall thickness, sinus and fistula formation Beurteilung von Wanddicke, Höhlen- und Fistelbildung			Y / N Date: J / N Datum:
3. Absorption studies Absorptionsuntersuchungen	Assessment of protein and fat absorption and metabolic balance Beurteilung von Eiweiß- und Fettabsorption und Stoffwechselgleichgewicht			Y / N Date: J / N Datum:
4. Barium radiograph Bariumbreischluck	Assessment of lumen and peristalsis Beurteilung von Lumen und Peristaltik			Y / N Date: J / N Datum:

a Nach CTC-Kriterien: Grad 2: 1 bis 2mal/Episode, Grad 3: 3 bis 4mal/Episode, Grad 4: > 4mal/Episode.

1 Einleitung   2 WHO-, AJCC- und ECOG-Performance + Karnofsky-Index   3 EORTC QLQ-C30 Lebensqualität   4 Kausalzusammenhang von Nebenwirkungen   5 Unerwünschte Ereignisse   6 WHO-Toxicity Criteria   7 CTC Common Toxicity Criteria   8 RTOG- und RTOG/EORTC Toxicity Criteria   9 LENT-SOMA Score Criteria   10 ADT-Richtlinien   11 Anhang Formulare … Tabellen

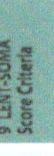

Tabelle 9.21 *Rectum* - Enddarm (Rektum)

21	GRAD(E) 1	GRAD(E) 2	GRAD(E) 3	GRAD(E) 4
S *Subjective* / Subjektiv				
1. *Tenesmus* / Tenesmen	*Occasional urgency* Gelegentlich Stuhldrang	*Intermittent urgency* Zeitweilig Stuhldrang	*Persistent urgency* Dauerhaft Stuhldrang	*Refractory urgency* Unbeeinflußbarer Stuhldrang
2. *Mucosal loss* / Schleimabgang	*Occasional* Gelegentlich	*Intermittent* Zeitweilig	*Persistent* Dauerhaft	*Refractory* Unbeeinflußbar
3. *Sphincter control* / Sphinkterkontrolle	*Occasional* Gelegentlich (gestört)	*Intermittent* Zeitweilig (gestört)	*Persistent* Dauerhaft (gestört)	*Refractory* Unbeeinflußbar
4. *Stool frequency* / Stuhlfrequenz	*2 - 4 per day* 2 bis 4mal täglich	*4 - 8 per day* 4 bis 8mal täglich	*> 8 per day* > 8 mal täglich	*Uncontrolled diarrhea* Unkontrollierte Diarrhoe
5. *Pain* / Schmerzen	*Occasional & minimal* Gelegentlich und gering	*Intermittent & tolerable* Zeitweilig und erträglich	*Persistent & intense* Dauerhaft und stark	*Refractory & excruciating* Unbeeinflußbar und sehr quälend
O *Objective* / Objektiv				
1. *Bleeding* / Blutung	*Occult* Okkulte Blutung	*Occasionally > 2 / week* Gelegentlich > 2mal / Woche	*Persistent / daily* Dauerhaft / täglich	*Gross hemorrhage* Massive Blutung
2. *Ulceration* / Ulzeration	*Superficial ≤ 1 cm²* Oberflächlich ≤ 1 cm²	*Superficial > 1 cm²* Oberflächlich > 1 cm²	*Deep ulcer* Tiefes Ulkus	*Perforation, Fistulae* Perforation, Fisteln
3. *Stricture* / Striktur	*> 2/3 normal diameter with dilatation* > 2 / 3 Normaldurchmesser mit Dilatation	*1/3 - 2/3 normal diameter with dilatation* 1 / 3 - 2 / 3 Normaldurchmesser mit Dilatation	*< 1 / 3 normal diameter* < 1 / 3 Normaldurchmesser	*Complete obstruction* Vollständiger Verschluß
M *Management* / Management				
1. *Tenesmus & stool frequency* / Tenesmen und Stuhlfrequenz	*Occasional;* ≤ 2 antidiarrheals / week Gelegentlich; ≤ 2 Antidiarrhoika / Woche	*Regular;* > 2 antidiarrheals / week Regelmäßig; > 2 Antidiarrhoika / Woche	*Multiple;* > 2 antidiarrheals / day Vielfach; > 2 Antidiarrhoika / Tag	*Surgical intervention / Permanent colostomy* Chirurgische Therapie / Dauerhafter Anus praeter
2. *Pain* / Schmerzen	*Occasional non-narcotic* Gelegentlich nicht zentral wirksame Analgetika	*Regular non-narcotic* Regelmäßig nicht zentral wirksame Analgetika	*Regular narcotic* Regelmäßig zentral wirksame Analgetika	*Surgical intervention* Chirurgische Maßnahmen

21	GRAD(E) 1	GRAD(E) 2	GRAD(E) 3	GRAD(E) 4
3. *Bleeding* Blutungen [b]	*Stool softener, iron therapy* Gleitmittel, Eisenmedikation	*Occasional transfusion* Gelegentlich Transfusionen	*Frequent transfusions* Häufige Transfusionen	*Surgical intervention /* *Permanent colostomy* Chirurgische Maßnahmen / Dauerhafter Anus praeter
4. *Ulceration* Ulzeration	*Diet modification,* *stool softener* Diätanpassung, Gleitmittel	*Occasional steroids* Gelegentlich Steroide	*Steroids per enema,* *hyperbaric oxygen* Einläufe mit Steroiden, hyperbarer Sauerstoff	*Surgical intervention /* *Permanent colostomy* Chirurgische Maßnahmen / Dauerhafter Anus praeter
5. *Stricture* Striktur	*Diet modification* Diätanpassung	*Occasional dilatation* Gelegentlich Dilatation	*Regular dilatation* Regelmäßige Dilatation	*Surgical intervention /* *Permanent colostomy* Chirurgische Maßnahmen / Dauerhafter Anus praeter
6. *Sphincter control* Sphinkterkontrolle [a]	*Occasional use* *of incontinence pads* Gelegentlich Einlagen	*Intermittent use* *of incontinence pads* Zeitweilig Einlagen	*Persistent use* *of incontinence pads* Dauerhafter Einlagen	*Surgical intervention /* *Permanent colostomy* Chirurgische Maßnahmen / Dauerhafter Anus praeter

A *Analytic*
Analyse

1. *Barium enema* Bariumkontrasteinlauf	*Assessment of lumen and peristalsis* Beurteilung von Lumen und Peristaltik			*Y / N* *Date:* J / N: Datum:
2. *Proctoscopy* Proktoskopie	*Assessment of lumen and mucosal surface* Beurteilung von Lumen und Schleimhautoberfläche			*Y / N* *Date:* J / N: Datum:
3. *CT* Computertomographie	*Assessment of wall thickness, sinus and fistula formation* Beurteilung von Wanddicke, Höhlen- und Fistelbildung			*Y / N* *Date:* J / N: Datum:
4. *MRI* Kernspintomographie	*Assessment of wall thickness, sinus and fistula formation* Beurteilung von Wanddicke, Höhlen- und Fistelbildung			*Y / N* *Date:* J / N: Datum:

1
Einleitung

2 WHO-, AJCC- und
ECOG-Performance
+ Karnofsky-Index

3 EORTC QLQ-C30
Lebensqualität

4 Kausalzusam-
menhang von
Nebenwirkungen

5 Unerwünschte
Ereignisse

6 WHO-
Toxicity
Criteria

7 CTC
Common Toxicity
Criteria

8 RTOG- und
RTOG/EORTC
Toxicity Criteria

9 LENT-SOMA
Score Criteria

10 ADT-Richtlinien

11 Anhang
Formulare ...
Tabellen

Tabelle 9.21 *Rectum* - Enddarm (Rektum) – (Fortsetzung)

21	GRAD(E) 1	GRAD(E) 2	GRAD(E) 3	GRAD(E) 4
5. Anal manometry Anale Druckmessung	*Assessment rectal compliance* Beurteilung im Druckverhalten			Y / N *Date:* J / N: Datum:
6. Ultrasound Ultraschall	*Assessment of wall thickness, sinus and fistula formation* Beurteilung von Wanddicke, Höhlen- und Fistelbildung			Y / N *Date:* J / N: Datum:

Tabelle 9.22 *Liver* - Leber

22	GRAD(E) 1	GRAD(E) 2	GRAD(E) 3	GRAD(E) 4
S *Subjective* Subjektiv				
1. *Pain RUQ* Schmerzen rechter Oberauch	*Occasional & minimal* Gelegentlich und gering	*Intermittent & tolerable* Zeitweilig und erträglich	*Persistent & intense* Dauerhaft und stark	*Refractory & excruciating* Unbeeinflußbar und sehr quälend
O *Objective* Objektiv				
1. *Abdominal findings* Abdominelle Befunde	*Hepatomegaly* Hepatomegalie	*Soft ascites* Aszites (weicher Bauch)	*Tense ascites* Aszites (gespannter Bauch)	
2. *Edema* Odem	*Occasional leg edema* Gelegentlich Beinödeme	*Intermittent leg edema* Zeitweilig Beinödeme	*Anasarca responsive to diuretics* Anasarka auf Diuretika rückläufig	*Anasarca unresponsive to diuretics* Anasarka auf Diuretika nicht rückläufig
3. *Weight gain* Gewichtszunahme		$\leq 5\%$ $\leq 5\%$	$> 5 - 10\%$ $> 5 - 10\%$	$> 10\%$ $> 10\%$
4. *Alertness* Vigilanz		*Change in attentiveness and sleep pattern* Änderung von Aufmerksamkeit und Schlafmuster	*Confusion* Verwirrtheit	*Coma* Koma
5. *Bleeding* Blutungen			*Correctable* Korrigierbar durch Therapie	*Unresponsive* Nicht ansprechend auf Therapie
M *Management* Management				
1. *Pain* Schmerzen	*Occasional non-narcotic* Gelegentlich nicht zentral wirksame Analgetika	*Regular non-narcotic* Regelmäßig nicht zentral wirksame Analgetika	*Regular narcotic* Regelmäßig zentral wirksame Analgetika	*Continuous narcotic* Dauernd zentral wirksame Analgetika
2. *Abdominal findings* Abdominelle Befunde		*Intermittent diuretics* Zeitweilig Diuretika	*Permanent diuretics* Andauernd Diuretika	
3. *Bleeding* Blutungen		*Iron therapy* Eisentherapie	*Occasional transfusion of fresh frozen plasma* Gelegentlich Transfusion mit Frischplasma	*Frequent transfusions* Häufig Transfusion

1 Einleitung

2 WHO- AJCC und ECOG-Performance + Karnofsky-Index

3 EORTC QLQ-C30 Lebensqualität

4 Kausalzusammenhang von Nebenwirkungen

5 Unerwunschte Ereignisse

6 WHO- Toxicity Criteria

7 CTC Common Toxicity Criteria

8 RTOG- und RTOG/EORTC Toxicity Criteria

9 LENT-SOMA Score Criteria

10 ADT-Richtlinien

11 Anhang Formulare ... Tabellen

Tabelle 9.22 *Liver* - Leber - (Fortsetzung)

22	GRAD(E) 1	GRAD(E) 2	GRAD(E) 3	GRAD(E) 4	
A *Analytic* **Analyse**					
1. *AST / ALT / Alk. Phosph.* AST / ALT / Alkalische Phosphatase	< 2,5 x normal < 2,5 x normal	2,5 - 5,0 x normal 2,5 - 5,0 x normal	> 5,0 - 20,0 x normal > 5,0 - 20,0 x normal	> 20,0 x normal > 20,0 x normal	Y / N Date: J / N Datum:
2. *Bilirubin* Bilirubin	< 1,5 x normal < 1,5 x normal	1,5 - 5,0 x normal 1,5 - 5,0 x normal	> 5,0 - 10,0 x normal > 5,0 - 10,0 x normal	> 10,0 x normal > 10,0 x normal	Y / N Date: J / N Datum:
3. *PT / PTT* PT / PTT	< 1,25 x normal < 1,25 x normal	1,25 - 1,5 x normal 1,25 - 1,5 x normal	> 1,5 - 2,0 x normal > 1,5 - 2,0 x normal	> 2,0 x normal > 2,0 x normal	Y / N Date: J / N Datum:
4. *Serum albumin* (g/100ml) Serumalbumin (g/100ml)	> 3,0 > 3,0	> 2,5 - 3,0 > 2,5 - 3,0	> 2,0 - 2,5 > 2,0 - 2,5	≤ 2,0 ≤ 2,0	Y / N Date: J / N Datum:
5. *Platelets* (•10⁹/l) Thrombozyten (•10⁹/l)	> 75,0 > 75,0	> 50,0 - 75,0 > 50,0 - 75,0	> 25,0 - 50,0 > 25,0 - 50,0	≤ 25,0 ≤ 25,0	Y / N Date: J / N Datum:

[a] Beachte Hinweis zu 2.4 Subjektiv (Rückenmark).

Tabelle 9.23 *Kidney* - Niere

23	GRAD(E) 1	GRAD(E) 2	GRAD(E) 3	GRAD(E) 4
S *Subjective* / Subjektiv				
1. *Symptoms* / Symptome			*Fatigue, headache* / Müdigkeit, Kopfschmerzen	*Obtundation, oliguria, edema* / Verwirrtheit, Oligurie, Ödeme
O *Objective* / Objektiv				
1. *Blood pressure* / Blutdruck		*systolic ≤ 20 over normal diastolic ≤ 10 over normal* / Systolisch ≤ 20 über Norm Diastolisch ≤ 10 über Norm	*systolic > 20 over normal diastolic > 10 over normal* / Systolisch > 20 über Norm Diastolisch > 10 über Norm	*Malignant hypertension* / Maligne Hypertonie
2. *Hematuria* / Hämaturie	*Microscopic* / Mikrohämaturie	*Intermittent macroscopic* / Wiederholt Makrohämaturie	*Persistent macroscopic* / Dauerhaft Makrohämaturie	*Refractory* / Unbeeinflußbare Makrohämaturie
3. *Edema* / Ödeme	*None or transient* / Keine oder vorübergehend	*Pedal; 2+ - 3+* / Fußödeme 2+ bis 3+	*Pedal 4+, edema of lower leg(s)* / Fuß- und Beinödeme	*Uremic coma, anasarca* / Urämisches Koma, Anasarka
4. *Specific gravity* / Spezifisches Gewicht		*Urine SpG decreased* / Abnahme des spezifischen Uringewichtes		
M *Management* / Management				
1. *Blood pressure / Renal failure* / Blutdruck / Niereninsuffizienz	*Diet* / Diät	*Antihypertension medication* / Antihypertensiva	*Dialysis, unilateral nephrectomy* / Dialyse, einseitige Nephrektomie	*Permanent dialysis or renal transplant* / Dauerhaft Dialyse oder Nierentransplantation
2. *Hematuria* / Hämaturie	*Iron therapy* / Eisentherapie	*Occasional transfusion or single cauterization* / Gelegentlich Transfusion oder eine Kauterisierung	*Persistent transfusion or coagulation* / Dauerhafte Transfusion oder Koagulierung	*Surgical intervention* / Chirurgische Maßnahmen

1 Einleitung | 2 WHO- AJCC und ECOG-Performance + Karnofsky-Index | 3 EORTC QLQ-C30 Lebensqualität | 4 Kausalzusammenhang von Nebenwirkungen | 5 Unerwünschte Ereignisse | 6 WHO Toxicity Criteria | 7 CTC Common Toxicity Criteria | 8 RTOG- und RTOG/EORTC Toxicity Criteria | 9 LENT-SOMA Score Criteria | 10 ADT-Richtlinien | 11 Anhang Formulare... Tabellen

Tabelle 9.23 *Kidney* - Niere - (Fortsetzung)

23	GRAD(E) 1	GRAD(E) 2	GRAD(E) 3	GRAD(E) 4	
A *Analytic* **Analyse**					
1. *Proteinuria* Proteinurie	*< 3 mg/l* < 3 mg/l	*3 mg/l - 10 mg/l* 3 mg/l - 10 m/l	*> 10 mg/l* > 10 mg/l	*Nephrotic syndrome* Nephrotisches Syndrom	*Y / N* *Date:* J / N Datum:
2. *Creatinine clearance* kreatinin-Clearance	*5 - 10% decrease* 5 - 10% Abfall	*> 10 - 30% decrease* < 10 - 30% Abfall	*> 30 - 60% decrease* > 30 - 60% Abfall	*> 60% decrease* > 60% Abfall	*Y / N* *Date:* J / N Datum:
3. *Creatinine* Kreatinin	*1.25 - 2.5 x normal* 1,25 bis 2,5fach über Normalwert	*> 2.5 - 5 x normal* > 2,5 bis 5fach über Normalwert	*> 5 - 10 x normal* > 5 bis 10fach über Normalwert	*> 10 x normal* > 10fach über Normalwert	*Y / N* *Date:* J / N Datum:
4. *B2 Microglobuline* B2 Microglobulin			*> 2 - 4 x normal* > 2 bis 4fach über Normalwert	*> 4 x normal* > 4fach über Normalwert	*Y / N* *Date:* J / N Datum:
5. *Glomerular filtration rate* Glomeruläre Filtrationsrate	*Quantification of filtration rate* Quantifizierung der Filtrationsrate				
6. *Renal scanning* Nierenszintigraphie	*Assessment of renal size and radioisotope clearance* Nierengröße und Radioisotopenclearance				*Y / N* *Date:* J / N Datum:

1 Einleitung | 2 WHO-, AJCC- und ECOG-Performance + Karnofsky-Index | 3 EORTC QLQ-C30 Lebensqualität | 4 Kausalzusammenhang von Nebenwirkungen | 5 Unerwünschte Ereignisse | 6 WHO-Toxicity Criteria | 7 CTC Common Toxicity Criteria | 8 RTOG- und RTOG/EORTC Toxicity Criteria | 9 LENT-SOMA Score Criteria | 10 ADT-Richtlinien | 11 Anhang Formulare ... Tabellen

Tabelle 9.24 *Ureter* - Harnleiter (Ureter)

24	GRAD(E) 1	GRAD(E) 2	GRAD(E) 3	GRAD(E) 4
S *Subjective* / Subjektiv				
1. *Pain* / Schmerzen	*Occasional & minimal* Gelegentlich und gering	*Intermittent & tolerable* Zeitweilig und erträglich	*Persistent & intense* Dauerhaft und stark	*Refractory & excruciating* Unbeeinflußbar und sehr quälend
O *Objective* / Objektiv				
1. *Obstruction* / Obstruktion	*Ureteral narrowing without hydronephrosis* Stenose ohne Hydronephrose	*Ureteral narrowing with hydronephrosis* Stenose mit Hydronephrose	*Unilateral obstruction* Einseitige Obstruktion	*Bilateral obstruction* Beidseitige Obstruktion
2. *Renal function* / Nierenfunktion [a]	*1+ proteinuria* 1+ Proteinurie	*2+ proteinuria* 2+ Proteinurie	*4+ proteinuria* 4+ Proteinurie	
M *Management* / Management				
1. *Pain* / Schmerzen	*Occasional non-narcotic* Gelegentlich nicht zentral wirksame Analgetika	*Regular non-narcotic* Regelmäßig nicht zentral wirksame Analgetika	*Regular narcotic* Regelmäßige zentral wirksame Analgetika	*Surgical intervention* Chirurgische Maßnahmen
2. *Obstruction* / Obstruktion			*Unilateral stent or nephrostomy* Einseitiger Stent oder Nephrostomie	*Bilateral nephrostomy or diversion* Beidseitige Nephrostomie oder Verlegung der Ureteren
A *Analytic* / Analyse				
1. *Intravenous pyelography* i.v.-Pyelogramm	*Assessment of ureter integrity* Beurteilung der Intaktheit des Ureters			Y / N Date: I / N Datum:

[a] Nach CTC-Kriterien: Grad 1: < 3,0 g/l, Grad 2: 3 bis 10 g/l, Grad 3: > 10 g/l.

1 Einleitung | 2 WHO- AJCC- und ECOG-Performance + Karnofsky-Index | 3 EORTC QLQ-C30 Lebensqualität | 4 Kausalzusammenhang von Nebenwirkungen | 5 Unerwünschte Ereignisse | 6 WHO-Toxicity Criteria | 7 CTC Common Toxicity Criteria | 8 RTOG- und RTOG/EORTC Toxicity Criteria | 9 LENT SOMA Score Criteria | 10 ADT-Richtlinien | 11 Anhang Formulare … Tabellen

123

1 Einleitung

2 WHO-, AJCC- und ECOG-Performance + Karnofsky-Index

3 EORTC QLQ-C30 Lebensqualität

4 Kausalzusammenhang von Nebenwirkungen

5 Unerwünschte Ereignisse

6 WHO-Toxicity Criteria

7 CTC Common Toxicity Criteria

8 RTOG- und RTOG/EORTC Toxicity Criteria

9 LENT-SOMA Score Criteria

10 ADT-Richtlinien

11 Anhang Formulare ... Tabellen

Tabelle 9.25 *Bladder / Urethra* - Blase / Harnröhre (Urethra)

25	GRAD(E) 1	GRAD(E) 2	GRAD(E) 3	GRAD(E) 4
Subjective / Subjektiv				
1. *Dysuria* / Dysurie	*Occasional & minimal* / Gelegentlich und gering	*Intermittent & tolerable* / Zeitweilig und erträglich	*Persistent & intense* / Dauerhaft und stark	*Refractory & excruciating* / Unbeeinflußbar und sehr quälend
2. *Frequency* / Häufigkeit	*3 - 4 hour intervals* / Intervalle von 3 - 4 h	*2 - 3 hour intervals* / Intervalle von 2 - 3 h	*1 - 2 hour intervals* / Intervalle von 1 - 2 h	*Hourly* / Stündlich
3. *Hematuria* / Hämaturie	*Occasional* / Gelegentlich	*Intermittent* / Zeitweilig	*Persistent with clots* / Dauerhaft mit Koageln	*Refractory* / Unbeeinflußbar
4. *Incontinence* / Inkontinenz	*< weekly episodes* / < wöchentliche Episoden	*< daily episodes* / < tägliche Episoden	*≥ 2 pads / undergarments / day* / ≥ 2 Einlagen / Unterwäsche / pro Tag	*Refractory* / Unbeeinflußbar
5. *Decreased stream* / Harnstrahlverminderung	*Occasionally weak* / Gelegentlich Abschwächung	*Intermittent* / Zeitweilig Abschwächung	*Persistent but incomplete obstruction* / Dauerhafte aber unvollständige Obstruktion	*Complete obstruction* / Vollständige Obstruktion
Objective / Objektiv				
1. *Hematuria* / Hämaturie	*Microscopic, normal hemoglobin* / Mikrohämaturie, normales Hämoglobin (Hb)	*Intermittent macroscopic, < 10% decrease in hemoglobin* / Wiederholt Makrohämaturie < 10% Hämoglobinabfall	*Persistent macroscopic, 10 - 20% decrease in hemoglobin* / Dauerhaft Makrohämaturie, 10 - 20% Hämoglobinabfall	*Refractory, > 20% decrease in hemoglobin* / Unbeeinflußbare Makrohämaturie, > 20% Hämoglobinabfall
2. *Endoscopy* / Endoskopie	*Patchy atrophy or telangiectasia without bleeding* / Fleckförmige Atrophie oder Teleangiektasie ohne Blutung	*Confluent atrophy or telangiectasia with gross bleeding* / Flächige Atrophie oder Teleangiektasie mit starker Blutung	*Ulcerations into muscle* / Ulzerationen bis in die Muskulatur reichend	*Perforation, fistula* / Perforation, Fistelbildung
3. *Maximum volume* / Maximalvolumen	*> 300 - 400 cc* / > 300 - 400 cm³	*> 200 - 300 cc* / > 200 - 300 cm³	*> 100 - 200 cc* / > 100 - 200 cm³	*< 100 cc* / < 100 cm³
4. *Residual volume* / Residualvolumen	*25 cc* / 25 cm³	*> 25 - 100 cc* / >25 - 100 cm³	*> 100 cc* / > 100 cm³	

25	GRAD(E) 1	GRAD(E) 2	GRAD(E) 3	GRAD(E) 4
M *Management* Management				
1. *Dysuria* Dysurie	*Occasional non-narcotic* Gelegentlich nicht zentral wirksame Analgetika	*Regular non-narcotic* Regelmäßig nicht zentral wirksame Analgetika	*Regular narcotic* Regelmäßig zentral wirksame Analgetika	*Surgical intervention* Chirurgische Maßnahmen
2. *Frequency* Frequenz	*Alkalization* Alkalisierung	*Occasional anti-spasmodic* Gelegentlich Spasmolytika	*Regular narcotic* Regelmäßig zentral wirksame Analgetika	*Cystectomy* Zystektomie
3. *Hematuria / Telangiectasia* Hämaturie / Teleangiektasie	*Iron therapy* Eisentherapie	*Occasional transfusion or single cauterization* Gelegentlich Transfusion oder einzelne Kauterisierung	*Frequent transfusion or coagulation* Häufige Transfusion oder Koagulation	*Surgical intervention* Chirurgische Maßnahmen
4. *Incontinence* Inkontinenz	*Occasional use of incontinence pads* Gelegentlich Einlagen	*Intermittent use of incontinence pads* Zeitweilig Einlagen	*Regular use of pad or self-catheterization* Regelmäßig Einlagen oder Selbstkatheterisierung	*Permanent catheter* Dauerkatheter
5. *Decreased stream* Harnstrahlabschwächung		*< once-a-day self-catheterization* < 1mal tägliche Selbstkatheterisierung	*Dilatation, > once-a-day self-catheterization* Dilatation, > 1mal täglich Selbstkatheterisierung	*Permanent catheter, surgical intervention* Dauerkatheter, Chirurgische Maßnahmen
A *Analytic* Analyse				
1. *Cystography* Zystoskopie	*Assessment of mucosal surface* Beurteilung der Schleimhautoberfläche			Y / N *Date:* J / N Datum:
2. *Volumetric analysis* Volumenanalyse	*Assessment of bladder capacity in milliliters* Beurteilung der Blasenkapazität in Millilitern			Y / N *Date:* J / N Datum:
3. *Contrast radiography* Röntgenkontrast-untersuchung	*Assessment for ulcers, capacity and contractility* Beurteilung von Geschwüren, Kapazität und Kontraktilität			Y / N *Date:* J / N Datum:

1 Einleitung

2 WHO-, AJCC- und ECOG-Performance + Karnofsky-Index

3 EORTC QLQ-C30 Lebensqualität

4 Kausalzusam-menhang von Nebenwirkungen

5 Unerwünschte Ereignisse

6 WHO-Toxicity Criteria

7 CTC Common Toxicity Criteria

8 RTOG- und RTOG/EORTC Toxicity Criteria

9 LENT-SOMA Score Criteria

10 ADT-Richtlinien

11 Anhang Formulare ... Tabellen

Tabelle 9.25 Bladder /Urethra - Blase / Harnröhre (Urethra) - (Fortsetzung)

25	GRAD(E) 1	GRAD(E) 2	GRAD(E) 3	GRAD(E) 4
4. *Ultrasound* Ultraschall	*Assessment of wall thickness, sinus and fistula formation* Beurteilung von Wanddicke, Höhlen- und Fistelbildung			*Y / N* *Date:* J / N Datum:
5. *Electromyography* Elektromyographie	*Assessment of sphincter activity using intraluminal pressure transducer, contraction pressure and volume curves* Beurteilung von Sphinkteraktivität unter intraluminaler Druckmessung von Kontraktionsdruck und Volumenkurven			*Y / N* *Date:* J / N Datum:

Tabelle 9.26 *Testes* - Hoden (Testes)

26	GRAD(E) 1	GRAD(E) 2	GRAD(E) 3	GRAD(E) 4
S *Subjective* Subjektiv				
1. Libido Libido	*Occasionally suppressed* Gelegentlich vermindert	*Intermittently suppressed* Zeitweilig vermindert	*Persistently suppressed* Dauerhaft vermindert	
O *Objective* Objektiv				
1. Fertility Fertilität			*Oligospermia* Oligozoospermie	*Azoospermia* Azoospermie
2. Appearance Aussehen				*Atrophy* Atrophie
M *Management* Management				
1. Fertility Fertilität			*In vitro fertilization* In-vitro-Fertilisation	*Sperm retrieval if previously banked* Nutzung kryokonservierter Spermien von der Spermabank — Y/N *Date:* J/N Datum:
2. Libido Libido		*Testosterone* Testosteron		
A *Analytic* Analyse				
1. FSH / LH FSH / LH	*Increased FSH / normal LH* Erhöhtes FSH / normales LH	*Increased FSH / increased LH* Erhöhtes FSH / erhöhtes LH		
2. Testosterone Testosteron				*Decreased* Vermindert — Y/N *Date:* J/N Datum:

1 Einleitung | 2 WHO-, AJCC- und ECOG-Performance + Karnofsky-Index | 3 EORTC QLQ-C30 Lebensqualität | 4 Kausalzusammenhang von Nebenwirkungen | 5 Unerwünschte Ereignisse | 6 WHO-Toxicity Criteria | 7 CTC Common Toxicity Criteria | 8 RTOG- und RTOG/EORTC Toxicity Criteria | 9 LENT-SOMA Score Criteria | 10 ADT-Richtlinien | 11 Anhang Formulare ... Tabellen

Tabelle 9.27 *Sexual Dysfunction - Male* - Sexuelle Fehlfunktion – Mann

27	GRAD(E) 1	GRAD(E) 2	GRAD(E) 3	GRAD(E) 4
S *Subjective* Subjektiv				
1. *Erectile function for vaginal penetration* Erektile Funktion für vaginale Penetration	*Occasionally insufficient* Gelegentlich Insuffizienz	*Intermittently insufficient* Zeitweilig Insuffizienz	*Not sufficient* Nicht ausreichend	*Impotent* Impotent
2. *Dryness* Fehlender Samenfluß	*Occasional* Gelegentlich	*Intermittent* Zeitweilig	*Persistent* Dauerhaft	*Refractory* Unbeeinflußbar
3. *Desire* Libido	*Occasional* Gelegentlich	*Intermittent* Zeitweilig	*Seldom* Selten	*Never* Nie
4. *Satisfaction* Befriedigung	*Occasional* Gelegentlich	*Intermittent* Zeitweilig	*Seldom* Selten	*Never* Nie
O *Objective* Objektiv				
1. *Frequency* Kohabitationsfrequenz		*Decreased from normal* Vermindert im Vergleich zur Ausgangslage	*Rare* Reduziert im Vergleich zur Ausgangslage	*Never* Nie
2. *Orgasm* Orgasmus	*Occasional* Gelegentlich	*Intermittent* Zeitweilig	*Seldom* Selten	*Never* Nie
M *Management* Management				
1. *Impotence* Impotenz		*Medical intervention* Medikamentöse Therapie	*Surgical intervention* Operative Maßnahmen	
A *Analytic* Analyse				
1. *Psychosocial* Psychosozial	*Evaluate Quality of Life / Sexual Satisfaction* Evaluierung der Lebensqualität / Sexuelle Befriedigung (Zufriedenheit)			*Y / N* *Date:* J / N Datum:

Tabelle 9.28 *Vulva* - Vulva

28	GRAD(E) 1	GRAD(E) 2	GRAD(E) 3	GRAD(E) 4
S *Subjective* Subjektiv				
1. *Dryness* Trockenheit	*Occasional* Gelegentlich	*Intermittent* Zeitweilig	*Persistent* Dauerhaft	
2. *Pruritus* Juckreiz	*Occasional & minimal* Gelegentlich und gering	*Intermittent & tolerable* Zeitweilig und erträglich	*Persistent & intense* Dauerhaft und stark	*Refractory & excruciating* Unbeeinflußbar und sehr quälend
3. *Pain* Schmerzen	*Occasional & minimal* Gelegentlich und gering	*Intermittent & tolerable* Zeitweilig und erträglich	*Persistent & intense* Dauerhaft und stark	*Refractory & excruciating* Unbeeinflußbar und sehr quälend
O *Objective* Objektiv				
1. *Pigmentation change* Pigment-veränderungen	*Patchy* Fleckförmig	*Confluent* Konfluierend		
2. *Alopecia* Haarausfall	*Partial* Teilweise	*Complete* Vollständig		
3. *Atrophy* Atrophie	*Patchy* Fleckförmig	*Confluent* Konfluierend		
4. *Appearance* Aussehen	*Telangiectasia without bleeding* Teleangiektasie ohne Blutung	*Telangiectasia with gross bleeding* Teleangiektasie mit starker Blutung		
5. *Ulceration / necrosis* Ulzeration / Nekrose	*Superficial* $\leq 1\ cm^2$ Oberflächlich $\leq 1\ cm^2$	*Superficial* $> 1\ cm^2$ Oberflächlich $> 1\ cm^2$	*Deep* Tief	*Fistulae* Fistelbildung
6. *Fibrosis* Fibrose			*Partial* Teilweise	*Complete* Vollständig
7. *Edema* Ödem			*Partial* Teilweise	*Complete* Vollständig

1 Einleitung | 2 WHO-, AJCC- und ECOG-Performance + Karnofsky-Index | 3 EORTC QLQ-C30 Lebensqualität | 4 Kausalzusammenhang von Nebenwirkungen | 5 Unerwünschte Ereignisse | 6 WHO-Toxicity Criteria | 7 CTC Common Toxicity Criteria | 8 RTOG- und RTOG/EORTC Toxicity Criteria | 9 LENT-SOMA Score Criteria | 10 ADT-Richtlinien | 11 Anhang Formulare ... Tabellen

Tabelle 9.28 *Vulva* - Vulva - (Fortsetzung)

28	GRADE(E) 1	GRADE(E) 2	GRADE(E) 3	GRADE(E) 4
8. *Introital stenosis* Stenose des Introitus			*Partial* Teilweise	*Complete* Vollständig
9. *Serous transudate* Seröse Transsudationen	*Occasional* Gelegentlich	*Intermittent* Zeitweilig	*Persistent* Dauerhaft	*Refractory* Unbeeinflußbar
M *Management* Management				
1. *Pruritus / Atrophy* Juckreiz / Atrophie	*Occasional hormone cream* Gelegentlich Hormoncreme	*Intermittent hormone cream* Zeitweilig Hormoncreme	*Regular hormone cream* Regelmäßig Hormoncreme	
2. *Pain* Schmerzen	*Occasional non-narcotic* Gelegentlich nicht zentral wirksame Analgetika	*Regular non-narcotic* Regelmäßig nicht zentral wirksame Analgetika	*Regular narcotic* Regelmäßig zentral wirksame Analgetika	*Surgical intervention* Chirurgische Maßnahmen
3. *Ulceration* Ulzeration	*Conservative* Konservative Behandlung	*Wound care* Wundpflege	*Debridement* Debridement	*Graft* Plastische Deckung
4. *Introital stenosis* Stenose des Introitus	*Occasional dilation* Gelegentlich Dilatation	*Intermittent dilation* Wiederholte Dilatation	*Persistent Dilation* Dauerhafte Dilatation	*Surgical repair* Chirurgische Maßnahmen
A *Analytic* Analyse				
1. *Color photograph* Farbphotographie	*Assessment of changes in skin, mucus and teleangiectasia* Feststellung von Veränderungen der Haut, Schleimhaut und Teleangiektasie			Y / N Date: J / N Datum:

Tabelle 9.29 *Vagina* - Scheide (Vagina)

29	GRAD(E) 1	GRAD(E) 2	GRAD(E) 3	GRAD(E) 4
S *Subjective* Subjektiv				
1. *Dyspareunia* Dyspareunie	*Occasional & minimal* Gelegentlich und gering	*Intermittent & tolerable* Zeitweilig und erträglich	*Persistent & intense* Dauerhaft und stark	*Refractory & excruciating* Unbeeinflußbar und sehr quälend
2. *Dryness* Trockenheit	*Occasional* Gelegentlich	*Intermittundent* Zeitweilig	*Persistent* Dauerhaft	*Refractory* Unbeeinflußbar
3. *Bleeding* Blutung	*Occasional* Gelegentlich	*Intermittent* Zeitweilig	*Persistent* Dauerhaft	*Refractory* Unbeeinflußbar
4. *Pain* Schmerzen	*Occasional & minimal* Gelegentlich und gering	*Intermittent & tolerable* Zeitweilig und erträglich	*Persistent & intense* Dauerhaft und stark	*Refractory & excruciating* Unbeeinflußbar und sehr quälend
O *Objective* Objektiv				
1. *Stenosis / length* Stenose / Verkürzung	*> 2/3 normal length* > 2/3 normale Länge	*1/3 - 2/3 normal length* 1/3 - 2/3 normale Länge	*< 1/3 normal length* < 1/3 normale Länge	*Obliteration* vollkommener Verschluß
2. *Dryness* Trockenheit	*Asymptomatic* Asymptomatisch	*Symptomatic* Symptomatisch	*Secondary dysfunction* Sekundäre Fehlfunktion	
3. *Ulceration / necrosis* Ulzeration / Nekrose	*Superficial, ≤ 1 cm²* Oberflächlich, ≤ 1 cm²	*Superficial, > 1 cm²* Oberflächlich, > 1 cm²	*Deep ulcer* Tiefe Ulzeration	*Fistulae* Fistel
4. *Atrophy* Atrophie	*Patchy* Fleckförmig	*Nonconfluent* Nicht konfluierend	*Confluent* Konfluierend	*Diffuse* Diffus
5. *Appearance* Aussehen	*Telangiectasia without bleeding* Teleangiektasie ohne Blutung	*Telangiectasia with gross bleeding* Teleangiektasie mit starker Blutung		
6. *Synechiae* Synechien		*Partial* Teilweise	*Complete* Vollständig	
7. *Bleeding* Blutung		*On contact* Bei Kontakt	*Intermittent* Zeitweilig	*Persistent* Dauerhaft

1 Einleitung

2 WHO-, AJCC- und ECOG-Performance + Karnofsky-Index

3 EORTC QLQ-C30 Lebensqualität

4 Kausalzusammenhang von Nebenwirkungen

5 Unerwünschte Ereignisse

6 WHO-Toxicity Criteria

7 CTC Common Toxicity Criteria

8 RTOG- und RTOG/EORTC Toxicity Criteria

9 LENT-SOMA Score Criteria

10 ADT-Richtlinien

11 Anhang Formulare ... Tabellen

Tabelle 9.29 *Vagina* - Scheide (Vagina) - (Fortsetzung)

29	GRAD(E) 1	GRAD(E) 2	GRAD(E) 3	GRAD(E) 4
M	*Management* Management			
1. *Dyspareunia/ Pain* Dyspareunie / Schmerzen	*Occasional non-narcotic* Gelegentlich nicht zentral wirksame Analgetika	*Regular non-narcotic* Regelmäßig nicht zentral wirksame Analgetika	*Regular narcotic* Regelmäßig zentral wirksame Analgetika	*Surgical intervention* Chirurgische Maßnahmen
2. *Atrophy* Atrophie	*Occasional hormone cream* Gelegentlich Hormoncreme	*Intermittent hormone cream* Zeitweilig Hormoncreme	*Regular hormone cream* Regelmäßig Hormoncreme	
3. *Bleeding* Blutung	*Iron therapy* Eisentherapie	*Occasional transfusion* Gelegentlich Transfusion	*Frequent transfusion* Häufige Transfusion	*Surgical intervention* Chirurgische Maßnahmen
4. *Stenosis* Stenose	*Occasional dilation* Gelegentlich Dilatation	*Intermittent dilation* Wiederholte Dilatation	*Persistent dilation* Dauerhafte Dilatation	*Surgical reconstruction* Chirurgische Rekonstruktion
5. *Dryness* Trockenheit	*Hormone replacement* Hormonsubstitution	*Artificial lubrication* Künstliche Befeuchtung		
6. *Ulceration* Ulzeration	*Conservative* Konservative Behandlung	*Debridement* Debridement	*Hyperbaric oxygen (HBO₂)* Hyperbarer Sauerstoff (HBO₂)	*Graft, Surgical repair* Plastische Deckung, chirurgische Rekonstruktion
A	*Analytic* Analyse			
1. *MRI* Kernspintomographie	*Assessment of wall thickness, sinus and fistula formation* Feststellung von Wanddicke, Höhlen- und Fistelbildung			*Y / N Date: J / N Datum:*
2. *Ultrasound* Ultraschall	*Assessment of wall thickness, sinus and fistula formation* Feststellung von Wanddicke, Höhlen- und Fistelbildung			*Y / N Date: J / N Datum:*
3. *EUA, Cytology / biopsy* Narkoseuntersuchung, Zytologie / Histologie	*Assessment of wall diameter and length and mucosal surface* Feststellung von Wanddicke und Länge und Schleimhautoberfläche			*Y / N Date: J / N Datum:*

Tabelle 9.30 *Uterus / Cervix* - Gebärmutter (Corpus und Cervix uteri)

30	GRAD(E) 1	GRAD(E) 2	GRAD(E) 3	GRAD(E) 4
S *Subjective* Subjektiv				
1. *Amenorrhea* Amenorrhoe		*Symptomatic* Symptomatisch		*Inferility* Unfruchtbarkeit
2. *Dysmenorrhea* Dysmenorrhoe		*Symptomatic* Symptomatisch		
3. *Pain* Schmerzen	*Occasional & minimal* Gelegentlich und gering	*Intermittent & tolerable* Zeitweilig und erträglich	*Persistent & intense* Dauerhaft und stark	*Refractory & excruciating* Unbeeinflußbar und sehr quälend
4. *Bleeding* Blutung	*Occasional, normal hemoglobin* Gelegentlich, normales Hb	*Intermittent, < 10% decrease in hemoglobin* Zeitweilig, < 10% Hb-Abfall	*Persistent, 10-20% decrease in hemoglobin* Dauerhaft, 10 - 20% Hb-Abfall	*Refractory, > 20% decrease in hemoglobin* Unbeeinflußbar, > 20% Hb-Abfall
O *Objective* Objektiv				
1. *Pyometra* Pyometra	*Asymptomatic* Asymptomatisch	*Symptomatic* Symptomatisch		
2. *Hematometra* Hämatometra	*Asymptomatic* Asymptomatisch	*Symptomatic* Symptomatisch		
3. *Necrosis* Nekrose	*Asymptomatic* Asymptomatisch	*Symptomatic* Symptomatisch		
4. *Ulceration* Ulzeration	*Superficial, < 1 cm²* Oberflächlich < 1 cm²	*Superficial, > 1 cm²* Oberflächlich > 1 cm²	*Deep ulcer* Tiefes Ulkus	*Fistulae* Fistel
5. *Incompetent* Inkompetent				*Infertility* Unfruchtbarkeit
6. *Cervical Os Stenosis* Stenose des Ostium uteri	*Asymptomatic* Asymptomatisch	*Symptomatic* Symptomatisch		
M *Management* Management				
1. *Pain* Schmerzen	*Occasional non-narcotic* Gelegentlich nicht zentral wirksame Analgetika	*Regular non-narcotic* Regelmäßig nicht zentral wirksame Analgetika	*Regular narcotic* Regelmäßig zentral wirksame Analgetika	*Surgical intervention* Chirurgische Maßnahmen

1 Einleitung   2 WHO-, AJCC- und ECOG-Performance + Karnofsky-Index   3 EORTC QLQ-C30 Lebensqualität   4 Kausalzusammenhang von Nebenwirkungen   5 Unerwünschte Ereignisse   6 WHO-Toxicity Criteria   7 CTC Common Toxicity Criteria   8 RTOG- und RTOG/EORTC Toxicity Criteria   9 LENT-SOMA Score Criteria   10 ADT-Richtlinien   11 Anhang Formulare ... Tabellen

133

Tabelle 9.30 *Uterus / Cervix* - Gebärmutter (Corpus und Cervix uteri) - (Fortsetzung)

30	GRAD(E) 1	GRAD(E) 2	GRAD(E) 3	GRAD(E) 4
2. *Amenorrhea, Dysmenorrhea, Hematometra* / Amenorrhoe / Dysmenorrhoe, Hämatometra	*Occasional hormone replacement* / Gelegentlich Hormonsubstitution	*Intermittent hormone replacement* / Zeitweilig Hormonsubstitution	*Persistent hormone replacement* / Dauerhaft Hormonsubstitution	
3. *Pyometra* / Pyometra		*D&C, antibiotics* / Fraktionierte Abrasio, Antibiotika	*D&C* / Fraktionierte Abrasio	*Hysterectomy* / Hysterektomie
4. *Necrosis* / Nekrose		*Debridement* / Debridement	*D&C* / Fraktionierte Abrasio	*Surgical intervention* / Chirurgische Maßnahmen
5. *Bleeding* / Blutungen	*Iron therapy* / Eisentherapie	*Occasional transfusion* / Gelegentlich Transfusionen	*Frequent transfusions* / Häufige Transfusionen	*Hysterectomy* / Hysterektomie
6. *Cervical Os Stenosis* / Stenose des Ostium uteri			*D&C* / Fraktionierte Abrasio	*Hysterectomy* / Hysterektomie
7. *Ulceration* / Ulzerationen	*Conservative* / Konservative Behandlung	*Antibiotics* / Antibiotika	*Debridement, surgical management* / Abtragung der Nekrosen, chirurgische Maßnahmen	*Hysterectomy* / Hysterektomie
8. *Incompetent* / Nicht empfängnisfähig				*Obstetrical management* / Reproduktive Maßnahmen, z.B. In-vitro-Fertilisation

A Analytic / Analyse

1. *MRI* / Kernspintomographie	*Assessment of wall thickness, parametrial infiltrates, sinus and fistula formation* / Beurteilung von Wanddicke, parametranen Infiltrationen, Höhlen- und Fistelbildung	Y / N *Date* / J / N Datum:
2. *Ultrasound* / Ultraschall	*Assessment of wall thickness, parametrial infiltrates, sinus and fistula formation* / Beurteilung von Wanddicke, parametranen Infiltrationen, Höhlen- und Fistelbildung	Y / N *Date* / J / N Datum:
3. *EUA cytology / biopsy* / Narkoseuntersuchung, Zytologie / Biopsie	*Assessment of mucosal surfaces and ulcers* / Beurteilung von Schleimhautoberfläche und Ulkusbildung	Y / N *Date* / J / N Datum:

Tabelle 9.31 *Ovary / Reproductive* - Ovarien / Fortpflanzung

31	GRAD(E) 1	GRAD(E) 2	GRAD(E) 3	GRAD(E) 4
S *Subjective* **Subjektiv**				
1. *Hot flashes* Hitzewellen	*Occasional* Gelegentlich	*Intermittent* Zeitweilig	*Persistent* Dauerhaft	
2. *Dysmenorrhea* Dysmenorrhoe	*Occasional* Gelegentlich	*Intermittent* Zeitweilig	*Persistent* Dauerhaft	
3. *Menstruation* Menstruation		*Oligomenorrhea* Oligomenorrhoe	*Amenorrhea* Amenorrhoe	
O *Objective* **Objektiv**				
1. *Ovulation* Ovulation			*Anovulation in premenopausal women* Anovulation bei prämenopausalen Frauen	
2. *Involuntary infertility* Unerwünschte Unfruchtbarkeit			*Infertility* Unfruchtbarkeit	
3. *Osteoporosis* Osteoporose			*Radiographic evidence* Radiologischer Nachweis	*Fracture* Fraktur
M *Management* **Management**				
1. *Dysmenorrhea, Hot flashes* Dysmenorrhoe, Hitzewellen		*Hormone replacement* Hormonsubstitution		
2. *Menstruation* Menstruation		*Hormone replacement* Hormonersatz		
3. *Osteoporosis* Osteoporose		*Hormone replacement, Calcium supplements* Hormone, Kalziumzusatz		

Tabelle 9.31 *Ovary / Reproductive - Ovarien / Fortpflanzung - (Fortsetzung)*

31	GRADE(E) 1	GRADE(E) 2	GRADE(E) 3	GRADE(E) 4
A *Analytic* *Analyse*				
1. *FSH / LH / Estradiol* FSH / LH / Östradiol	Assessment of hormonal production Untersuchung der Hormonproduktion			*Y / N* *Date:* J / N Datum:
2. *Bone densitometry* Knochendichtemessung	Quantify bone density Quantifizierung der Knochendichte			*Y / N* *Date:* J / N Datum:

Tabelle 9.32 *Sexual Dysfunction - Female* – Sexuelle Fehlfunktion - Frau

32	GRAD(E) 1	GRAD(E) 2	GRAD(E) 3	GRAD(E) 4
S *Subjective* Subjektiv				
1. *Dyspareunia* Dyspareunie	*Occasional* Gelegentlich	*Intermittent* Zeitweilig	*Persistent* Dauerhaft	*Refractory* Unbeeinflußbar
2. *Dryness* Trockenheit	*Occasional* Gelegentlich	*Intermittent* Zeitweilig	*Persistent* Dauerhaft	*Refractory* Unbeeinflußbar
3. *Desire* Libido	*Occasional* Gelegentlich	*Intermittent* Zeitweilig	*Seldom* Selten	*Never* Nie
4. *Satisfaction* Befriedigung	*Occasional* Gelegentlich	*Intermittent* Zeitweilig	*Seldom* Selten	*Never* Nie
O *Objective* Objektiv				
1. *Vaginal stenosis / length* Vaginale Stenose / Länge	*> 2 / 3 normal length* > 2 / 3 normale Länge	*1 / 3 - 2 / 3 normal length* 1 / 3 - 2 / 3 normale Länge	*< 1 / 3 normal length* < 1 / 3 normale Länge	*Obliteration* vollkommener Verschluß
2. *Synechiae* Verklebungen			*Partial* Teilweise	*Complete* Vollständig
3. *Frequency* Häufigkeit		*Decreased from normal* Vermindert im Vergleich zur Ausgangslage	*Rare* Selten im Vergleich zur Ausgangslage	*Never* Nie
4. *Orgasm* Orgasmus	*Occasional* Gelegentlich	*Intermittent* Zeitweilig	*Seldom* Selten	*Never* Nie
M *Management* Management				
1. *Dryness* Trockenheit	*Hormone replacement* Hormonsubstitution	*Artificial lubrication* Künstliche Befeuchtung		
2. *Stenosis / Synechiae /* Stenosen / Verklebungen	*Occasional dilation* Gelegentlich Dilatation	*Intermittent dilation* Wiederholte Dilatation	*Persistent dilation* Dauerhafte Dilatation	*Surgical reconstruction* Chirurgische Rekonstruktion
3. *Dyspareunia* Dyspareunie	*Occasional hormone cream* Gelegentlich Hormoncreme	*Intermittent hormone cream* Zeitweilig Hormoncreme	*Persistent hormone cream* Dauerhaft Hormoncreme	

1 Einleitung | 2 WHO-, AJCC- und ECOG-Performance + Karnofsky-Index | 3 EORTC QLQ-C30 Lebensqualität | 4 Kausalzusammenhang von Nebenwirkungen | 5 Unerwünschte Ereignisse | 6 WHO-Toxicity Criteria | 7 CTC Common Toxicity Criteria | 8 RTOG- und RTOG/EORTC Toxicity Criteria | 9 LENT-SOMA Score Criteria | 10 ADT-Richtlinien | 11 Anhang Formulare … Tabellen

137

Tabelle 9.32 *Sexual Dysfunction: Female* - Sexuelle Fehlfunktion: Frau - (Fortsetzung)

32	GRAD(E) 1	GRAD(E) 2	GRAD(E) 3	GRAD(E) 4
A *Analytic* Analyse				
1. *Psychosocial* Psychosozial	*Evaluate Quality of Life / Sexual Satisfaction* Evaluierung von Lebensqualität und sexueller Befriedigung (Zufriedenheit)			*Y / N* *Date:* J / N Datum:
2. *Vaginal measurement* Ausmessung der Vagina	*Evaluate degree of vaginal stenosis* Feststellung des Ausmaßes einer vaginalen Stenose			*Y / N* *Date:* J / N Datum:

Tabelle 9.33 *Muscle / Soft Tissue* - Muskulatur / Weichteilgewebe

33	GRAD(E) 1	GRAD(E) 2	GRAD(E) 3	GRAD(E) 4
S *Subjective* Subjektiv				
1. Pain Schmerzen	*Occasional & minimal* Gelegentlich und gering	*Intermittent & tolerable* Zeitweilig und erträglich	*Persistent & intense* Dauerhaft und stark	*Refractory & excruciating* Unbeeinflußbar und sehr quälend
2. Function Funktion	*Interferes with athletic recreation* Beeinträchtigung der sportlichen Aktivitäten	*Interferes with work* Beeinträchtigung der Arbeitstätigkeit	*Interferes with daily activity* Beeinträchtigung der Alltagsaktivitäten	*Complete lack* Vollständiger Funktionsverlust
O *Objective* Objektiv				
1. Edema Ödem	*Present / asymptomatic* Vorhanden / asymptomatisch	*Symptomatic* Symptomatisch	*Secondary dysfunction* Sekundäre Fehlfunktion	*Total dysfunction* Totale Fehlfunktion
2. Mobility & extremity function Mobilität und Extremitäten-funktion	*Present / asymptomatic* Vorhanden / asymptomatisch	*Symptomatic* Symptomatisch	*Secondary dysfunction* Sekundäre Fehlfunktion	*No mobility, frozen* Keine Mobilität, völlige Gelenksteifheit
3. Fibrosis Fibrose	*Detectable* Erkennbar	*≤ 20% of muscle* ≤ 20% des Muskels	*> 20 - 50% of muscle* > 20 - 50% des Muskels	*> 50% of muscle* > 50% des Muskels
4. Atrophy Atrophie	< 10% < 10%	*> 10 - 20%* > 10 - 20%	*> 20 - 50%* > 20 - 50%	> 50% > 50%
5. Contraction Kontraktur		*≤ 10% linear field* ≤ 10% Längenmaß	*>10 - 30% linear field* >10 - 30% Längenmaß	*> 30% linear field* > 30% Längenmaß
M *Management* Management				
1. Pain Schmerzen	*Occasional non-narcotic* Gelegentlich nicht zentral wirksame Analgetika	*Regular non-narcotic* Regelmäßig nicht zentral wirksame Analgetika	*Regular narcotic* Regelmäßig zentral wirksame Analgetika	*Surgical intervention* Chirurgische Therapie
2. Edema Ödem		*Compression* Stützstrümpfe / Stützverband	*Medical intervention* Medikamentöse Therapie	*Surgical intervention* Chirurgische Maßnahmen

1 Einleitung | 2 WHO-, AJCC- und ECOG-Performance + Karnofsky-Index | 3 EORTC QLQ-C30 Lebensqualität | 4 Kausalzusammenhang von Nebenwirkungen | 5 Unerwünschte Ereignisse | 6 WHO-Toxicity Criteria | 7 CTC Common Toxicity Criteria | 8 RTOG- und RTOG/EORTC Toxicity Criteria | 9 LENT-SOMA Score Criteria | 10 ADT-Richtlinien | 11 Anhang Formulare ... Tabellen

Tabelle 9.33 *Muscle / Soft Tissue* - Muskulatur / Weichteilgewebe - (Fortsetzung)

33	GRAD(E) 1	GRAD(E) 2	GRAD(E) 3	GRAD(E) 4
3. *Mobility & extrem-ity function* Mobilität und Extremitäten-funktion	*Occasional physiotherapy* Gelegentlich Physiotherapie	*Intermittent physiotherapy* Zeitweilig Physiotherapie	*Persistent physiotherapy or medical intervention* Dauerhaft Physiotherapie oder medikamentöse Therapie	*Surgical intervention* Chirurgische Maßnahmen
4. *Fibrosis* Fibrose	*Occasional physiotherapy* Gelegentlich Physiotherapie	*Intermittent physiotherapy* Zeitweilig Physiotherapie		*Surgical intervention* Chirurgische Maßnahmen
5. *Atrophy* Atrophie		*Intermittent physiotherapy* Zeitweilig Physiotherapie		*Surgical intervention* Chirurgische Maßnahmen

M *Analytic*
Analyse

	GRAD(E) 1	GRAD(E) 2	GRAD(E) 3	GRAD(E) 4
1. *MRI* Kernspin-tomographie	*Development of investigational testing suggested* Entwicklung eines wissenschaftlichen Untersuchungsprotokolls empfohlen			*Y / N* *Date:* J / N Datum:

Tabelle 9.34 *Peripheral Nerves* - Periphere Nerven

34	GRAD(E) 1	GRAD(E) 2	GRAD(E) 3	GRAD(E) 4
S *Subjective* Subjektiv				
1. *Pain* Schmerzen	*Occasional & minimal* Gelegentlich und gering	*Intermitent & tolerable* Zeitweilig und erträglich	*Persistent & intense* Dauerhaft und stark	*Refractory & excruciating* Unbeeinflußbar und sehr quälend
2. *Strength* Kraft		*Detectable weakness* Feststellbare Schwäche	*Persistent weakness* Dauerhafte Schwäche	*Paralysis, Transverse myelitis* Lähmung, Querschnitt
3. *Sensory* Sensorisch	*Occasional paresthesia, hyperthesia* Gelegentlich Parästhesien und Hyperästhesien	*Intermittent paresthesia* Zeitweilig auftretende Parästhesien	*Persistent paresthesia* Dauerhaft Parästhesien	*Paralysis* Paralyse
4. *Motor paresis* Motorische Lähmungen	*Occasional* Gelegentlich	< 50% decrease from base line capabilities < 50% geminderte Kraft	≥ 50% decrease from base line capabilities ≥ 50% geminderte Kraft	*Paralysis* Komplette Lähmung
O *Objective* Objektiv				
1. *Motor dysfunction* Motorische Fehlfunktion	< 20% loss < 20% Verlust	20 - 30% loss 20 - 30% Verlust	> 30 - 50% loss > 30 - 50% Verlust	> 50% loss > 50% Verlust
2. *Sensory dysfunction* Sensorische Fehlfunktion	*Paresthesia* Parästhesien	*Vibration decrease* Vibrationsempfinden vermindert		
3. *Reflex* Reflexe	*Decreased deep tendon reflex* Abgeschwächte tiefe Sehnenreflexe	*Absent deep tendon reflex* Fehlende tiefe Sehnenreflexe	*Decrease to pin prick* Verminderte Schmerzreflexe auf Nadelstiche	*Complete anesthesia* Vollständige Anästhesie
M *Management* Management				
1. *Pain* Schmerzen	*Occasional non-narcotic* Gelegentlich nicht zentral wirksame Analgetika	*Regular non-narcotic* Regelmäßig nicht zentral wirksame Analgetika	*Regular narcotic* Regelmäßig zentral wirksame Analgetika	*Surgical intervention* Chirurgische Maßnahmen

1 Einleitung | 2 WHO-, AJCC- und ECOG-Performance + Karnofsky-Index | 3 EORTC QLQ-C30 Lebensqualität | 4 Kausalzusammenhang von Nebenwirkungen | 5 Unerwünschte Ereignisse | 6 WHO-Toxicity Criteria | 7 CTC Common Toxicity Criteria | 8 RTOG- und RTOG/EORTC Toxicity Criteria | 9 LENT-SOMA Score Criteria | 10 ADT-Richtlinien | 11 Anhang Formulare ... Tabellen

141

1 Einleitung

2 WHO-, AJCC- und ECOG-Performance + Karnofsky-Index

3 EORTC QLQ-C30 Lebensqualität

4 Kausalzusammenhang von Nebenwirkungen

5 Unerwünschte Ereignisse

6 WHO-Toxicity Criteria

7 CTC Common Toxicity Criteria

8 RTOG- und RTOG/EORTC Toxicity Criteria

9 LENT-SOMA Score Criteria

10 ADT-Richtlinien

11 Anhang Formulare ... Tabellen

142

Tabelle 9.34 *Peripheral Nerves* - Periphere Nerven - (Fortsetzung)

34	GRAD(E) 1	GRAD(E) 2	GRAD(E) 3	GRAD(E) 4
2. *Motor dysfunction* Motorische Fehlfunktion			*Physical or medical intervention* Physikalische oder medikamentöse Therapie	*Surgical intervention* Chirurgische Maßnahmen
3. *Sensory dysfunction* Sensorische Fehlfunktion			*Physical or medical intervention* Physikalische oder medikamentöse Therapie	*Surgical intervention* Chirurgische Maßnahmen
4. *Sensory* Sensorisch				*Neurosurgical intervention* Neurochirurgische Therapie

A *Analytic* Analyse

1. *MRI* Kernspintomographie	*Assessment of associated muscle atrophy, changes in nerve intensity* Beurteilung von begleitenden Muskelatrophien, Veränderungen der Signalintensität des Nervengewebes			*Y / N Date:* J / N Datum:
2. *Nerve conduction studies* Nervenleitgeschwindigkeit	*Assessment of speed, absence of conduction of electrical impulse* Beurteilung der Übertragungsgeschwindigkeit für elektrische Impulse oder deren Einschränkung			*Y / N Date:* J / N Datum:

Tabelle 9.35 *Growing Bone* - Wachsender Knochen

35	GRAD(E) 1	GRAD(E) 2	GRAD(E) 3	GRAD(E) 4
S Subjective / Subjektiv				
1. Pain / Schmerzen	*Occasional & minimal* Gelegentlich und gering	*Intermittent & tolerable* Zeitweilig und erträglich	*Persistent & intense* Dauerhaft und stark	*Refractory & excruciating* Unbeeinflußbar und sehr quälend
2. Abnormal gait / Abnormales Gangbild	*Slight* Geringfügig	*Noticeable limp* Erkennbares Hinken	*Severe limp* Ausgeprägtes Hinken	*Unable to walk* Unfähig, zu gehen
3. Disfigurement / Verunstaltung	*Slight, not cosmetically significant* Geringfügige Änderung, kosmetisch nicht auffallend	*Mild cosmetic deformity* Geringe kosmetische Entstellung	*Moderate cosmetic deformity* Mäßige kosmetische Entstellung	*Severe disfigurement* Ausgeprägte kosmetische Verunstaltung
O Objective / Objektiv				
1. Extremities / Extremitäten	*Mild curvature or length discrepancy < 2 cm* Leichte Verkrümmung oder Längendiskrepanz < 2 cm	*Moderate curvature or length discrepancy 2 - 5 cm* Mäßige Verkrümmung oder Längendiskrepanz 2 - 5 cm	*Severe curvature or length discrepancy > 5 cm* Ausgeprägte Verkrümmung oder Längendiskrepanz > 5 cm	*Epiphysiodesis, severe functional deformity* Epiphysiodese, ausgeprägte funktionelle Deformierung
2. Spine, sit / standing height / Wirbelsäule, Sitz- / Standgröße	*Mild disproportion* Leichte Fehlproportionen	*Moderate disproportion* Mäßige Fehlproportionen	*Severe disproportion* Ausgeprägte Fehlproportionen	
3. Scoliosis / Skoliose	$< 5°$ $< 5°$	$5° - 10°$ $5° - 10°$	$> 10° - 20°$ $> 10° - 20°$	$> 20°$, *interfering with cardiopulmonary function* $> 20°$, kardiopulmonale Funktion beinträchtigend
4. Kyphosis / Lordosis / Kyphose / Lordose	*Mild radiographic changes* Leichte radiologische Veränderungen	*Moderate accentuation* Mäßige Akzentuierung	*Severe accentuation* Ausgeprägte Akzentuierung	
5. Femoral heads / Femurköpfe	*Mild valgus / varus deformity* Leichte Valgus-/ Varus-deformierung	*Moderate valgus / varus deformity* Mäßige Valgus-/ Varus-deformierung	*Mild slipped capital femoral epiphysis / epiphyseal widening* Leicht verschobene Epiphyse des Hüftkopfes / Verbreiterte Epiphysenfuge	*Severe slipped capital femoral epiphysis > 60°, avascular necrosis* Stark verschobene Epiphyse des Hüftkopfes um > 60°, avaskuläre Nekrose

Tabelle 9.35 *Growing Bone* - Wachsender Knochen - (Fortsetzung)

35	GRAD(E) 1	GRAD(E) 2	GRAD(E) 3	GRAD(E) 4
6. *Flat / facial bones* Flache Knochen / Gesichtsknochen	*Slight changes, not cosmetically significant* Geringfügige Änderung, kosmetisch nicht auffallend	*Mild cosmetic deformity* Geringe kosmetische Entstellung	*Moderate cosmetic deformity* Mäßige kosmetische Entstellung	*Profound hypoplasia or functional problem* Ausgeprägte Hypoplasie oder funktionelle Probleme
M *Management* Management				
1. *Extremities* Extremitäten		*Minimal shoe lift* Geringe Schuherhöhung	*Moderate shoe lift* Mäßige Schuherhöhung	*Surgical intervention* Chirurgische Maßnahmen
2. *Scoliosis* Skoliose			*Brace* Aktives Stützmieder	*Surgical intervention* Chirurgische Maßnahmen
3. *Femoral heads* Femurköpfe			*Pinning* Vernagelung	*Hip replacement* TEP der Hüfte
4. *Flat / facial bones* Flache Knochen / Gesichtsknochen				*Surgical intervention* Chirurgische Maßnahmen
A *Analytic* Analyse				
1. *Measure growth* Wachstumsmessung	*No growth retardation* Keine Wachstumsretardierung	*Growth retardation* ≤ *1 percentile* Wachstumsretardierung ≤ 1 Perzentile	*Growth retardation* > *1 percentile* Wachstumsretardierung > 1 Perzentile	*Growth arrest* Wachstumsstillstand
2. *Radiograph / CT* Konventionelle Röntgenuntersuchung / Computertomographie	*Assessment of bone integrity* Feststellung der Knochenintegrität			*Y / N Date: J / N Datum:*
				Y / N Date: J / N Datum:

Tabelle 9.36 *Mature Bone (Excluding Mandible)* - Reifer Knochen (Unterkiefer ausgeschlossen)

36	GRAD(E) 1	GRAD(E) 2	GRAD(E) 3	GRAD(E) 4
S *Subjective* Subjektiv				
1. *Pain* Schmerzen	*Occasional & minimal* Gelegentlich und gering	*Intermittent & tolerable* Zeitweilig und erträglich	*Persistent & intense* Dauerhaft und stark	*Refractory & excruciating* Unbeeinflußbar und sehr quälend
2. *Function* Funktion	*Interferes with athletic recreation* Beeinträchtigung bei sportlicher Freizeitaktivität	*Interferes with work* Beeinträchtigung bei der Arbeit / Beruf	*Interferes with daily activity* Beeinträchtigung bei Alltagsaktivitäten	*Complete lack of function* Völliger Funktionsverlust
3. *Joint movement* Gelenkbeweglichkeit	*Stiffness interfering with athletic recreation* Steifheit bei Sport / Freizeit	*Stiffness interfering with work* Steifheit bei der Arbeit / Beruf	*Stiffness interfering with daily activity* Steifheit bei Alltagstätigkeit	*Complete fixation, necrosis* Völlige Fixation, Nekrose
O *Objective* Objektiv				
1. *Fracture* Fraktur			*Partial thickness* Partielle Verdickung	*Full thickness* Vollständige Verdickung
2. *Mucosa soft tissue* Schleimhaut, Weichteile			*Sequestration* Sequesterbildung	
3. *Skin over bone* Haut über Knochen	*Erythema* Erythem	*Ulcer* Ulkus	*Sinus* Höhlenbildung	*Fistula* Fistelbildung
4. *Joint movement* Gelenkbeweglichkeit	*< 10% decrease* < 10% Einschränkung	*> 10 - 30% decrease* > 10 - 30% Einschränkung	*> 30 - 80% decrease* > 30 - 80% Einschränkung	*> 80% decrease* > 80% Einschränkung
M *Management* Management				
1. *Pain* Schmerzen	*Occasional non-narcotic* Gelegentlich nicht zentral wirksame Analgetika	*Regular non-narcotic* Regelmäßig nicht zentral wirksame Analgetika	*Regular narcotic* Regelmäßig zentral wirksame Analgetika	*Surgical intervention* Chirurgische Maßnahmen

1 Einleitung

2 WHO-, AJCC- und ECOG-Performance + Karnofsky-Index

3 EORTC QLQ-C30 Lebensqualität

4 Kausalzusammenhang von Nebenwirkungen

5 Unerwünschte Ereignisse

6 WHO-Toxicity Criteria

7 CTC Common Toxicity Criteria

8 RTOG- und RTOG/EORTC Toxicity Criteria

9 LENT-SOMA Score Criteria

10 ADT-Richtlinien

11 Anhang Formulare ... Tabellen

145

1 Einleitung

2 WHO- AJCC- und ECOG-Performance + Karnofsky-Index

3 EORTC QLQ-C30 Lebensqualität

4 Kausalzusammenhang von Nebenwirkungen

5 Unerwünschte Ereignisse

6 WHO-Toxicity Criteria

7 CTC Common Toxicity Criteria

8 RTOG- und RTOG/EORTC Toxicity Criteria

9 LENT-SOMA Score Criteria

10 ADT-Richtlinien

11 Anhang Formulare ... Tabellen

Tabelle 9.36 *Mature Bone (Excluding Mandible)* - Reifer Knochen (Unterkiefer ausgeschlossen) - (Fortsetzung)

36	GRAD(E) 1	GRAD(E) 2	GRAD(E) 3	GRAD(E) 4
2. *Function* Funktion	*Occasional physiotherapy* Gelegentlich Physiotherapie	*Intermittent physiotherapy* Zeitweilig Physiotherapie	*Persistent physiotherapy or medical intervention* Dauerhaft Physiotherapie oder medikamentöse Therapie	*Surgical intervention* Chirurgische Maßnahmen
3. *Joint movement* Gelenk-beweglichkeit	*Occasional physiotherapy* Gelegentlich Physiotherapie	*Intensive physiotherapy* Intensive Physiotherapie	*Corrective surgery* Chirurgische Korrektur	
A *Analytic* Analyse				
1. *Imaging: density* Bildgebung: Dichte	*Assessment for osteosclerosis and osteoporosis* Beurteilung von Osteosklerose und Osteoporose			Y / N *Date:* J / N Datum:
2. *X-ray* Röntgenaufnahme	*Assessment of bone and joint integrity including linear fracture and displaced fracture* Beurteilung von Knochen- und Gelenkintegrität einschließlich von glatten und verschobenen Frakturen			Y / N *Date:* J / N Datum:
3. *Arthrography* Arthrographie	*Assessment of joint integrity* Beurteilung der Gelenkintegrität			Y / N *Date:* J / N Datum:
4. *Arthroscopy* Arthroskopie	*Evaluation for joint abnormalities* Evaluation von Gelenkabnormalitäten			Y / N *Date:* J / N Datum:

Tabelle 9.37 *Bone Marrow* - Knochenmark

37	GRADE(E) 1	GRADE(E) 2	GRADE(E) 3	GRADE(E) 4
Subjective / Subjektiv				
1. *Anemia symptoms* Symptome der Anämie		*Fatigue* Müdigkeit	*Exhaustion* Erschöpfung	
2. *Leukopenia symptoms* Symptome der Leukopenie			*Fever* Fieber	
3. *Thrombocytopenia symptoms* Symptome der Thrombozytopenie			*Easy bruisability* Leichte Entstehbarkeit von blauen Flecken	*Spontaneous bleeding* Spontane Blutung
Objective / Objektiv				
1. *Anemia* Anämie		*Abnormal Hb < 10 / Hct < 30* Niedriges Hb < 10 / Hkt < 30	*Pallor* Blässe	*Tachypnea* Tachypnoe
2. *Leukopenia* Leukopenie		*Abnormal WBC < 2000* Niedrige Leukozyten < 2000	*Infection* Infektion	*Sepsis* Sepsis
3. *Thrombocytopenia (· 10⁹/l)* Thrombozytopenie (· 10⁹/l)	*Abnormal aspirate / biopsy* Abnormales Aspirat / Biopsie	*Platelets >20.000 - 100.000* Thrombozyten > 20.000 - 100.000	*Platelets >5.000 - 20.000, petechiae* Thrombozyten > 5.000 - 20.000, Petechien	*Platelets < 5.000, hemorrhage* Thrombozyten < 5.000, Blutung
Management				
1. *Anemia* Anämie			*Occasional use of red blood products* Gelegentlich Transfusion von Erythrozytenkonzentraten	*Frequent use of red blood products* Regelmäßig Transfusion von Erythrozytenkonzentraten
2. *Leukopenia* Leukopenie			*Antibiotics / cytokines* Antibiotika / Zytokine	
3. *Thrombocytopenia* Thrombozytopenie			*Platelets / red blood cells* Thrombo- / Ery-Konzentrate	*Bone marrow transplant* Knochenmarktransplantation

1 Einleitung

2 WHO-, AJCC- und ECOG-Performance + Karnofsky-Index

3 EORTC QLQ-C30 Lebensqualität

4 Kausalzusammenhang von Nebenwirkungen

5 Unerwünschte Ereignisse

6 WHO-Toxicity Criteria

7 CTC Common Toxicity Criteria

8 RTOG- und RTOG/EORTC Toxicity Criteria

9 LENT-SOMA Score Criteria

10 ADT-Richtlinien

11 Anhang Formulare ... Tabellen

148

Tabelle 9-37 *Bone Marrow* - Knochenmark - (Fortsetzung)

37	Analytic Analyse	GRAD(E) 1	GRAD(E) 2	GRAD(E) 3	GRAD(E) 4
A	1. Assays / Analytisch	*Assessment of bone marrow reserves with:* *Hematopoietic progenitor cell assays in common use (CFU-GM, BFU-R, CFU-GEMM, CFU-blast, etc.)* *Stromal cell assays (CRU-F), support of long-term bone marrow cultures)* *Growth factor production* *Primitive stem cell assays (HPP-CRL, CFU-Dexter, LTC-IC, somatic mutation analysis / DWA analysis)* Beurteilung der Knochenmarksreserven mit: üblichen hämatopoetischen Progenitorzellanalysen (CFU-GM, BFU-R, CFU-GEMM, CFU-blast etc.) Stromazell-Assays / CRU-F), Unterstützung von langfristigen Knochenmarkkulturen) Wachstumsfaktorproduktion Einfache Stammzell-Assays (HPP-CRL, CFU-Dexter, LTC-IC, Analyse somatischer Mutationen / HLA Analyse)			Y / N Date I / N Datum: Y / N Date: I / N Datum: Y / N Date: I / N Datum: Y / N Date: I / N Datum
	2. Chimerism, Clonality / Chimärismus / Klonalität	*In setting of bone marrow transplant* *Studies of mixed donor / host chimerism,* *studies of clonality (donor vs host)* *Future consideration:* *challenge with growth factors to assay stem cell reserve* Für die Vorbereitung von Knochenmarktransplantationen Studien der gemischen Donor- / Empfänger-Verträglichkeit, Studien der Klonalität (Donor versus Empfänger) Zukünftige Betrachtung: Stimulation mit Wachstumsfaktoren, um die Stammzellreserve zu überprüfen			Y / N Date I / N Datum:

Tabelle 9.38 *Skin / Subcutaneous Tissue* - Haut / subkutanes Gewebe

38	GRADE(E) 1	GRADE(E) 2	GRADE(E) 3	GRADE(E) 4
S *Subjective* Subjektiv				
1. *Scaliness / Roughness /* Schuppung / Rauheit	*Present / asymptomatic* Vorhanden / asymptomatisch	*Symptomatic* Symptomatisch	*Requires constant attention* Ständige aufmerksame Pflege nötig	
2. *Sensation* Gefühlsstörung	*Hypersensitivity, pruritus* Hypersensibilität / Juckreiz	*Intermittent pain* Zeitweilig Schmerzen	*Persistent pain* Dauerhaft Schmerzen	*Debilitating dysfunction* Behindernde Fehlfunktion
O *Objective* Objektiv				
1. *Edema* Ödem	*Present / asymptomatic* Vorhanden / asymptomatisch	*Symptomatic* Symptomatisch	*Secondary dysfunction* Sekundäre Fehlfunktion	*Total dysfunction* Völliger Funktionsausfall
2. *Alopecia (scalp)* Alopezie (Kopfhaare)	*Thinning* Ausdünnend	*Patchy, permanent* Fleckig, dauerhaft	*Complete, permanent* Vollständig, dauerhaft	
3. *Pigmentation change* Änderung der Pigmentierung	*Transitory, slight* Vorübergehend, geringfügig	*Permanent, marked* Dauerhaft, deutlich		
4. *Ulcer / Necrosis* Ulkus / Nekrose	*Epidermal only* Nur epidermal	*Dermal* Dermal	*Subcutaneous* Subkutan	*Bone exposed* Freiliegender Knochen
5. *Telangiectasia* Teleangiektasie	*Minor* Gering	*Moderate < 50%* Mäßig < 50%	*Gross ≥ 50%* Massiv > 50%	
6. *Fibrosis / Scar* Fibrose / Narbe	*Present / asymptomatic* Vorhanden / asymptomatisch	*Symptomatic* Symptomatisch	*Secondary dysfunction* Sekundäre Fehlfunktion	*Total dysfunction* Völliger Funktionsausfall
7. *Atrophy / Contraction (depression)* Atrophie / Kontraktion (Einsenkung, Vertiefung)	*Present / asymptomatic* Vorhanden / asymptomatisch	*Symptomatic / < 10%* Symptomatisch / < 10%	*Secondary dysfunction / 10 - 30%* Sekundäre Fehlfunktion / 10 - 30%	*Total dysfunction / > 30%* Völliger Funktionsausfall / > 30%

Tabelle 9.38 *Skin / Subcutaneous Tissue* - Haut / subkutanes Gewebe - (Fortsetzung)

38	GRAD(E) 1	GRAD(E) 2	GRAD(E) 3	GRAD(E) 4
M *Management* Management				
1. *Dryness* Trockenheit			*Medical intervention* Medikamentöse Therapie	
2. *Sensation* Gefühlsstörung		*Intermittent medical intervention* Zeitweilig Medikamente	*Continuous medical intervention* Dauernd Medikamente	
3. *Ulcer* Ulkus			*Medical intervention* Medikamentöse Therapie	*Surgery / amputation* Chirurgische Maßnahmen / Amputation
4. *Edema* Ödem			*Medical intervention* Medikamentöse Therapie	*Surgery / amputation* Chirurgische Maßnahmen / Amputation
5. *Fibrosis / Scar* Fibrose / Narbe			*Medical intervention* Medikamentöse Therapie	*Surgery / amputation* Chirurgische Maßnahmen / Amputation
A *Analytic* Analyse				
1. *Color photographs* Farbphotos	*Assessment of changes in appearance* Beurteilung von Veränderungen im Aussehen			*Y / N Date: / Y / N Datum:*

10 Therapiebedingte Komplikationen, Folgeerkrankungen und Folgezustände nach den ADT-Richtlinien

Kommentar

Die nachfolgenden organbezogenen bzw. alphabetisierten Tabellen enthalten alle z.Z. von der Arbeitsgemeinschaft Deutscher Tumorzentren (ADT) vorgeschlagenen Kurzbezeichnungen zur genauen Erfassung von operationsbedingten Komplikationen (ADT-I), operationsbedingten Folgeerkrankungen und Folgezuständen (ADT-II) sowie radio- oder chemotherapeutisch bedingten Folgeerkrankungen (ADT-III), die in Form eines Buchstabencodes mit jeweils 3 Buchstaben „XYZ" gestaltet sind (*Dudeck et al. 1997*). Durch die geeignete Wahl der jeweiligen Buchstabenkürzel ist eine Überlappung der Begriffe ausgeschlossen.

Diese kategoriale Form der Dokumentation von Folgeerkrankungen ist prinzipiell einfach und akzeptabel, da sie überhaupt erst die Voraussetzung zur Nennung von ganz bestimmten therapiebedingten Komplikationen, Folgeerkrankungen und Folgezuständen aus einem vorgegebenen Katalog erlaubt und sie den einzelnen Therapiemodalitäten zuordnet (Operation, Radiotherapie und / oder Chemotherapie). Allerdings erlaubt diese kategoriale Form der Dokumentation keine weitere organspezifische Differenzierung, Qualitätszuordnung geschweige denn Quantifizierung von therapiebedingten Folgeerkrankungen bzw. „Nebenwirkungen". Somit stellt sie nur ein begriffliches Grundgerüst für die Dokumentation von Nebenwirkungen und Folgezuständen dar. Ansonsten ist der Begriffskatalog nicht als vollständig zu betrachten und kann daher langfristig erweitert werden.

Literatur

Dudeck J, Wagner G, Grundmann E, Hermanek P (1997) Basisdokumentation für Tumorkranke. Prinzipien und Verschlüsselungsanweisungen für Klinik und Praxis, 5. Aufl, Springer, Berlin Heidelberg New York Tokyo, S 109 - 111

151

| 1 Einleitung | 2 WHO-, AJCC- und ECOG-Performance + Karnofsky-Index | 3 EORTC QLQ-C30 Lebensqualität | 4 Kausalzusammenhang von Nebenwirkungen | 5 Unerwünschte Ereignisse | 6 WHO-Toxicity Criteria | 7 CTC Common Toxicity Criteria | 8 RTOG- und RTOG/EORTC Toxicity Criteria | 9 LENT-SOMA Score Criteria | 10 ADT-Richtlinien | 11 Anhang Formulare ... Tabellen |

1 Einleitung

2 WHO-, AJCC- und ECOG-Performance + Karnofsky-Index

3 EORTC QLQ-C30 Lebensqualität

4 Kausalzusammenhang von Nebenwirkungen

5 Unerwünschte Ereignisse

6 WHO-Toxicity Criteria

7 CTC Common Toxicity Criteria

8 RTOG- und RTOG/EORTC Toxicity Criteria

9 LENT-SOMA Score Criteria

10 ADT-Richtlinien

11 Anhang Formulare ... Tabellen

ADT-I. Komplikationen der operativen Therapie

Dokumentation spezifischer Folgeerkrankung mit Hilfe von speziellen Buchstabencodes, (Kurzbezeichnungen) bestehend aus 3 Buchstaben. (nach Dudeck et al. 1997)

Kürzel   *Komplikationen (in alphabetischer Ordnung)*

A
ABD   Abszeß in einem Drainagekanal
ABS   Abszeß, intraabdominaler / intrathorakaler (z.B. Leberabszeß / subphrenischer Abszeß)
ASF   Abszeß, subfaszialer
ANI   Akute Niereninsuffizienz
AEP   Alkoholentzugspsychose
ALR   Allergische Reaktion ohne Schocksymptomatik
ANS   Anaphylaktischer Schock
AIN   Anastomoseninsuffizienz
API   Apoplektischer Insult

B
BIL   Biliäre Fistel
BOG   Blutung, obere gastrointestinale (z.B. „Streßulkus")
BOE   Bolusverlegung eines Endotubus
BSI   Bronchusstumpfinsuffizienz

C
CHI   Cholangitis

D
DIC   Disseminierte intravasale Koagulopathie
DEP   Drogenentzugspsychose
DLU   Druck- und Lagerungsschäden (z.B. Dekubitus)
DSI   Duodenalstumpfinsuffizienz

E
ENF   Enterale Fistel

G
GER   Gerinnungsstörung

H
HEM   Hämatemesis
HUR   Hämaturie
HAE   Hämorrhagischer Schock
HFI   Harnfistel
HNK   Hautnekrose im Operationsbereich
HZI   Herzinsuffizienz
HRS   Herzrhythmusstörungen
HNA   Hirnnervenausfälle
HOP   Hirnorganisches Psychosyndrom (z.B. sogenanntes „Durchgangssyndrom")
HYB   Hyperbilirubinämie
HYF   Hypopharynxfistel

I
IFV   Ileofemorale Venenthrombose

K
KAS   Kardiogener Schock
KES   Komplikationen einer Stomaanlage
KIM   Komplikationen eines Implantates
KRA   Krampfanfall
KDS   Kurzdarmsyndrom

L
LEV Leberversagen
LOE Lungenödem
LYF Lymphfistel
LYE Lymphozele

M
MES Magenentleerungsstörung
MPS Mechanische Darmpassagestörung (Subileus, Ileus)
MED Mediastinitis
MAT Mesenterialarterien- oder -venenthrombose
MYI Myokardinfarkt

N
NAB Nachblutung, nicht revisionsbedürftig, anderweitig nicht erwähnt
NIN Nahtinsuffizienz

O
OES Ösophagitis
OSM Osteitis, Osteomyelitis

P
PAF Pankreasfistel
PIT Pankreatitis
PAB Peranale Blutung
PPA Peripherer arterieller Verschluß (Embolie, Thrombose)
PER Peritonitis
PLB Platzbauch
PEY Pleuraempyem

PLE Pleuraerguß
PMN Pneumonie
PNT Pneumothorax
PDA Protrahierte Darmatonie
PAE Pulmonalarterienembolie

R
RPA Rekurrensparese
RIN Respiratorische Insuffizienz
RNB Nachblutung, revisionsbedürftig, anderweitig nicht erwähnt

S
SKI Septische Komplikationen
SES Septischer Schock
SFH Störungen des Flüssigkeits-, Elektrolyt- und Säure-Basen-Haushaltes
STK Stomakomplikation (z.B. Blutung, Nekrose, Stenose)

T
TZP Thrombozytopenie
TIA TIA (transitorische ischämische Attacke) oder RIND (reversibles ischämisches neurologisches Defizit)
TRZ Transfusionszwischenfall

W
WUH Wundhämatom (konservativ therapiert)
WSS Wundheilungsstörung, subkutane

1 Einleitung
2 WHO-, AJCC- und ECOG-Performance + Karnofsky-Index
3 EORTC QLQ-C30 Lebensqualität
4 Kausalzusammenhang von Nebenwirkungen
5 Unerwünschte Ereignisse
6 WHO-Toxicity Criteria
7 CTC Common Toxicity Criteria
8 RTOG- und RTOG/EORTC Toxicity Criteria
9 LENT-SOMA Score Criteria
10 ADT-Richtlinien
11 Anhang Formulare ... Tabellen

1 Einleitung

2 WHO-, AJCC- und ECOG-Performance + Karnofsky-Index

3 EORTC QLQ-C30 Lebensqualität

4 Kausalzusammenhang von Nebenwirkungen

5 Unerwünschte Ereignisse

6 WHO-Toxicity Criteria

7 CTC Common Toxicity Criteria

8 RTOG- und RTOG/EORTC Toxicity Criteria

9 LENT-SOMA Score Criteria

10 ADT-Richtlinien

11 Anhang Formulare ... Tabellen

154

ADT-II. Folgeerkrankungen und Folgezustände der operativen Therapie

Dokumentation spezifischer Folgeerkrankung mit Hilfe von speziellen Buchstabencodes, (Kurzbezeichnungen bestehend aus 3 Buchstaben). (nach Dudeck et al. 1997)

Kürzel | *Komplikationen (innerhalb der Rubriken in alphabetischer Ordnung)*

1. Allgemein

Kürzel	
EME	Emesis
GEW	Gewichtsverlust
IAP	Inappetenz
INF	Infektneigung
KAC	Kachexie
NAU	Nausea
PHS	Phantomschmerz
SMC	Schmerzen, chronische
ALS	Allgemeine Folgeerkrankungen, sonstige

2. Bauchraum / Gastrointestinaltrakt

Kürzel	
ARI	Abszeß, rezidivierender intraabdominaler (z.B. Leberabszeß / subphrenischer Abszeß)
BSS	Blindsacksymptomatik
BRI	Briden
CHR	Cholangitis, rezidivierende
DAD	Darmadhäsionen
DFI	Darmfistel
DAS	Darmstenose
DIA	Diarrhoe
FFE	Fehlfunktion oder Fehllage eines Tubus
FDU	Früh-Dumping
GFI	Gallenfistel
ILS	Ileostomie
LAB	Leberabszeß
MDF	Magen- oder Duodenalernährungsfistel (z.B. PEG, Witzelfistel)
MAB	Malabsorption
MDI	Maldigestion
MET	Meteorismus
NHR	Narbenhernie
OBS	Obstipation
OFI	Ösophagusfistel
PFI	Pankreasfistel
PAT	Pankreatitis, rezidivierende oder chronische
POG	Postgastrektomie-Syndrom
REO	Refluxösophagitis
RPF	Retroperitonealfibrose
SFI	Sakralfistel nach Proktektomie
SST	Schluckstörungen
SSD	Sigmoidostomie, doppelläufige
SSE	Sigmoidostomie, endständige
SDU	Spät-Dumping
STE	Steatorrhoe
STS	Stomaanlage, sonstige
STI	Stuhlinkontinenz
SZS	Syndrom der zuführenden Schlinge
TRS	Transversostomie
BAS	Folgeerkrankung des Bauchraumes und des Gastrointestinaltraktes, sonstige

3. Herz, Kreislauf, Blutgefäße und Blut

Kürzel	
ANA	Anämie
ARH	Arrhythmieneigung, Herzrhythmusstörung
DSP	Durchblutungsstörung, periphere

HPL	Hypertonie, pulmonale
TVS	Thrombose der V. subclavia / axillaris, Beckenvenenthrombose
THR	Thrombozytose, erhöhte Gerinnungsneigung
THS	Thrombosen und postthrombotische Syndrome, sonstige
VDH	Verziehung der Herzachse
HKS	Folgeerkrankungen von Herz, Kreislauf, Blutgefäßen und Blut, sonstige

4. Atemwege, Lunge und Thorax

DTF	Ductus-thoracicus-Fistel
EMP	Emphysemresthöhle, persistierende
HEI	Heiserkeit
HYV	Hyperventilation
LRS	Larynx- bzw. Ringknorpelstenose
PYM	Pleuraempyem
PEC	Pleuraerguß, chylöser
PSW	Pleuraschwielen
PTP	Pneumothorax, persistierender
PTS	Pneumothorax, spontaner
PIN	Pulmonale Insuffizienz
TST	Trachealstenose
TBC	Tracheobronchitis, chronische
TOF	Tracheoösophageale Fistel
TSA	Tracheostoma
ATS	Folgeerkrankungen von Atemwegen, Lunge und Thorax, sonstige

5. Niere und ableitende Harnwege

BFI	Blasenfistel
BHS	Blasenhalsstenose
BST	Blasensteine
DKA	Blasenverlagerung
HIN	Dauerkatheterisierung
MIK	Miktionsstörung, prolongierte Blasenentleerung
NLI	Nephrolithiasis
NBL	Neurogene Blase
NIA	Nierenabszeß
NIZ	Niereninsuffizienz
PYN	Pyelonephritis
RHB	Restharnbildung
STZ	Stoma nach Zystektomie
SIN	Streßinkontinenz
UDI	Ureterdilatation
UFI	Ureterfistel
URS	Ureterstenose
ZYS	Zystitis, Bakteriurie
NIS	Folgeerkrankungen der Nieren und ableitenden Harnwege, sonstige

6. Genitalsystem

ALP	Algopareunie, Dyspareunie
AZS	Azoospermie
EJS	Ejakulationsstörung
INT	Infertilität
OZS	Oligozoospermie
PVO	Potenzverlust, organischer
VFI	Vaginalfistel
VHE	Vaginalhernie
VSV	Verkürzung oder Schrumpfung der Vagina
VLV	Verlagerung der Vagina
GES	Folgeerkrankung des Genitalsystems, sonstige

1 Einleitung | 2 WHO-, AJCC- und ECOG-Performance + Karnofsky-Index | 3 EORTC QLQ-C30 Lebensqualität | 4 Kausalzusammenhang von Nebenwirkungen | 5 Unerwünschte Ereignisse | 6 WHO-Toxicity Criteria | 7 CTC Common Toxicity Criteria | 8 RTOG- und RTOG/EORTC Toxicity Criteria | 9 LENT-SOMA Score Criteria | 10 ADT-Richtlinien | 11 Anhang Formulare ... Tabellen

155

1 Einleitung

2 WHO-, AJCC- und ECOG-Performance + Karnofsky-Index

3 EORTC QLQ-C30 Lebensqualität

4 Kausalzusammenhang von Nebenwirkungen

5 Unerwünschte Ereignisse

6 WHO-Toxicity Criteria

7 CTC Common Toxicity Criteria

8 RTOG- und RTOG/EORTC Toxicity Criteria

9 LENT-SOMA Score Criteria

10 ADT-Richtlinien

11 Anhang Formulare ... Tabellen

7. Knochen, Bindegewebe, Weichteile

ASS	Abszeß, anderweitig nicht einzuordnen
BDH	Bewegungseinschränkungen des Hüftgelenkes
BDS	Bewegungseinschränkungen des Schultergelenkes
BSG	Bewegungseinschränkungen eines sonstigen Gelenkes
FW1	Fehlhaltung der Wirbelsäule
FIS	Fistel, anderweitig nicht einzuordnen
LYA	Lymphödem des Armes
LYS	Lymphödem, sonstiges
LYZ	Lymphozele
NFS	Narbenbildung mit funktioneller Störung
NKS	Narbenbildung mit kosmetischer Störung
NHE	Narbenhernie, anderweitig nicht einzuordnen
OMA	Osteomalazie
OSS	Osteomyelitis, anderweitig nicht erwähnt
OPO	Osteoporose
PHL	Phlegmone
PFG	Prothese als Folge von Gliedmaßenverlust
SOM	Sternumosteomyelitis
WSC	Wundheilungsstörung, sonstige
KNS	Folgeerkrankungen von Knochen, Bindegewebe und Weichteile, sonstige

8. Haut und ihre Anhangsgebilde

DPA	Dermatitis, perianale
DPY	Dermatitis, pyodermische
HAT	Hautatrophie
HNE	Hautnekrose
ULC	Ulkus, chronisches
HAS	Folgeerkrankung der Haut und ihrer Anhangsgebilde, sonstige

9. Hormonelle Störung

DMP	Diabetes mellitus, pankreopriver
HPT	Hypoparathyreoidismus
HTH	Hypothyreose
MPV	Menopause, vorgezogene
OGM	Östrogen- oder Gestagenmangel
HOS	Hormonelle Störung, sonstige

10. Nervensystem und Sinnesorgane

APA	Akzessoriusparese
GSL	Grenzstrangläsion (z.B. Stellatumläsion)
HSK	Horner-Symptomenkomplex
HYT	Hyperthermie oder Hypohydrose der unteren Extremitäten
ISZ	Ischämie, zerebrale
LNP	Läsion des N. phrenicus
LNV	Läsion des N. vagus
NSA	Nervenausfälle, sekundäre periphere afferente (z.B. durch Narbendruck, Lagerungsschäden)
NAL	Neuralgie
NRM	Neurom
PEP	Parästhesie, periphere
PPS	Parese, periphere, anderweitig nicht einzuordnen
RCL	Rekurrensläsion
SDG	Störung des Geruchssinnes
NSS	Folgeerkrankungen an Nervensystem und Sinnesorganen, sonstige

11. Psychische Folgen

ANG	Ängste
DPR	Depressionen
NRS	Neurosen
PLP	Potenz- oder Libidoverlust, psychogener
PSS	Psychische Folgen, sonstige

ADT-III. Therapiebedingte Folgeerkrankungen der Strahlentherapie und Chemotherapie

Dokumentation spezifischer Folgeerkrankung mit Hilfe von speziellen Buchstabencodes, (Kurzbezeichnungen bestehend aus 3 Buchstaben). (nach Dudeck et al. 1997)

Kürzel   Komplikationen (innerhalb der Rubriken in alphabetischer Ordnung)

1. Immunsuppression

BAK	Bakterielle und mykotische Infektionen, häufige
MYE	Einschränkung der Knochenmarksfunktion, (chronisch) persistierende
VIR	Virale Infektionen, häufige
IMS	Schädigung des Immunsystems, sonstige

2. Therapiebedingte Tumoren

ALL	Akute lymphatische Leukämie
AML	Akute myeloische Leukämie
CLL	Chronische lymphatische Leukämie
CML	Chronische myeloische Leukämie
LUK	Lungenkrebs
MHG	Morbus Hodgkin
MDP	Myelodysplastisches Syndrom
NHL	Non-Hodgkin-Lymphom, malignes, sonstiges
OST	Osteosarkom
PLA	Plattenepithelkarzinom der Haut
THK	Schilddrüsenkarzinom
TUS	Solide Tumoren, sonstige

3. Nervensystem

EEP	Entmarkungsenzephalopathie
HIA	Hirnatrophie
MML	Myelopathie mit Lähmungen
MLS	Myelopathie mit Lhermitte-Syndrom
MSS	Myelopathie mit Sensibilitätsstörungen
PPN	Neuropathie, persistierende periphere
RAG	Radionekrose des Gehirns
MYS	Rückenmarksschädigung, sonstige
HIS	Schädigung des Gehirns, sonstige

4. Sinnesorgane

IOS	Innenohrschwerhörigkeit
KAT	Katarakt
OPT	Optikusschädigung
SIS	Schädigung von Sinnesorganen, sonstige

5. Mundhöhle

KAR	Karies
TRI	Trismus
XER	Xerostomie
MUS	Schädigung im Bereich der Mundhöhle, sonstige

6. Gastrointestinaltrakt

ENS	Enteritis mit Stenose
ENT	Enteritis ohne Stenose
FEN	Fistel, enterale
HEP	Hepatopathie
KOS	Kolitis mit Stenose
KOT	Kolitis ohne Stenose
OSO	Ösophagitis
PRS	Proktitis mit Stenose

1 Einleitung

2 WHO-, AJCC- und ECOG-Performance + Karnofsky-Index

3 EORTC QLQ-C30 Lebensqualität

4 Kausalzusammenhang von Nebenwirkungen

5 Unerwünschte Ereignisse

6 WHO-Toxicity Criteria

7 CTC Common Toxicity Criteria

8 RTOG- und RTOG/EORTC Toxicity Criteria

9 LENT-SOMA Score Criteria

10 ADT-Richtlinien

11 Anhang Formulare ... Tabellen

PRO   Proktitis ohne Stenose
GAS   Schädigung des Gastrointestinaltraktes, sonstige

7. Herz
MYO   Herzmuskelschädigung (z.B. Myokardfibrose)
KHK   Koronare Herzerkrankung / Koronarsklerose
PEK   Perikarditis, obstruktive / Perikardfibrose
HES   Schädigung des Herzens, sonstige

8. Lunge
LAO   Larynxödem
LFI   Lungenfibrose
PNE   Pneumonitis, chemo- und radiotherapieinduziert
LUS   Lungenfunktionseinschränkung, sonstige

9. Niere und ableitende Harnwege
BUL   Blasenulkus
NFE   Nierenfunktionseinschränkung, persistierende
NII   Niereninsuffizienz, terminale
UHY   Ureterstenose mit Hydronephrose
UST   Urethralstenose
SBL   Schrumpfblase
NHS   Schädigung von Nieren und Harnwegen, sonstige

10. Endokrine Organe
SUF   Schilddrüsenunterfunktion
STH   Strahlenthyreoiditis
EOS   Schädigung endokriner Organe, sonstige

11. Gonaden
AME   Amenorrhoe
AZO   Azoospermie

TER   Teratogener Effekt, Hinweis auf
GOS   Gonadenschädigung, sonstige

12. Knochen / Knorpel
CHO   Chondromalazie, Knorpelnekrose
KNN   Knochennekrose
ORN   Osteoradionekrose
KKS   Knochen- und Knorpelschädigung, sonstige

13. Weichteile, Gelenke
FIB   Fibrose
KON   Kontraktur
NEK   Nekrose

14. Haut- und Anhangsgebilde
ALO   Alopezie, persistierende
HAF   Hautfibrosierung
PAR   Paravasat
RAD   Radioderm
RAY   Raynaud-Phänomen
ULK   Ulkus, chronisches
HSO   Schädigung der Haut und ihrer Anhangsgebilde, sonstige

15. Entwicklungsstörungen bei Kindern
WAC   Wachstumsstörung
ESO   Entwicklungsstörung, sonstige somatische
EPS   Entwicklungsstörung, psychische

16. Sonstige Nebenwirkungen
LOC   Lymphödem, chronisches
SON   Folgeerkrankung, sonstige

Therapiebedingte Komplikationen, Folgeerkrankungen und Folgezustände der Chirurgie (alphabetisch)

A

ABD Abszeß in einem Drainagekanal
ABS Abszeß, intraabdominaler / intrathorakaler (z. B. Leberabszeß / subphrenischer Abszeß)
AEP Alkoholentzugspsychose
AIN Anastomoseninsuffizienz
ALP Algopareunie, Dyspareunie
ALR Allergische Reaktion ohne Schocksymptomatik
ALS Allgemeine Folgeerkrankungen, sonstige
ANA Anämie
ANG Ängste
ANI Akute Niereninsuffizienz
ANS Anaphylaktischer Schock
APA Akzessoriusparese
API Apoplektischer Insult
ARH Arrhythmieneigung, Herzrrhythmusstörung
ARI Abszeß, rezidivierender intraabdominaler (z. B. Leberabszeß / subphrenischer Abszeß)
ASF Abszeß, subfaszialer
ASS Abszeß, anderweitig nicht einzuordnen
ATS Folgeerkrankungen von Atemwegen, Lunge und Thorax, sonstige
AZS Azoospermie

B

BAS Folgeerkrankung des Bauchraumes und des Gastro-Intestinal-Traktes, sonstige
BDH Bewegungseinschränkungen des Hüftgelenkes
BDS Bewegungseinschränkungen des Schultergelenkes
BFI Blasenfistel
BHS Blasenhalsstenose

BIL Biläre Fistel
BOE Bolusverlegung eines Endotubus
BOG Blutung, obere gastrointestinale (z. B. „Streßulkus")
BRI Briden
BSG Bewegungseinschränkungen eines sonstigen Gelenkes
BSI Bronchusstumpfinsuffizienz
BSS Blindsacksymptomatik
BST Blasensteine

C

CHI Cholangitis
CHR Cholangitis, rezidivierende

D

DAD Darmadhäsionen
DAS Darmstenose
DEP Drogenentzugspsychose
DFI Darmfistel
DIA Diarrhoe
DIC Disseminierte intravasale Koagulopathie
DKA Blasenverlagerung
DLU Druck- und Lagerungsschäden, z. B. Dekubitus
DMP Diabetes mellitus, pankreopriver
DPA Dermatitis, perianale
DPR Depressionen
DPY Dermatitis, pyodermische
DSI Duodenalstumpfinsuffizienz
DSP Durchblutungsstörung, periphere
DTF Ductus-thoracicus-Fistel

1 Einleitung
2 WHO-, AJCC- und ECOG-Performance + Karnofsky-Index
3 EORTC QLQ-C30 Lebensqualität
4 Kausalzusammenhang von Nebenwirkungen
5 Unerwünschte Ereignisse
6 WHO-Toxicity Criteria
7 CTC Common Toxicity Criteria
8 RTOG- und RTOG/EORTC Toxicity Criteria
9 LENT-SOMA Score Criteria
10 ADT-Richtlinien
11 Anhang Formulare ... Tabellen

1 Einleitung

2 WHO-, AJCC- und ECOG-Performance + Karnofsky-Index

3 EORTC QLQ-C30 Lebensqualität

4 Kausalzusammenhang von Nebenwirkungen

5 Unerwünschte Ereignisse

6 WHO-Toxicity Criteria

7 CTC Common Toxicity Criteria

8 RTOG- und RTOG/EORTC Toxicity Criteria

9 LENT-SOMA Score Criteria

10 ADT-Richtlinien

11 Anhang Formulare ... Tabellen

E

EJS	Ejakulationsstörung
EME	Emesis
EMP	Emphysemresthöhle, persistierende
ENF	Enterale Fistel

F

FDU	Früh-Dumping
FFE	Fehlfunktion oder Fehllage eines Tubus
FIS	Fistel, anderweitig nicht einzuordnen
FWI	Fehlhaltung der Wirbelsäule

G

GER	Gerinnungsstörung
GES	Folgeerkrankung des Genitalsystems, sonstige
GEW	Gewichtsverlust
GFI	Gallefistel
GSL	Grenzstrangläsion (z.B. Stellatumläsion)

H

HAE	Hämorrhagischer Schock
HAS	Folgeerkrankung der Haut und ihrer Anhangsgebilde, sonstige
HAT	Hautatrophie
HEI	Heiserkeit
HEM	Hämatemesis
HFI	Harnfistel
HIN	Dauerkatheterisierung
HKS	Folgeerkrankungen von Herz, Kreislauf, Blutgefäßen und Blut, sonstige
HNA	Hirnnervenausfälle
HNE	Hautnekrose
HNK	Hautnekrose im Operationsbereich

HOP	Hirnorganisches Psychosyndrom (z.B. sog. „Durchgangssyndrom")
HOS	Hormonelle Störung, sonstige
HPL	Hypertonie, pulmonale
HPT	Hypoparathyreoidismus
HRS	Herzrhythmusstörungen
HSK	Horner-Symptomenkomplex
HTH	Hypothyreose
HUR	Hämaturie
HYB	Hyperbilirubinämie
HYF	Hypopharynxfistel
HYT	Hyperthermie oder Hypohydrose der unteren Extremitäten
HYV	Hyperventilation
HZI	Herzinsuffizienz

I

IAP	Inappetenz
IFV	Ileofemorale Venenthrombose
ILS	Ileostomie
INF	Infektneigung
INT	Infertilität
ISZ	Ischämie, zerebrale

K

KAC	Kachexie
KAS	Kardiogener Schock
KDS	Kurzdarmsyndrom
KES	Komplikationen einer Stomaanlage
KIM	Komplikationen eines Implantates
KNS	Folgeerkrankungen von Knochen, Bindegewebe und Weichteile, sonstige
KRA	Krampfanfall

L

LAB	Leberabszeß
LEV	Leberversagen
LNP	Läsion des N. phrenicus
LNV	Läsion des N. vagus
LOE	Lungenödem
LRS	Larynx- bzw. Ringknorpelstenose
LYA	Lymphödem des Armes
LYE	Lymphozele
LYF	Lymphfistel
LYS	Lymphödem, sonstiges
LYZ	Lymphozele

M

MAB	Malabsorption
MAT	Mesenterialarterien- oder -venenthrombose
MDF	Magen- oder Duodenalernährungsfistel (z.B. PEG, Witzelfistel)
MDI	Maldigestion
MED	Mediastinitis
MES	Magenentleerungsstörung
MET	Meteorismus
MIK	Miktionsstörung, prolongierte Blasenentleerung
MPS	Mechanische Darmpassagestörung (Subileus, Ileus)
MPV	Menopause, vorgezogene
MYI	Myokardinfarkt

N

NAB	Nachblutung, nicht revisionsbedürftig, anderweitig nicht erwähnt
NAL	Neuralgie
NAU	Nausea
NBL	Neurogene Blase
NFS	Narbenbildung mit funktioneller Störung
NHE	Narbenhernie, anderweitig nicht einzuordnen
NHR	Narbenhernie
NIA	Nierenabszeß
NIN	Nahtinsuffizienz
NIS	Folgeerkrankungen der Nieren und ableitenden Harnwege, sonstige
NIZ	Niereninsuffizienz
NKS	Narbenbildung mit kosmetischer Störung
NLI	Nephrolithiasis
NRM	Neurom
NRS	Neurosen
NSA	Nervenausfälle, sekundäre periphere afferente (z.B. durch Narbendruck, Lagerungsschäden)
NSS	Folgeerkrankungen an Nervensystem und Sinnesorganen, sonstige

O

OBS	Obstipation
OES	Ösophagitis
OFI	Ösophagusfistel
OGM	Östrogen- oder Gestagenmangel
OMA	Osteomalazie
OPO	Osteoporose
OSM	Osteitis, Osteomyelitis
OSS	Osteomyelitis, anderweitig nicht erwähnt
OZS	Oligozoospermie

P

PAB	Peranale Blutung
PAE	Pulmonalarterienembolie

1 Einleitung

2 WHO-, AJCC- und ECOG-Performance + Karnofsky-Index

3 EORTC QLQ-C30 Lebensqualität

4 Kausalzusammenhang von Nebenwirkungen

5 Unerwünschte Ereignisse

6 WHO-Toxicity Criteria

7 CTC Common Toxicity Criteria

8 RTOG- und RTOG/EORTC Toxicity Criteria

9 LENT-SOMA Score Criteria

10 ADT-Richtlinien

11 Anhang Formulare ... Tabellen

PAF	Pankreasfistel
PAT	Pankreatitis, rezidivierende oder chronische
PAV	Peripherer arterieller Verschluß (Embolie, Thrombose)
PDA	Protrahierte Darmatonie
PEC	Pleuraerguß, chylöser
PEP	Parästhesie, periphere
PER	Peritonitis
PEY	Pleuraempyem
PFG	Prothese als Folge von Gliedmaßenverlust
PFI	Pankreasfistel
PHL	Phlegmone
PHS	Phantomschmerz
PIN	Pulmonale Insuffizienz
PIT	Pankreatitis
PLB	Platzbauch
PLE	Pleuraerguß
PLP	Potenz- oder Libidoverlust, psychogener
PMN	Pneumonie
PNT	Pneumothorax
POG	Postgastrektomiesyndrom
PPA	Periphere Parese
PPS	Parese, periphere, anderweitig nicht einzuordnen
PSS	Psychische Folgen, sonstige
PSW	Pleuraschwielen
PTP	Pneumothorax, persistierender
PTS	Pneumothorax, spontaner
PVO	Potenzverlust, organischer
PYM	Pleuraempyem
PYN	Pyelonephritis
R	
RCL	Rekurrensläsion
REO	Refluxösophagitis

RHB	Restharnbildung
RIN	Respiratorische Insuffizienz
RNB	Nachblutung, revisionsbedürftig, anderweitig nicht erwähnt
RPA	Rekurrensparese
RPF	Retroperitonealfibrose
S	
SDG	Störung des Geruchssinnes
SDU	Spät-Dumping
SES	Septischer Schock
SFH	Störungen des Flüssigkeits-, Elektrolyt- und Säure-Basen-Haushaltes
SFI	Sakralfistel nach Proktektomie
SIN	Streßinkontinenz
SKI	Septische Komplikationen
SMC	Schmerzen, chronische
SOM	Sternumosteomyelitis
SSD	Sigmoidostomie, doppelläufige
SSE	Sigmoidostomie, endständige
SST	Schluckstörungen
STE	Steatorrhoe
STI	Stuhlinkontinenz
STK	Stomakomplikation (z.B. Blutung, Nekrose, Stenose)
STS	Stomaanlage, sonstige
STZ	Stoma nach Zystektomie
SZS	Syndrom der zuführenden Schlinge
T	
TBC	Tracheobronchitis, chronische
THR	Thrombozytose, erhöhte Gerinnungsneigung
THS	Thrombosen und postthrombotische Syndrome, sonstige

1 Einleitung
2 WHO-, AJCC- und ECOG-Performance + Karnofsky-Index
3 EORTC QLQ-C30 Lebensqualität
4 Kausalzusammenhang von Nebenwirkungen
5 Unerwünschte Ereignisse
6 WHO-Toxicity Criteria
7 CTC Common Toxicity Criteria
8 RTOG- und RTOG/EORTC Toxicity Criteria
9 LENT-SOMA Score Criteria
10 ADT-Richtlinien
11 Anhang Formulare ... Tabellen

TIA	TIA (transitorische ischämische Attacke) oder
	RIND (reversibles ischämisches neurologisches Defizit)
TOF	Tracheoösophageale Fistel
TRS	Transversostomie
TRZ	Transfusionszwischenfall
TSA	Tracheostoma
TST	Trachealstenose
TVS	Thrombose der V. subclavia / axillaris,
	Beckenvenenthrombose
TZP	Thrombozytopenie
U	
UDI	Ureterdilatation
UFI	Ureterfistel
ULC	Ulkus, chronisches
URS	Ureterstenose
V	
VDH	Verziehung der Herzachse
VFI	Vaginalfistel
VHE	Vaginalhernie
VLV	Verlagerung der Vagina
VSV	Verkürzung oder Schrumpfung der Vagina
W	
WSC	Wundheilungsstörung, sonstige
WSS	Wundheilungsstörung, subkutane
WUH	Wundhämatom (konservativ therapiert)
Z	
ZYS	Zystitis, Bakteriurie

1 Einleitung | 2 WHO-, AJCC- und ECOG-Performance + Karnofsky-Index | 3 EORTC QLQ-C30 Lebensqualität | 4 Kausalzusammenhang von Nebenwirkungen | 5 Unerwünschte Ereignisse | 6 WHO-Toxicity Criteria | 7 CTC Common Toxicity Criteria | 8 RTOG- und RTOG/EORTC Toxicity Criteria | 9 LENT-SOMA Score Criteria | 10 ADT-Richtlinien | 11 Anhang Formulare ... Tabellen

Therapiebedingte Folgeerkrankungen der Strahlentherapie / Chemotherapie (alphabetisch)

A

ALL	Akute lymphatische Leukämie
ALO	Alopezie, persistierende
AME	Amenorrhoe
AML	Akute myeloische Leukämie
AZO	Azoospermie

B

| BAK | Bakterielle und mykotische Infektionen, häufige |
| BUL | Blasenulkus |

C

CHO	Chondromalazie, Knorpelnekrose
CLL	Chronische lymphatische Leukämie
CML	Chronische myeloische Leukämie

E

EEP	Entmarkungsenzephalopathie
ENS	Enteritis mit Stenose
ENT	Enteritis ohne Stenose
EOS	Schädigung endokriner Organe, sonstige
EPS	Entwicklungsstörung, psychische
ESO	Entwicklungsstörung, sonstige somatische

F

| FEN | Fistel, enterale |
| FIB | Fibrose |

G

| GAS | Schädigung des Gastrointestinaltraktes, sonstige |
| GOS | Gonadenschädigung, sonstige |

H

HAF	Hautfibrosierung
HEP	Hepatopathie
HES	Schädigung des Herzens, sonstige
HIA	Hirnatrophie
HIS	Schädigung des Gehirns, sonstige
HSO	Schädigung der Haut und ihrer Anhangsgebilde, sonstige

I

| IMS | Schädigung des Immunsystems, sonstige |
| IOS | Innenohrschwerhörigkeit |

K

KAR	Karies
KAT	Katarakt
KHK	Koronare Herzerkrankung / Koronarsklerose
KKS	Knochen- und Knorpelschädigung, sonstige
KNN	Knochennekrose
KON	Kontraktur
KOS	Kolitis mit Stenose
KOT	Kolitis ohne Stenose

L

LAO	Larynxödem
LFI	Lungenfibrose
LOC	Lymphödem, chronisches
LUK	Lungenkrebs
LUS	Lungenfunktionseinschränkung, sonstige

M
MDP Myelodysplastisches Syndrom
MHG Morbus Hodgkin
MLS Myelopathie mit Lhermitte-Syndrom
MML Myelopathie mit Lähmungen
MSS Myelopathie mit Sensibilitätsstörungen
MUS Schädigung im Bereich der Mundhöhle, sonstige
MYE Einschränkung der Knochenmarksfunktion, (chronisch) persistierende
MYO Herzmuskelschädigung (z.B. Myokardfibrose)
MYS Rückenmarksschädigung, sonstige

N
NEK Nekrose
NFE Nierenfunktionseinschränkung, persistierende
NHL Non-Hodgkin-Lymphom, malignes, sonstiges
NHS Schädigung von Nieren und Harnwegen, sonstige
NII Niereninsuffizienz, terminale

O
OPT Optikusschädigung
ORN Osteoradionekrose
OSO Ösophagitis
OST Osteosarkom

P
PAR Paravasat
PEK Perikarditis, obstruktive / Perikardfibrose
PLA Plattenepithelkarzinom der Haut
PNE Pneumonitis, chemo- und radiotherapieinduziert
PPN Neuropathie, persistierende periphere
PRO Proktitis ohne Stenose
PRS Proktitis mit Stenose

R
RAD Radioderm
RAG Radionekrose des Gehirns
RAY Raynaud-Phänomen

S
SBL Schrumpfblase
SIS Schädigung von Sinnesorganen, sonstige
SON Folgeerkrankung, sonstige
STH Strahlenthyreoiditis
SUF Schilddrüsenunterfunktion

T
TER Teratogener Effekt, Hinweis auf
THK Schilddrüsenkarzinom
TRI Trismus
TUS Solide Tumoren, sonstige

U
UHY Ureterstenose mit Hydronephrose
ULK Ulkus, chronisches
UST Urethralstenose

V
VIR Virale Infektionen, häufige

W
WAC Wachstumsstörung

X
XER Xerostomie

1 Einleitung

2 WHO- AJCC- und ECOG-Performance + Karnofsky-Index

3 EORTC QLQ-C30 Lebensqualität

4 Kausalzusammenhang von Nebenwirkungen

5 Unerwünschte Ereignisse

6 WHO-Toxicity Criteria

7 CTC Common Toxicity Criteria

8 RTOG- und RTOG/EORTC Toxicity Criteria

9 LENT-SOMA Score Criteria

10 ADT-Richtlinien

11 Anhang Formulare ... Tabellen

1 Einleitung

2 WHO-, AJCC- und ECOG-Performance + Karnofsky-Index

3 EORTC QLQ-C30 Lebensqualität

4 Kausalzusammenhang von Nebenwirkungen

5 Unerwünschte Ereignisse

6 WHO-Toxicity Criteria

7 CTC Common Toxicity Criteria

8 RTOG- und RTOG/EORTC Toxicity Criteria

9 LENT-SOMA Score Criteria

10 ADT-Richtlinien

11 Anhang Formulare ... Tabellen

Tabelle 11.1 Dokumentation und Bewertung von „Unerwünschten Ereignissen" - Dokumentationsformat

UE-Dokumentation nach GCP - Kriterien

Familienname			Studie / Dok. Nr.		
Vorname			Vorbehandlung		
Geburtsdatum			Datum der Erhebung		

	Symptom (ª) (genaue Beschreibung)	Grad (ª)	Beobachtungszeitraum von (Datum)	bis (Datum)	Zusammenhang (ᵇ)
1.					
Nr.	(lt. Checkliste) [__][__][__][__]				
	Gegenmaßnahmen:				
2.	Symptom (ª) (genaue Beschreibung)	Grad (ª)	Beobachtungszeitraum von (Datum)	bis (Datum)	Zusammenhang (ᵇ)
Nr.	(lt. Checkliste) [__][__][__][__]				
	Gegenmaßnahmen:				
3.	Symptom (ª) (genaue Beschreibung)	Grad (ª)	Beobachtungszeitraum von (Datum)	bis (Datum)	Zusammenhang (ᵇ)
Nr.	(lt. Checkliste) [__][__][__][__]				
	Gegenmaßnahmen:				
4.	Symptom (ª) (genaue Beschreibung)	Grad (ª)	Beobachtungszeitraum von (Datum)	bis (Datum)	Zusammenhang (ᵇ)
Nr.	(lt. Checkliste) [__][__][__][__]				
	Gegenmaßnahmen:				

ª nach CTC-Checkliste;   ᵇ 1 = sicher; 2 = wahrscheinlich; 3= möglich; 4= unwahrscheinlich; 5 = unklar

Kommentar :	
Datum	Unterschrift (Prüfarzt)
Datum	Unterschrift (Sachbearbeiter)

11 Anhang Formulare... Tabellen

Tabelle 11.2 Dokumentation und Bewertung akuter Nebenwirkungen – Dokumentationsformat WHO - Klassifikation

Familienname		Studie / Dok. Nr.	
Vorname		Vorbehandlung	
Geburtsdatum		Datum der Erhebung	

	Kriterien	Datum	Datum	Datum	Datum	Datum	Datum	Datum	Datum	Datum	Bemerkungen
◆	**Blut / Knochenmark :**										
01	Hämoglobin										
02	Leukozyten										
03	Granulozyten										
04	Thrombozyten										
05	Blutung / Hämorrhagie										
◆	**Gastrointestinaltrakt :**										
06	Bilirubin										
07	Transaminasen										
08	Alkalische Phosphatase										
09	Mundschleimhaut										
10	Übelkeit / Erbrechen										
11	Diarrhoe										
◆	**Urogenitaltrakt :**										
12	Harnstoff / Kreatinin										
13	Proteinurie										
14	Hämaturie										
15	Lunge										
16	Fieber (bei Medikament)										
17	Allergie										
18	Haut (systemisch)										

1 Einleitung | 2 WHO-, AJCC- und ECOG-Performance + Karnofsky-Index | 3 EORTC QLQ-C30 Lebensqualität | 4 Kausalzusammenhang von Nebenwirkungen | 5 Unerwünschte Ereignisse | 6 WHO-Toxicity Criteria | 7 CTC Common Toxicity Criteria | 8 RTOG- und RTOG/EORTC Toxicity Criteria | 9 LENT-SOMA Score Criteria | 10 ADT-Richtlinien | 11 Anhang Formulare ... Tabellen

Tabelle 11.2 Dokumentation und Bewertung akuter Nebenwirkungen (Fortsetzung)

Nr.											
19	Haare										
20	Infektion										
◆	Herz:										
21	Herzrhythmus										
22	Herzfunktion										
23	Perikarditis										
◆	Neurotoxizität:										
24	Bewußtseinslage										
25	Periphere Nerven										
26	Konstipation										
27	Schmerz										
◆	Weitere Befunde:										
Nr.	SPEZIELLE THERAPIE										
	HANDZEICHEN (Arzt)										

Bemerkungen :

Tabelle 11.3 Dokumentation und Bewertung akuter Nebenwirkungen am Normalgewebe – Dokumentationsformat
(Modifizierte CTC - Klassifikation der AIO / ARO / ADT')

Familienname				Studie / Dok. Nr.						
Vorname				Vorbehandlung						
Geburtsdatum				Datum der Erhebung						
Nr.	HAUPTKATEGORIEN	Datum	Datum	Datum	Datum	Datum	Datum	Datum	Datum	Bemerkungen
01	Laborparameter									
02	Gastrointestinaltrakt									
03	Herz / Kreislauf									
04	Lunge / Atmungsorgane									
05	Niere / Blase									
06	Nervensystem									
07	Endokrines System									
08	Sinnesorgane									
09	Haut / Allergie									
10	Allgemeinsymptome									
11	Fieber / Infektion									
12	Allgemeinzustand									
Nr.	SUBKATEGORIEN									

1 Einleitung   2 WHO- AJCC- und ECOG-Performance + Karnofsky-Index   3 EORTC QLQ-C30 Lebensqualität   4 Kausalzusammenhang von Nebenwirkungen   5 Unerwünschte Ereignisse   6 WHO-Toxicity Criteria   7 CTC Common Toxicity Criteria   8 RTOG- und RTOG/FORTC Toxicity Criteria   9 LENT-SOMA Score Criteria   10 ADT-Richtlinien

11 Anhang Formulare ... Tabellen

169

1 Einleitung

2 WHO-, AJCC- und ECOG-Performance + Karnofsky-Index

3 EORTC QLQ-C30 Lebensqualität

4 Kausalzusammenhang von Nebenwirkungen

5 Unerwünschte Ereignisse

6 WHO-Toxicity Criteria

7 CTC Common Toxicity Criteria

8 RTOG- und RTOG/EORTC Toxicity Criteria

9 LENT-SOMA Score Criteria

10 ADT-Richtlinien

11 Anhang Formulare ... Tabellen

Tabelle 11.3 Dokumentation und Bewertung akuter Nebenwirkungen am Normalgewebe (Fortsetzung)

Nr.	SPEZIELLE THERAPIE							

HANDZEICHEN (Arzt)

Bemerkungen

Tabelle 11.4 Dokumentation und Bewertung akuter Nebenwirkungen nach Radiotherapie – Dokumentationsformat
Modifiziert nach RTOG „Acute Radiation Morbidity Scoring Criteria"

Familienname		Studie / Dok. Nr.		
Vorname		Vorbehandlung		
Geburtsdatum				

Nr.	Kriterien	Datum der Erhebung			Bemerkungen
	HAUPTKRITERIEN				
01	AJCC- / ECOG-Skala				
02	Knochenmark				
03	Haut / Unterhaut				
04	Schleimhäute (lokal)				
05	Speicheldrüsen				
06	Pharynx / Ösophagus				
07	Kehlkopf				
08	Lunge				
09	Herz				
10	Oberer GI-Trakt				
11	Unterer GI-Trakt				
12	Leber				
13	Urogenitaltrakt (Niere und Ureter)				
14	Harnleiter und Blase				
15	Knochen				
16	Gelenke				
17	Zentrales Nervensystem				
18	Peripheres Nervensystem				
19	Augen				
20	Ohren				

1
Einleitung

2 WHO-, AJCC- und
ECOG-Performance
+ Karnofsky-Index

3 EORTC QLQ-C30
Lebensqualität

4 Kausalzusam-
menhang von
Nebenwirkungen

5 Unerwünschte
Ereignisse

6 WHO-
Toxicity
Criteria

7 CTC
Common Toxicity
Criteria

8 RTOG- und
RTOG/EORTC
Toxicity Criteria

9 LENT-SOMA
Score Criteria

10 ADT-Richtlinien

11 Anhang
Formulare ...
Tabellen

Tabelle 11.4 Dokumentation und Bewertung akuter Nebenwirkungen nach Radiotherapie (Fortsetzung)

Nr.	SPEZIELLE ANGABEN								

Nr.	SPEZIELLE THERAPIE								

HANDZEICHEN (Arzt)

Bemerkungen :

Tabelle 11.5 Dokumentation und Bewertung chronischer Nebenwirkungen nach Radiotherapie - Dokumentationsformat

Modifiziert nach RTOG/EORTC „Late Radiation Morbidity Scoring Criteria"

Familienname			Studie / Dok. Nr.				
Vorname			Vorbehandlung				
Geburtsdatum							
	Kriterien		**Datum der Erhebung**				**Bemerkungen**
Nr.	**HAUPTKRITERIEN**						
01	AJCC- / ECOG-Skala						
02	Knochenmark						
03	Haut / Unterhaut						
04	Schleimhäute (lokal)						
05	Speicheldrüsen						
06	Pharynx / Ösophagus						
07	Kehlkopf						
08	Lunge						
09	Herz						
10	Oberer GI-Trakt						
11	Unterer GI-Trakt						
12	Leber						
13	Urogenitaltrakt (undNiere)						
14	Harnleiter und Blase						
15	Knochen						
16	Gelenke						
17	Zentrales Nervensystem						
18	Peripheres Nervensystem						
19	Augen						
20	Ohren						

1
Einleitung

2 WHO-, AKC- und
ECOG-Performance
+ Karnofsky-Index

3 EORTC QLQ-C30
Lebensqualität

4 Kausalzusam-
menhang von
Nebenwirkungen

5 Unerwünschte
Ereignisse

6 WHO-
Toxicity
Criteria

7 CTC
Common Toxicity
Criteria

8 RTOG- und
RTOG/EORTC
Toxicity Criteria

9 LENT-SOMA
Score Criteria

10 ADT-Richtlinien

11 Anhang
Formulare ...
Tabellen

173

Tabelle 11.5 Dokumentation und Bewertung chronischer Nebenwirkungen nach Radiotherapie (Fortsetzung)

Nr.	SPEZIELLE ANGABEN							

Nr.	SPEZIELLE THERAPIE							

HANDZEICHEN (Arzt)

Bemerkungen :

1 Einleitung

2 WHO-, AJCC- und ECOG-Performance + Karnofsky-Index

3 EORTC QLQ-C30 Lebensqualität

4 Kausalzusammenhang von Nebenwirkungen

5 Unerwünschte Ereignisse

6 WHO-Toxicity Criteria

7 CTC Common Toxicity Criteria

8 RTOG- und RTOG/EORTC Toxicity Criteria

9 LENT-SOMA Score Criteria

10 ADT-Richtlinien

11 Anhang Formulare ... Tabellen

174

Tabelle 11.6 Dokumentation und Bewertung chronischer Nebenwirkungen am Normalgewebe – Dokumentationsformat (LENT-SOMA-Klassifikation)

Familienname		Studie / Dok. Nr.	
Vorname		Vorbehandlung	
Geburtsdatum		Datum der Erhebung	

Nr.	HAUPTKATEGORIE	S	O	M	A	Nr.	HAUPTKATEGORIE	S	O	M	A
◆	Zentralnervensystem (ZNS)					◆	Gastrointestinaltrakt (GI)				
01	Gehirn					18	Ösophagus				
02	Rückenmark					19	Magen				
03	Gonaden (Mann)					20	Dünndarm / Dickdarm				
04	Gonaden (Frau)					21	Rektum				
05	Hormonelle Achse - Nebenniere					22	Leber				
◆	HNO - und Gesichtsbereich					◆	Knochen, Muskel, Haut				
06	Auge					33	Muskulatur / Weichteile				
07	Ohr					34	Periphere Nerven				
08	Mund- / Pharynxschleimhaut					35	Knochen (Kind)				
09	Speicheldrüsen					36	Knochen (Erwachsener)				
10	Mandibula					37	Knochenmark				
11	Zähne					38	Haut / Subkutangewebe				
12	Larynx										
13	Schilddrüse / Hormonelle Achse										
◆	Brust					◆	Gefäße				
14						16					
◆	Herz					◆	Lunge				
15						17					

Tabelle 11.6 Dokumentation und Bewertung chronischer Nebenwirkungen am Normalgewebe (Fortsetzung)

◆	Urogenitalbereich (UG)	S	O	M	A
23	Niere				
24	Ureter				
25	Harnblase / Urethra				
26	Hoden				
27	Sexuelle Dysfunktion - Mann				

◆	Gynäkologie (GYN)	S	O	M	A
28	Vulva				
29	Vagina				
30	Uterus / Zervix				
31	Ovar / Reproduktion				
32	Sexuelle Dysfunktion - Frau				

Spezielle Ausführung von einzelen Kriterien

Nr.	SUBKATEGORIEN	S	O	M	A

Nr.	SUBKATEGORIEN	S	O	M	A

HANDZEICHEN (Arzt)

Bemerkungen :

Tabelle 11.7 Spättoxizität Herz – Dokumentationsformat

Nach „LENT SOMA scales for all anatomical sites", RTO 35: 17 - 60 (1995) und IJROBP 31: 1049 - 1091 (1995)

Nr. / Kategorie	GRAD 0	GRAD 1	GRAD 2	GRAD 3	GRAD 4	
Subjektiv						
1. Angina pectoris	☐	☐ Gelegentlich, nur bei ausgeprägter Anstrengung	☐ Bei mäßiger Anstrengung	☐ Bei leichter Anstrengung	☐ In Ruhe	☐
2. Perikardiale Schmerzen	☐	☐ Gelegentlich und gering	☐ Zeitweilig und erträglich	☐ Dauerhaft und intensiv	☐ Unbeeinflußbar und sehr quälend	
3. Palpitation	☐	☐ Gelegentlich	☐ Zeitweilig	☐ Dauerhaft	☐ Unbeeinflußbar	
4. Dyspnoe	☐	☐ Kurzatmigkeit bei intensiver Anstrengung	☐ Kurzatmigkeit bei leichter Anstrengung	☐ Ruhedyspnoe, schränkt alle Aktivitäten ein	☐ Verhindert jede körperliche Aktivität	
5. Knöchelödem	☐	----	☐ Asymptomatisch	☐ Symptomatisch	☐ Verhindert Alltagstätigkeit	☐
Objektiv						
1. Knöchelödem	☐	☐ 1+	☐ 2+	☐ 3+	☐ 4+	
2. Kardiomegalie	☐	☐ Minimal vergrößerte Herzsilhouette	☐ Vergrößte Herzsilhouette ohne Lungenstauung	☐ Vergrößerte Herzsilhouette mit geringer Lungenstauung	☐ Vergrößerte Herzsilhouette mit ausgeprägtem Lungenödem	
3. Herz-Rhythmus-Störung	☐	☐ Gelegentlich, asymptomatisch	☐ Zeitweilig EKG-Veränderungen	☐ Dauerhaft EKG-Veränderungen	☐ Unbeeinflußbare EKG-Veränderungen	
4. Herzinsuffizienz	☐	☐ Asymptomatische Verminderung der Herzauswurfleistung in Ruhe um ≤ 20% vom Ausgangswert	☐ Abnahme der Herzauswurfleistung in Ruhe um > 20% vom Ausgangswert	☐ Reversible Herzinsuffizienz	☐ Irreversible Herzinsuffizienz	
5. Myokardischämie	☐	☐ Veränderung unter Belastung, Normalbefund im Ruhe-EKG	☐ Asymptomische ST- und T-Wellenänderung ohne Belastung	☐ Angina ohne Infarktzeichen	☐ Akuter Myokardinfarkt	
6. Perikarderkrankung	☐	☐ Asymptomatischer Erguß	☐ Reiben, Thoraxschmerzen, EKG-Veränderung	☐ Tamponade	☐ Konstriktion	

1 Einleitung | 2 WHO-, AJCC- und ECOG-Performance + Karnofsky-Index | 3 EORTC QLQ-C30 Lebensqualität | 4 Kausalzusammenhang von Nebenwirkungen | 5 Unerwünschte Ereignisse | 6 WHO-Toxicity Criteria | 7 CTC Common Toxicity Criteria | 8 RTOG- und RTOG/EORTC Toxicity Criteria | 9 LENT-SOMA Score Criteria | 10 ADT-Richtlinien | 11 Anhang Formulare Tabellen

177

1 Einleitung | 2 WHO-, AJCC- und ECOG-Performance + Karnofsky-Index | 3 EORTC QLQ-C30 Lebensqualität | 4 Kausalzusammenhang von Nebenwirkungen | 5 Unerwünschte Ereignisse | 6 WHO-Toxicity Criteria | 7 CTC Common Toxicity Criteria | 8 RTOG- und RTOG/EORTC Toxicity Criteria | 9 LENT-SOMA Score Criteria | 10 ADT-Richtlinien | 11 Anhang Formulare... Tabellen

Tabelle 11.7 Spättoxizität Herz (Fortsetzung)

Nr. / Kategorie	GRAD 0	GRAD 1	GRAD 2	GRAD 3	GRAD 4
Therapie					
1. Schmerzen (Perikarditis)	☐	☐ Gelegentlich nicht zentral wirksame Analgetika	☐ Regelmäßig nicht zentral wirksame Analgetika	☐ Regelmäßig zentral wirksame Analgetika	☐ Koronare Bypass-OP
2. Angina	☐	☐ Vorhanden, keine Therapie	☐ Nitroglyzerin bei Bedarf	☐ Lang wirksame Medikamente ☐ PTCA notwendig[a]	☐ Koronare Bypass-OP
3. Perikardiale Erkrankung	☐	---	☐ Vorhanden, keine Therapie	☐ Perikardiozentese	☐ Perikardektomie
4. Herz-Rhythmus-Störung	☐	---	---	☐ Medikamentöse Therapie	☐ Monitoring notwendig oder Kardioversion
5. Herzinfarkt	☐	---	---	☐ Medikamentöse Therapie ☐ PTCA notwendig[a]	☐ Koronare Bypass-OP
6. Herzinsuffizienz	☐	---	---	☐ Medikamentöse Therapie	☐ Herztransplantation
Analyse / Diagnostik					
1. Radionuklid-ventrikulographie	☐	☐ Abnormal, < 20% reduzierte links-ventrikuläre Herzauswurfleistung in Ruhe	☐ 20 - 40% reduzierte links-ventrikuläre Herzauswurfleistung in Ruhe	☐ < 40% reduzierte links-ventrikulären Herzauswurfleistung in Ruhe	---
2. Belastungstest	☐ nein	☐ ja , Datum: Beurteilung von Puls, Blutdruck und EKG-Veränderungen → pathologischer Befund: ☐ nein ☐ ja			
3. Herzkatheter	☐ nein	☐ ja , Datum: Beurteilung des Koronararterienblutflusses → pathologischer Befund: ☐ nein ☐ ja			
4. Thallium-Szintigraphie	☐ nein	☐ ja , Datum: Beurteilung der Myokardperfusion (Perfusionsszintigramm) → pathologischer Befund: ☐ nein ☐ ja			
5. Koronarangiographie	☐ nein	☐ ja , Datum: Beurteilung der Anzahl an involvierten Gefäßen und Stenosen → pathologischer Befund: ☐ nein ☐ ja			
6. PTCA ([a])	☐ nein	☐ ja , Datum: Beurteilung der Anzahl an involvierten Gefäßen und Stenosen → pathologischer Befund: ☐ nein ☐ ja			

([a]) zusätzlich eingefügte Parameter
Diagnostische Basismethoden: Ruhe-EKG, Belastungs-EKG; Röntgen-Thorax in 2 Ebenen; Echokardiographie
Diagnostische Zusatzmethoden: Thallium-Szintigraphie und andere, nuklearmedizinische Testuntersuchungen; Herzkatheter; Kornonarangiographie, PTCA
Deutsche Übersetzung und Modifikation für die Deutsche Hodgkin Lymphom Studiengruppe (DHSG) von PD Dr. M. Heinrich Seegenschmiedt, Essen/Erlangen

Tabelle 11.8 Spättoxizität Lunge – Dokumentationsformat

Nach „LENT SOMA scales for all anatomical sites", RTO 35: 17 - 60 (1995) und IJROBP 31: 1049 - 1091 (1995)

Nr. / Kategorie	GRAD 0	GRAD 1	GRAD 2	GRAD 3	GRAD 4	
Subjektiv						
1. Husten	☐	☐ Gelegentlich	☐ Zeitweilig	☐ Dauerhaft	☐ Hartnäckig	☐
2. Atemnot	☐	☐ Atemnot bei intensiver Anstrengung	☐ Atemnot bei leichter Belastung	☐ Atemnot in Ruhe, Behinderung aller Aktivitäten	☐ Verhindert jede physische Aktivität	
3. Brustschmerzengefühl	☐	☐ Gelegentlich und gering	☐ Zeitweilig und erträglich	☐ Dauerhaft und intensiv	☐ Hartnäckig und quälend	☐
Objektiv						
1. Lungenfibrose	☐	☐ Pathologischer Röntgenbefund	☐ Fleckförmige Verschattungen im Röntgenbild	☐ Konfluierende Verdichtungen im Röntgenbild beschränkt auf das Bestrahlungsfeld	☐ Dichte Fibrose, ausgeprägte Narben und Verziehung der normalen Lunge	☐
2. Lungenfunktion	☐	☐ 10 - 25% reduziertes Atemvolumen und / oder Diffusionskapazität	☐ > 25 - 50% reduziertes Atemvolumen und / oder Diffusionskapazität	☐ > 50 - 75% reduziertes Atemvolumen und / oder Diffusionskapazität	☐ > 75% reduziertes Atemvolumen und / oder Diffusionskapazität	
Therapie						
1. Schmerzen	☐	☐ Gelegentlich nicht zentral wirksame Analgetika	☐ Regelmäßig nicht zentral wirksame Analgetika	☐ Regelmäßig zentral wirksame Analgetika	☐ Chirurgische Therapie	☐
2. Husten	☐	---	☐ Nicht zentral wirksame Antitussiva	☐ Zentral wirksame Antitussiva, zeitweilig Kortikosteroide	☐ Beatmung, andauernd Kortikosteroide	
3. Atemnot	☐	---	☐ Gelegentlich O_2 Gabe	☐ Andauernd O_2-Gabe	---	
1. Lungenfunktionstest	☐	☐ Verminderung auf > 75 - 90% des prätherapeutischen Wertes	☐ Verminderung auf > 50 - 75% des prätherapeutischen Wertes	☐ Verminderung auf > 25 - 50% des prätherapeutischen Wertes	☐ Verminderung auf ≤ 25% des prätherapeutischen Wertes	
Analyse / Diagnostik						
2. Diffusionskapazität	☐	☐ Verminderung auf >75 - 90% des prätherapeutischen Wertes	☐ Verminderung auf > 50 - 75% des prätherapeutischen Wertes	☐ Verminderung auf > 25 - 50% des prätherapeutischen Wertes	☐ Verminderung auf ≤ 25% des prätherapeutischen Wertes	☐
3. [%] O2 / CO2 Sättigung	☐	☐ > 70% O_2, ≤ 50% CO_2	☐ > 60% O_2, ≤ 60% CO_2	☐ > 50% O_2, ≤ 70% CO_2	☐ ≤50% O_2, > 70% CO_2	

Tabelle 11.8 Spättoxizität Lunge (Fortsetzung)

Nr. / Kategorie	GRAD 0	GRAD 1	GRAD 2	GRAD 3	GRAD 4
4. CT / MR	❑ nein	❑ ja, Datum: Beurteilung von Lungenvolumen und Fibrosezonen			↑ pathologischer Befund: ❑ nein ❑ ja
5. Perfusionsszintigramm	❑ nein	❑ ja, Datum: Beurteilung von pulmonalem Blutfluß und Alveolarfunktion			↑ pathologischer Befund: ❑ nein ❑ ja
6. Bronchial-Lavage	❑ nein	❑ ja, Datum: Beurteilung von Zellen und Zytokinen			↑ pathologischer Befund: ❑ nein ❑ ja

Diagnostische Basismethoden: Lungenfunktion, Diffusionskapazität, Blutgase; Röntgen-Thorax in 2 Ebenen;
Diagnostische Zusatzmethoden: Computertomographie/Kernspintomographie; Perfusionsszintigramm; Bronchoskopie

Deutsche Übersetzung und Modifikation für die Deutsche Hodgkin Lymphom Studiengruppe (DHSG) von PD Dr. M. Heinrich Seegenschmiedt, Essen/Erlangen

Tabelle 11.9 Spättoxizität Hoden - Dokumentationsformat

Nach „LENT SOMA scales for all anatomical sites", RTO 35: 17 - 60 (1995) und IJROBP 31: 1049 - 1091 (1995)

Nr. / Kategorie	GRAD 0	GRAD 1	GRAD 2	GRAD 3	GRAD 4
Subjektiv					
1. Libido	☐	☐ Gelegentlich vermindert	☐ Zeitweilig vermindert	☐ Dauerhaft vermindert	☐
Objektiv					
1. Fertilität	☐	---	---	☐ Oligozoospermie	☐ Azoospermie
2. Aussehen	☐	---	---	---	☐ Atrophie
Therapie					
1. Fertilität		---	---	☐ In vitro Fertilisation	☐ Nutzung kryokonservierter Spermien von der Spermabank
2. Libido	☐	---	☐ Gabe von Testosteron	---	☐
Analyse / Diagnostik					
1. FSH / LH	☐	☐ Erhöhtes FSH / normales LH	☐ Erhöhtes FSH / erhöhtes LH	---	---
2. Testosteron	☐	---	---	---	☐ Vermindert
3. Spermiogramm (ᵃ)	☐ nein	☐ ja, Datum:	Beurteilung der Spermien	↑ pathologischer Befund: ☐ nein ☐ ja	
4. Hodenpunktion (ᵃ)	☐ nein	☐ ja, Datum:	Beurteilung des Keimepithels	↑ pathologischer Befund: ☐ nein ☐ ja	
5. „Fertilitätssprechstunde"(ᵃ)	☐ nein	☐ ja, Datum:	Beurteilung der „Fertilität"	↑ pathologischer Befund: ☐ nein ☐ ja	

ᵃ zusätzlich eingefügte Parameter

Diagnostische Basismethoden: Einfache Hormonbestimmung im Serum (FSH/LH/Testosteron); Spermiogramm
Diagnostische Zusatzmethoden: Mehrfache Hormonbestimmung im Serum (FSH-/LH-/Testosteron-Profil); Hodenpunktion; Chromosomenanalyse; „Fertilitätssprechstunde"

Deutsche Übersetzung und Modifikation für die Deutsche Hodgkin Lymphom Studiengruppe (DHSG) von PD Dr. M. Heinrich Seegenschmiedt, Essen/Erlangen

1 Einleitung | 2 WHO- AJCC- und ECOG-Performance + Karnofsky-Index | 3 EORTC QLQ-C30 Lebensqualität | 4 Kausalzusammenhang von Nebenwirkungen | 5 Unerwünschte Ereignisse | 6 WHO-Toxicity Criteria | 7 CTC Common Toxicity Criteria | 8 RTOG- und RTOG/EORTC Toxicity Criteria | 9 LENT-SOMA Score Criteria | 10 ADT-Richtlinien | 11 Anhang Formulare ... Tabellen

181

1 Einleitung 2 WHO-, AJCC- und ECOG-Performance + Karnofsky-Index 3 EORTC QLQ-C30 Lebensqualität 4 Kausalzusammenhang von Nebenwirkungen 5 Unerwünschte Ereignisse 6 WHO-Toxicity Criteria 7 CTC Common Toxicity Criteria 8 RTOG- und RTOG/EORTC Toxicity Criteria 9 LENT-SOMA Score Criteria 10 ADT-Richtlinien 11 Anhang Formulare... Tabellen

Tabelle 11.10 Spättoxizität Ovarien - Dokumentationsformat

Nach „LENT SOMA scales for all anatomical sites", RTO 35: 17 - 60 (1995) und IJROBP 31: 1049 - 1091 (1995)

Nr. / Kategorie	GRAD 0	GRAD 1	GRAD 2	GRAD 3	GRAD 4
Subjektiv					
1. Hitzewellen	☐	☐ Gelegentlich	☐ Zeitweilig	☐ Dauerhaft	---
2. Dysmenorrhoe	☐	☐ Gelegentlich	☐ Zeitweilig	☐ Dauerhaft	---
3. Menstruation	☐	---	☐ Oligomenorrhoe	☐ Amenorrhoe	---
Objektiv					
1. Ovulation	☐	---	---	☐ Anovulation bei prämenopausalen Frauen	---
2. Unerwünschte Unfruchtbarkeit	☐	---	---	☐ Unfruchtbarkeit	---
3. Osteoporose	☐	---	☐ Klinische Symptomatik ohne radiologische Zeichen[a]	☐ Radiologischer Nachweis	☐ Fraktur
Therapie					
1. Dysmenorrhoe, Hitzewellen	☐	---	☐ Hormonsubstitution	---	---
2. Menstruation	☐	---	☐ Hormonersatz	---	---
3. Osteoporose	☐	---	☐ Hormonersatz, Kalziumzusatz	☐ Externe Stabilisierung[a] (mit Korsett oder Mieder)	☐ Operative Stabilisierung[a]
Analyse / Diagnostik					
1. FSH / LH / Ostradiol	☐ nein	☐ ja , Datum: Untersuchung der Hormonproduktion → pathologischer Befund : ☐ nein ☐ ja			
2. Fertilitätsdiagnostik[a]	☐ nein	☐ ja , Datum: Feststellung der Fertilität → pathologischer Befund : ☐ nein ☐ ja			
3. Knochendichtemessung	☐ nein	☐ ja , Datum: Quantifizierung der Knochendichte → pathologischer Befund : ☐ nein ☐ ja			

Nr. / Kategorie	GRAD 0	GRAD 1	GRAD 2	GRAD 3	GRAD 4
4. Röntgenbild (Wirbel-säule)[a]	☐ nein	☐ ja , Datum: Analyse der radiologischen Knochenstruktur → pathologischer Befund : ☐ nein ☐ ja			
5. Ovarpunktion / Laparaskopie[a]	☐ nein	☐ ja , Datum: Makroskopische und mikroskopische Analyse → pathologischer Befund : ☐ nein ☐ ja			

(a) zusätzlich eingefügte Parameter

Diagnostische Basismethoden: Einfache Hormonbestimmung im Serum (FSH/LH/Östradiol); Zyklusanalyse; Röntgenbild (Wirbelsäule, und andere. Knochen)
Diagnostische Zusatzmethoden: Mehrfache Hormonbestimmung im Serum (FSH-/LH-/Östradiol-Profil); Ovarpunktion/Laparaskopie; Chromosomenanalyse; „Fertilitäts-sprechstunde: Differenzierte Osteoporosediagnostik (Knochendichtemessung; Knochenpunktion)

Deutsche Übersetzung und Modifikation für die Deutsche Hodgkin Lymphom Studiengruppe (DHSG) von PD Dr. M. Heinrich Seegenschmiedt, Essen/Erlangen

Tabelle 11.11 Nebenwirkungsspektren verschiedener chemotherapeutischer Substanzen

Modifiziert nach M.C. Perry; Seminars in Oncology 19 (1992) 453–457

Organsystem und toxische Reaktion	HN₂	CTX	IFX	CLB	BUS	L-PAM	TT	NTU	STZ	MTX	PENT	5-FU	FLU	6MP	6TG	ara-C	ACT-D
Hypersensitivität																	
Anaphylaxie	–	–		–	–	M	–	–		M		M		–		–	M
Haut																	
Hautausschlag	M	M	M	M	M	M	M	–		+	+	M	+	M			
Fieber, Schüttelfrost	–	–		–	–	–	–	–		M	+	–				–	
Alopezie	+	++	++			–	M	M		+		+		M			M
Lokale Nekrose	+	–	–			–	–	–				M					
Hyperpigmentierung	–	+	–	+	+	–	M	M		M		+					
Nagelveränderungen	–	+	–	–	–	+	–	–		–		+		–			
Schleimhäute	+	+	+	–	–	–	–	–		++		++		–	+		
Augen																	
Konjunktivitis	–	–		–	–	–	–	–		+	+	+		–			
Tränengangfibrose	–	–		–	–	–	–	–		–		+		–			
Diplopie	–	–	–	M	–	–	–	M		–		M		–			
Retrobulbärneuritis	–	–	–	–	+	–	–	M		–		–		–			
Katarakt	–	–	+	–	+	–	–	–		–		–		–			
Herz																	
Nekrose	–	+	M	–	–	–	–	–		–	+	–		–			
Andere Komplikationen	–	–		–	M	–	–	–		M		M		–			
Lunge																	
Akute Entzündung	–	+		–	–	–	–	M		+		–	+	–			
Chronische Fibrose	–	–		+	+	M	–	+		M		–		–			
GI-Trakt																	
Übelkeit, Erbrechen	++	+	++	M	M	M	M	M		+		+	+	M	+		+

Organsystem und toxische Reaktion	HN₂	CTX	IFX	CLB	BUS	L-PAM	TT	NTU	STZ	MTX	PENT	5-FU	FLU	6MP	6TG	ara-C	ACT-D
Diarrhoe	–	–	M	–	–	–	–	–		+		++	+	–	+		
Verstopfung / Ileus	–	–		–	–	–	–	–		–		–		–			
Pankreatitis	–	–		–	–	–	–	–		–		–		–			
Leber																	
Funktionstests	–	–	M	–		–	–	+		+	+	–		+	+	–	–
Cholestase	–	–		–	M	–	–	–		–		–		+	+	–	–
Parenchymnekrose	–	–		M	–	–	–	–		+		–		+		–	–
Fibrose / Zirrhose	–	–		–	–	–	–	–		+		–		–		–	–
Niere / Stoffwechsel																	
Toxische Nephropathie	–	–	++	–	–	–	–	DL	DL	++	+	–	–	–		–	–
SIADH	–	+		–	–	–	–	–		–		–		–		–	–
Harnverhalt	–	–		–	–	–	–	–		–		–		–		–	–
Hypomagnesiämie	–	–		–	–	–	–	–		–		–		–		–	–
Hypokalzämie	–	–		–	–	–	–	–		–		–		–		–	–
Hypoglykämie	–	–		–	–	–	–	–		–		–		–		–	–
Hyperglykämie	–	–		–	–	–	–	–		+		–		–		–	–
Blut / Knochenmark																	
Myelodepression	++	++	++	++	++	++	++	++		++		++	++	++	++	++	++
Megaloblastäre Anämie	–	–		–	–	–	–	–		+		+		M		++	–
Hämolytische Anämie	–	–		–	–	–	–	M		–		–		–		–	–
DIC	–	–		–	–	–	–	–		–		–		–		–	–
Nervensystem																	
Periphere Neuropathie	–	–		–	–	–	–	M		–		–		–		M	–
Zerebelläre Ataxie	–	–		–	–	–	–	–		–		+		–		–	–
Ototoxizität	–	–		–	–	–	–	–		–		–		–		–	–
Akute Enzephalopathie	–	–	DL	–	–	–	–	+		+	+	+	+	–		+	–

1 Einleitung
2 WHO-, AJCC- und ECOG-Performance + Karnofsky-Index
3 EORTC QLQ C30 Lebensqualität
4 Kausalzusammenhang von Nebenwirkungen
5 Unerwünschte Ereignisse
6 WHO-Toxicity Criteria
7 CTC Common Toxicity Criteria
8 RTOG- und RTOG/EORTC Toxicity Criteria
9 LENT-SOMA Score Criteria
10 ADT-Richtlinien
11 Anhang Formulare... Tabellen

185

Tabelle 11.11 Nebenwirkungsspektren verschiedener chemotherapeutischer Substanzen (Fortsetzung)

Organsystem und toxische Reaktion	HN₂	CTX	IFX	CLB	BUS	L-PAM	TT	NTU	STZ°	MTX	PENT	5-FU	FLU	6MP	6TG	ara-C	ACT-D
„Stroke like Syndrome"	–	–	–	–	–	–	–	–	–	+	–	–	–	–	–	–	–
Verschiedenes																	
Hypertension	–	–	–	–	–	–	–	–	–	–	–	–	–	–	–	–	–
Hypotension	–	–	–	–	–	–	–	–	–	–	–	–	–	–	M	–	–
Raynaud's Syndrom	–	–	–	–	–	–	–	–	–	–	–	+	–	–	M	–	–
„Recall Phänomen"	–	M	DL	–	–	–	–	–	–	M	–	+	–	–	–	–	++
Hämorrhagische Zystitis	–	+	–	–	–	–	–	–	–	–	–	–	–	M	–	–	–
Hypoparathyreoidismus	–	–	–	–	–	–	–	–	–	–	–	–	–	M	–	–	–
Pseudohypoparathyreoidismus	–	–	–	–	–	–	–	–	–	–	–	–	–	–	–	–	–
Speicheldrüsenschmerzen	–	–	–	–	–	–	–	–	–	–	–	–	–	–	–	–	–
Hypersensitivität																	
Anaphylaxie	M	M	–	–	–	–	M	–	–	M	+	–	++	M	–	–	–
Hautausschlag	+	+	M	M	–	–	M	M	M	M	+	M	+	M	M	–	–
Fieber, Schüttelfrost	+	+	++	–	–	–	++	M	+	–	–	–	–	–	M	–	–
Haut																	
Alopezie	++	++	+	+	++	+	+	M	M	M	+	M	M	M	M	–	–
Lokale Nekrose	++	++	++	+	++	++	–	++	M	–	–	–	–	M	M	–	–
Hyperpigmentierung	+	M	+	–	–	–	+	–	–	M	M	–	–	–	M	–	–
Nagelveränderungen	+	+	–	–	+	–	+	+	–	–	+	–	–	–	+	–	–
Schleimhäute	++	++	+	+	–	+	+	+	–	+	–	M	–	–	–	–	–
Augen																	
Konjunktivitis	+	–	–	M	–	–	–	–	–	–	–	–	–	–	–	–	–
Tränengangfibrose	–	–	–	–	–	–	–	–	–	–	–	–	–	–	–	–	–
Diplopie	–	–	–	–	+	+	–	–	–	M	+	–	–	–	–	–	–
Retrobulbärneuritis	–	–	–	–	–	–	–	+	–	–	–	–	–	–	–	–	–
Katarakt	–	–	–	–	–	–	–	–	–	–	–	–	–	–	–	–	–

Organsystem und toxische Reaktion	HN₂	CTX	IFX	CLB	BUS	L-PAM	TT	NTU	STZ	MTX	PENT	5-FU	FLU	6MP	6TG	ara-C	ACT-D
Herz																	
Nekrose	DL	DL	+	+	–	–	–	–	–	–	–		–	–	–		
Andere Komplikationen	+	+			M	M	–	M	–	–	M		–	M	–		
Lunge																	
Akute Entzündung	–	–				–	–	–		+			–	–	–		
Chronische Fibrose	–	–				–	DL	+		–			–	–	–		
Gastrointestinaltrakt																	
Übelkeit, Erbrechen	++	++	++	++	M	M	M	+	++	M	++	+	M	+	M	++	
Diarrhoe	+	+	+	+		–	M	–	–	M	–		–	–	–	+	
Verstopfung / Ileus	–	–			+	M	–	–	–				–	–	–		
Pankreatitis	–					–	–	–	–				+	–	–		
Leber																	
Funktionstests	–	–		M	–	–	–	+	+	–	–	+	+	–	–	M	
Cholestase	–	–				+	–	–	–				–	–	–		
Parenchymnekrose	–	–				+	–	–	–			+	+	–	–		
Fibrose / Zirrhose	–	–				–	–	–	–				–	–	–		
Niere / Stoffwechsel																	
Toxische Nephropathie	–	–				–	–	+	–	–	DL	+	M	–	–	M	
SIADH	–	–			+	+	–	–	–				–	–	–		
Harnverhalt	–	–			+	+	–	–	–		++		–	–	–		
Hypomagnesämie	–	–				–	–	–	–		+		+	–	–		
Hypokalzämie	–	–				–	–	–	–				–	–	–		
Hypoglykämie	–	–				–	–	–	–				+	–	–		
Hyperglykämie	–	–				–	–	–	–				+	–	–		
Blut / Knochenmark																	
Myelodepression	++	++	++	++	–	+	–	++	+	++	+	++	+	++	++	+	

1 Einleitung | 2 WHO-, AJCC- und ECOG-Performance + Karnofsky-Index | 3 EORTC QLQ-C30 Lebensqualität | 4 Kausalzusammenhang von Nebenwirkungen | 5 Unerwünschte Ereignisse | 6 WHO-Toxicity Criteria | 7 CTC Common Toxicity Criteria | 8 RTOG- und RTOG/EORTC Toxicity Criteria | 9 LENT-SOMA Score Criteria | 10 ADT-Richtlinien

11 Anhang Formulare – Tabellen

187

1 Einleitung   2 WHO-, AJCC- und ECOG-Performance + Karnofsky-Index   3 EORTC QLQ-C30 Lebensqualität   4 Kausalzusammenhang von Nebenwirkungen   5 Unerwünschte Ereignisse   6 WHO-Toxicity Criteria   7 CTC Common Toxicity Criteria   8 RTOG- und RTOG/EORTC Toxicity Criteria   9 LENT-SOMA Score Criteria   10 ADT-Richtlinien   11 Anhang Formulare ... Tabellen

Tabelle 11.11 Nebenwirkungsspektren verschiedener chemotherapeutischer Substanzen (Fortsetzung)

Organsystem und toxische Reaktion	HN$_2$	CTX	IFX	CLB	BUS	L-PAM	TT	NTU	STZ	MTX	PENT	5-FU	FLU	6MP	6TG	ara-C	ACT-D
Megaloblastäre Anämie	–	–			–	–	–	–	–	–	–			–	++		
Hämolytische Anämie	–	–			–	–	–	+	–	+	+			–	–	+	
DIC	–	–		+	–	–	+	–	–	–	–		+	+	–	–	
Nervensystem																	
Periphere Neuropathie	–	–			DL	+	–	–	–	+	+	M	–	–	–	+	
Zerebelläre Ataxie	–	–			–	–	–	–	–	+	+	M	–	–	–	+	
Ototoxizität	–	–			–	–	–	M	–	–	+		–	–	–	+	
Akute Enzephalopathie	–	–			–	–	–	–	+	+	+		++	–	–	–	
„Stroke like Syndrome"	–	–			–	–	–	–	–	–	–		–	–	–	–	
Verschiedenes																	
Hypertension	–	–					–	–	–	+	M		–	–	–		
Hypotension	–	–				+	+	+	–	+	+		–	–	–		
Raynaud's Syndrom	–	–		+		+	+	–	–	–	–		–	–	M		
„Recall Phänomen"	++	++	+											–			
Hämorrhagische Zystitis	–	++	+			–	–	–	–	–	–		–	–	–		
Hypoparathyreoidismus	–	–				–	–	–	–	+	–		–	–	–		
Pseudohypothyreoidismus	–	–				–	–	–	–	–	–		+	–	–		
Speicheldrüsenschmerzen	–	–				+	–	–	–	–	–		–	–	–		

— keine Nebenwirkungen bekannt; *DL* dosislimitierender Effekt; *M* möglicher, aber seltener Zusammenhang mit Nebenwirkung; + Nebenwirkungen bekannt und Zusammenhang möglich; ++ bekannte und / oder ungewöhnlich schwere Nebenwirkung;

Abkürzungen: *H$_2$N*, Sickstoff-Lost; *CTX*, Cyclophosphamid; *CLB*, Chlorambucil; *BUS*, Busulfan; *L-PAM*, L-Phenylalanin; *TT*, Thiotepa; *NTU*, Nitroso-Harnstoffe; *STZ*, Streptozocin; *MTX*, Methotrexat; *PENT*, Pentostatin; *5-FU*, 5-Fluorouracil; *FLU*, Fludarabin; *6MP*, 6-Mercaptopurin; *6TG*, 6-Thioguanin; *ARA-C*, Cytosin Arabinosid; *ACT-D*, Aktinomycin-D; *ADR*, Doxorubicin; *DNR*, Daunorubicin; *IDA*, Idarubicin; *NOV* Mitoxantron; *VCR* Vincristin; *VLB* Vinblastin; *BLEO*, Bleomycin; *MITO*, Mitomycin-C; *DTIC*, Dacarbazin; *PCZ*, Procarbazin; *DDP*, Cisplatin; *CARB*, Carboplatin; *L-ASP*, L-Asparaginase; *VP-16*, Etoposid; *HU*, Hydroxyurea; und *HMM*, Altretamin.

Tabelle 11.12 Toleranzdosis von Organ(system)en nach Radiotherapie

Modifiziert und erweitert nach B. Emami et al., Int. J. Radiat. Oncol. Biol. Phys. 21 (1991) 109 - 122.

Organ / -system	Toleranzdosis TD5/5 für Organ(teil)volumen [b] in cGy			Toleranzdosis 50/5 für Organ(teil)volumen [b] in cGy			Typische Organfolge(n)
	1/3	2/3	3/3	1/3	2/3	3/3	
Knochenmark	3.000	-	250	4.000	-	450	Knochenmarkaplasie; Pananzytopenie
(Unter)haut	7.000 / 10 cm^2	6.000 / 30 cm^2	5.000 / 100 cm^2	- / 10 cm^2	- / 30 cm^2	7.000 / 100 cm^2	Teleangiektasie
	7.000	6.000	5.500	-	-	7.000	Nekrose; Ulzeration
Speicheldrüsen	-	3.200 [a]	3.200 [a]	-	4.600 [a]	4.600 [a] 5.000 (TD 100/5)	Fibrose (Xerostomie)
Mundschleimhaut	-	-	6.000 / 50 cm^2	-	-	7.500 / 50 cm^2	Nekrose, Ulzeration
Larynx	7.900 [a]	7.000 [a]	7.000 [a]	9.000 [a]	8.000 [a]	8.000 [a]	Knorpelnekrose;
	-	4.500	4.500 [a]	-	-	8.000 [a]	Larynxödem
Lunge	4.500	3.000	1.750	6.500	5.500	2.450	Akute / Chronische interstitielle Pneumonie
Herz	6.000	4.500	4.000	7.000	5.500	5.000	Akute / Chronische Peri- und / oder Pankarditis
Gefäße / Kapillaren	-	-	5.000 - 6.000	-	-	7.000 - 10.000	Sklerosierung; Teleangiektasie
Ösophagus	6.000	5.800	5.500	7.200	7.000	6.800	Striktur, Stenose; Ulkus; Perforation
Magen	6.000	5.500	5.000	7.000	6.700	6.500	Ulkus; Perforation; Blutung
Leber	5.000	3.500	3.000	5.500	4.500	4.000	Akute / Chronische Hepatitis; Lebervergen
Dünndarm	5.000	-	4.000 [a]	6.000	-	5.500 [a]	Obstruktion; Ulkus; Perforation; Fistel
Dickdarm	5.500	-	4.500	6.500	-	5.500	Obstruktion; Ulkus; Perforation; Fistel
Rektum	Kein Volumeneffekt/ ≤ 100 cm^3	Kein Volumeneffekt/ ≤ 100 cm^3	6.000/ >100 cm^3	Kein Volumeneffekt/ ≤ 100 cm^3	Kein Volumeneffekt/ ≤ 100 cm^3	8.000/ >100 cm^3	Hämorrhagische Proktitis; Stenose; Nekrose; Fistel

1 Einleitung | 2 WHO-, AJCC- und ECOG-Performance + Karnofsky-Index | 3 EORTC QLQ-C30 Lebensqualität | 4 Kausalzusammenhang von Nebenwirkungen | 5 Unerwünschte Ereignisse | 6 WHO-Toxicity Criteria | 7 CTC Common Toxicity Criteria | 8 RTOG- und RTOG/EORTC Toxicity Criteria | 9 LENT-SOMA Score Criteria | 10 ADT-Richtlinien | 11 Anhang Formulare… Tabellen

1 Einleitung | 2 WHO-, AJCC- und ECOG-Performance + Karnofsky-Index | 3 EORTC QLQ-C30 Lebensqualität | 4 Kausalzusammenhang von Nebenwirkungen | 5 Unerwünschte Ereignisse | 6 WHO-Toxicity Criteria | 7 CTC Common Toxicity Criteria | 8 RTOG- und RTOG/EORTC Toxicity Criteria | 9 LENT-SOMA Score Criteria | 10 ADT-Richtlinien | 11 Anhang Formulare ... Tabellen

Tabelle 11.12 Toleranzdosis von Organ(system)en nach Radiotherapie (Fortsetzung)

Organ / -system	Toleranzdosis TD5/5 für Organ(teil)volumen (b) in cGy			Toleranzdosis 50/5 für Organ(teil)volumen (b) in cGy			Typische Organfolge(n)
	1/3	2/3	3/3	1/3	2/3	3/3	
Niere	5.000	3.000 (a)	3.000 (a)	-	4.000 (a)	2.800 (a)	Akut / Chronische interstitielle Nephritis; Nephrosklerose
Ureter	-	-	7.500/ 5-10cm	-	-	10.000/ 5-10cm	Striktur, Obstruktion
Blase	N	8.000	6.500	N	8.500	8.000	Akute / Chronische Zystitis; Schrumpfblase
Testes	-	-	500 - 1.500	-	-	2000	Permanente Sterilität
Ovarien	-	-	200 - 300	-	-	625 - 1200	Permanente Sterilität
Uterus	-	-	10.000	-	-	20.000	Nekrose, Perforation
Vagina	-	-	9.000	-	-	10.000	Ulkus; Nekrose; Fistelbildung
Brustdrüse (Kind)	-	-	2.000	-	-	3.000	Fehlende Entwicklung; Wachstumsstillstand
Brustdrüse (Erwachsener)	-	-	5.000	-	-	10.000	Atrophie; Nekrose
Gehirn	6.000	5.000	4.500	7.500	6.500	6.000	Nekrose, Infarkt der Hirnsubstanz
Hirnstamm	6.000	5.300	5.000	-	-	6.500	Nekrose, Infarkt der Hirnsubstanz
Nervus opticus Chiasma opticum	-	-	5.000	-	-	6.500	Optikusschaden; Blindheit
Auge / Linse	-	-	1.000	-	-	1.800	Linsenkatarakt;
Auge / Kornea	-	-	5.000	-	-	6.000	Keratitis
Auge / Netzhaut	-	-	4.500	-	-	6.500	Nekrose der Netzhaut; Blindheit
Nervus vestibularis	-	-	6.000	-	-	10.000	Morbus Menière
Mittelohr	3.000	3.000	3.000 (a)	4.000	4.000	4.000 (a)	Akut seröse Otitis
	5.500	5.500	5.500 (a)	6.500	6.500	6.500 (a)	Chronisch seröse Otitis

Organ / -system	Toleranzdosis TD5/5 für Organ(teil)volumen (b) in cGy			Toleranzdosis 50/5 für Organ(teil)volumen (b) in cGy			Typische Organfolge(n)
	1/3	2/3	3/3	1/3	2/3	3/3	
Innenohr	-	-	6.000	-	-	-	Taubheit
Rückenmark	5.000 / 5cm	5.000 / 10cm	4.700 / 20cm	7.000 / 5cm	7.000 / 10cm	- / 20cm	Myelitis, Nekrose des Rückenmarks
Rückenmark: Cauda equina	-	-	6.000	-	-	7.500	Klinisch eindeutige Nervenschädigung
Periphere Nerven: Armplexus	6.200	6.100	6.000	7.700	7.600	7.500	Klinisch eindeutige Nervenschädigung
Schilddrüse	-	-	4.500	-	-	15.000	Schilddrüsenatrophie (Hypothyreoidismus)
Nebenniere	-	-	6.000	-	-	-	Nebennierenatrophie (Nebennierenunterfunktion)
Hypophyse	-	-	4.500	-	-	20.000 - 30.000	Hypophysenatrophie Hypopituitarismus)
Muskulatur (Kind)	-	-	2.000 - 3.000	-	-	4.000 - 5.000	Keine Entwicklung; Wachstumsstillstand
Muskulatur (Erwachsener)	-	-	10.000	-	-	-	Muskelatrophie
Lymphknoten	-	-	4.500	-	-	7.000	Atrophie
Lymphgefäße	-	-	5.000	-	-	8.000	Sklerosierung
Knochen: Femurkopf	-	-	5.200	-	-	6.500	Femurkopfnekrose
Knochen: Temporomandibulargelenk	6.500	6.000	6.000	7.700	7.200	7.200	Massive Funktionseinschränkung (Trismus)
Knochen: Rippen (Thoraxwand)	5.000	-	-	6500	-	-	Pathologische Fraktur

(ª) <50% Organvolumen kein Unterschied; (b) keine Volumenabhängigkeit nachzuweisen; (c) Toleranzdosis 5/5 = 5% Komplikationen / 5 Jahren:
(d) Toleranzdosis 50/5 = 50% Komplikationen / 5 Jahren

1 Einleitung | 2 WHO-, AJCC- und ECOG-Performance + Karnofsky-Index | 3 EORTC QLQ-C30 Lebensqualität | 4 Kausalzusammenhang von Nebenwirkungen | 5 Unerwünschte Ereignisse | 6 WHO-Toxicity Criteria | 7 CTC Common Toxicity Criteria | 8 RTOG- und RTOG/EORTC Toxicity Criteria | 9 LENT-SOMA Score Criteria | 10 ADT-Richtlinien | 11 Anhang Formulare-Tabellen

191

GPSR Compliance

The European Union's (EU) General Product Safety Regulation (GPSR) is a set of rules that requires consumer products to be safe and our obligations to ensure this.

If you have any concerns about our products, you can contact us on ProductSafety@springernature.com

In case Publisher is established outside the EU, the EU authorized representative is:

Springer Nature Customer Service Center GmbH
Europaplatz 3
69115 Heidelberg, Germany

The manufacturer's authorised representative in the EU is Springer
Nature Customer Service Centre GmbH, Europaplatz 3, 69115 Heidelberg,
Germany. If you have any concerns regarding our products, please
contact ProductSafety@springernature.com

Printed and bound by CPI Group (UK) Ltd, Croydon, CR0 4YY
27/04/2026
02097612-0002